La prothèse trapézo-métacarpienne

DANGER

LE PHOTOCOPILLAGE TUE LE LIVRE

Ce logo a pour objet d'alerter sur la menace que représente pour l'avenir de l'écrit, tout particulièrement dans le domaine universitaire, le développement massif du « photocopillage ».
Cette pratique qui s'est généralisée, notamment dans les établissements d'enseignement, provoque une baisse brutale des achats de livres, au point que la possibilité même pour les auteurs de créer des oeuvres nouvelles et de les faire éditer correctement est aujourd'hui menacée.
Nous rappelons donc que la reproduction et la vente sans autorisation, ainsi que le recel, sont passibles de poursuites.
Les demandes d'autorisation de photocopier doivent être adressées à l'éditeur ou au Centre français d'exploitation du droit de copie :
3, rue Hautefeuille, 75006 Paris - Tél. : 01 43 26 95 35.

Sarl DT - 2, rue Henri Dunant - 34090 Montpellier
Dépôt légal : Novembre 2024
I.S.B.N. : 9791030304442
EAN : 9791030304442

Achevé d'imprimer en octobre 2024 par
ISI PRINT, 139 rue Rateau - 93120 La Courneuve
N° d'impression : 202409.0313
Imprimé en France

La prothèse trapézo-métacarpienne

Sous la direction de
Bruno Lussiez et Pascal Ledoux

Avec la participation de :

Thomas Apard, Anaïs de Bie, Alexandre Buffet, Michel Chammas, Pierre-Emmanuel Chammas, Léo Chiche, Jean-Michel Cognet, Bertrand Coulet, Benjamin Degeorge, Renaud Duché, Joris Duerinckx, Jean Goubau, Charlotte Jaloux, Cyril Lazerges, Pascal Ledoux, Régis Legré, Michel Levadoux, François Loisel, Bruno Lussiez, Gauthier Menu, Laurent Obert, Jean-Luc Roux, Filip Stockmans, Alain Tchurukdichian, Jacques Teissier, Adil Trabelsi, Adriano Toffoli, Jean-Baptiste De Villeneuve Bargemon, Marie Witters, Sarah Zamour

SAURAMPS MEDICAL

www.sauramps-medical.com

Liste des auteurs

Thomas APARD
thomasapard@echo-chirurgie-versailles.fr

Anaïs de BIE
de.bie.anais@gmail.com

Alexandre BUFFET
Alexandre_buffet@outlook.fr

Michel CHAMMAS
m-chammas@chu-montpellier.fr

Pierre-Emmanuel CHAMMAS
pe-chammas@chu-montpellier.fr

Léo CHICHE
leo.chiche@gmail.com

Jean-Michel COGNET
cjmrc@free.fr

Bertrand COULET
b-coulet@chu-montpellier.fr

Benjamin DEGEORGE
Degeorge.benjamin@gmail.com

Renaud DUCHÉ
Renaud.duche@wanadoo.fr

Joris DUERINCKX
Joris.duerinckx@gmail.com

Jean GOUBAU
jean@goubau.eu

Charlotte JALOUX
charlottejaloux@gmail.com

Cyril LAZERGES
c-lazerges@chu-montpellier.fr

Pascal LEDOUX
Ledoux.chirmain@gmail.com

Régis LEGRÉ
regislegré@gmail.com

Michel LEVADOUX
Mlevadoux6@gmail.com

François LOISEL
François_loisel@yahoo.fr

Bruno LUSSIEZ
b.lussiez@wanadoo.fr

Gauthier MENU
gmenu@hotmail.com

Laurent OBERT
lobert@chu-besancon.fr

Jean-Luc ROUX
Jlroux07@free.fr

Filip STOCKMANS
filip@stockmans.be

Alain TCHURUKDICHIAN
Alaintchu@icloud.com

Jacques TEISSIER
jacques.teissier@orange.fr

Adil TRABELSI
Trabelsi.adil@wanadoo.fr

Adriano TOFFOLI
adriano.toffoli@gmail.com

Jean-Baptiste de VILLENEUVE BARGEMON
jbdevilleneuvebargemon@gmail.com

Marie WITTERS
Marie.witters@ap-hm.fr

Sarah ZAMOUR
sarah.zamour@gmail.com

Liste des abréviations

AP	Antéro Postérieur
APB	Abductor Pollicis Brevis
APL	Abductor Pollicis Longus
CMC	Carpo-Méta-Carpien(ne)
DAST	Distal Articular Surface of the Trapezium
DISI	Dorsal Intercalated Segment Instability
EPL	Extensor Pollicis Longus
FCR	Flexor Carpi Radialis
FPB	Flexor Pollicis Brevis
FPL	Flexor Pollicis Longus
IP	Inter Phalangien
M1	Premier métacarpien
M2	Deuxième métacarpien
MP	Métacarpo Phalangien
P1	Première Phalange
P2	Deuxième Phalange
PA	Postéro Antérieur
PAST	Proximal Articular Surface of the Trapzium
PE	PolyEthylène
PTM	Prothèse Trapézo Métacarpienne
SLAC	Scapho Lunate Advanced Collapse
SNAC	Scaphoid Nonunion Adanced Collapse
SP	Polyéthylène Standart
STT	Scapho Trapézo Trapézoïdien(ne)
TMC	Trapézo Métacarpien(ne)
XLP	Polyéthylène réticulé

Table des matières

Table des matières des vidéos

Les vidéos sont disponibles sur le site e-sauramps-medical.com ; il faut toutefois au préalable créer votre compte avec adresse mail et mot de passe et répondre à la question posée pour l'accès au site compagnon de cet ouvrage.

Les QR codes renvoient directement aux vidéos.

Préface

Yves Allieu

Je préface avec satisfaction et plaisir ce bel ouvrage dont l'exhaustivité fait le point actuel sur le traitement prothétique de la rhizarthrose. Satisfaction et plaisir, car Bruno Lussiez et Pascal Ledoux ont regroupé pour sa rédaction les travaux de plusieurs de mes anciens élèves (Jean-Luc Roux, Renaud Duché, Adil Trabelsi, Michel Chammas, Jacques Tessier, Bruno Lussiez) et d'amis.

Cette monographie franco-belge, la première sur ce sujet, envisage non seulement, tous les aspects des prothèses totales trapézo-métacarpiennes (PTM), mais aussi, les progrès dans la compréhension de la biomécanique de la complexe articulation trapézo-métacarpien (TM). Ainsi, Filip Stockmans analyse les nombreux travaux récents sur les particularités de la première articulation carpo-métacarpienne. Le rôle de son système ligamentaire reste source de données contradictoires, mais on est bien loin actuellement de la conception classique de Eaton et Littler. Pascal Ledoux relate les résultats récents sur les contraintes supportées par l'articulation TM lors de la prise pollici-digitale. L'article de Cooney et Chao en 1997 n'est plus la référence grâce aux travaux sur les prothèses. Cooney et Chao trouvaient un facteur multiplicatif de 13, aboutissant à des pressions impossibles à supporter pour la cupule en polyéthylène ; facteur multiplicatif élevé en désaccord avec la longévité des prothèses. Les nouvelles études concordent pour trouver un facteur multiplicatif de seulement 3 à 4.

Jean-Luc Roux raconte l'histoire des PTM, histoire qui débute en 1970 avec l'idée de Jean-Yves de la Caffinière débouchant sur une prothèse totale de hanche (PTH) type « *ball and socket* ». Cette histoire est française (et non américaine !) fait-il remarquer. Ceci explique, en partie, les difficultés d'implantation des PTM aux USA, le « gold standard » de l'arthroplastie trapézo-métacarpienne restant la trapézectomie. L'évolution des PTM se calque du début à la fin sur celle des PTH. La résection tête et col de Milch comparable à la trapézectomie a été définitivement supplantée par la PTH. L'évolution de la fixation des pièces prothétiques leur est similaire. La dernière génération des PTM applique le principe de la double mobilité, déjà utilisé pour les PTH dès 1975, afin de pallier au risque de luxation.

C'est donc le succès des PTH qui est à l'origine de l'introduction par Jean- Yves de la Caffinière de la prothèse à rotule pour la TM en 1973. Joris Duerinckx analyse sa biomécanique et son positionnement. Il envisage les différents types de tiges et de cupules, leur composition et leur fixation. Il analyse le principe récent de la double mobilité.

Bruno Lussiez et Pascal Ledoux complètent l'examen clinique qui reste la base de l'indication chirurgicale, vu les fréquentes discordances radio-cliniques, par le « *Quick-thumb-fonction* », indice fonctionnel dédié au pouce bien plus spécifique que le classique *Quick-dash*.

La contribution importante de Renaud Duché et Adil Trabelsi porte sur l'analyse radiologique de la TM. Ils décrivent avec leurs points forts les incidences radiologiques complétant l'incidence classique de Kapandji. Ils définissent leur concept d'arche M1-M2, témoin objectif de la longueur de la colonne du pouce et de l'ajustement exact de la prothèse. Ces radiographies permettent de préciser le niveau et l'angulation des différentes coupes. Ils envisagent ensuite le suivi radiologique des PTM : usure du polyéthylène de la cupule, sa tenue, la fixation de la tige métacarpienne...

Ce bilan clinique et radiologique aboutit à une classification de la rhizarthrose. Jacques Tessier propose une classification adaptée à son traitement chirurgical prenant en compte toute la colonne du pouce et le carpe.

Les auteurs envisagent ensuite, en 10 chapitres tous les aspects de la PTM : sa technique de pose, ses rapports avec l'hyperextension métacarpo-phalangienne du pouce en z, avec l'arthrose scapho-trapèzo-trapèzoidienne, ses complications dont la plus fréquente est la luxation, ses reprises, ses exceptionnelles réactions allergiques, l'anesthésie WALLANT pour sa pose.

Les indications et contre-indications de la PTM face à la trapézectomie et à l'arthrodèse TM sont traitées par Bruno Lussiez et Laurent Obert. Ils les schématisent sous forme de tableaux didactiques originaux très explicites. La place des implants en pyrocarbone dans le traitement de la rhizarthrose n'est pas envisagée dans cette monographie spécifiquement dédiée aux PTM.

A la lecture de cet ouvrage, on se demande pourquoi la trapézectomie (et ses modifications : ligamentoplasties...) restent le « gold standard », en particulier aux USA, et pourquoi la PTM n'a-t-elle pas le même succès que la PTH ? Les meilleurs résultats anatomico-fonctionnels, les possibilités de reprise, et la rapidité des suites opératoires de la PTM (intervention reconstructive) par rapport à la trapézectomie (intervention mutilante) sont cependant une évidence. Néanmoins, les patients sont généralement satisfaits après une trapézectomie (contrairement à une résection tête et col pour la hanche). Les adaptations fonctionnelles de la main, les possibilités de suppléance controlatérale des membres supérieurs expliquent la tolérance d'une fonction médiocre après trapézectomie, opération classique, simple pour le chirurgien et dont le patient ne discutera pas le résultat. A l'inverse, il existe pour le chirurgien un risque procédurier après pose d'une PTM. Ce facteur sociétal est particulièrement important outre-Atlantique.

Laurent Obert *et coll* exposent les résultats à long terme (toutes les publications depuis 1997 sur les différentes PTM sont résumées sous forme de tableaux) et questionnent sur le futur des PTM dont la supériorité sur la trapézectomie font d'elles l'intervention de référence, la trapézectomie n'étant indiquée que pour leurs échecs.

La supériorité des PTM qui doivent, donc, être l'opération de référence dans le traitement de la rhizarthrose est en effet indiscutable dans cette monographie écrite par des spécialistes. Mais le restera -t-elle après généralisation des PTM dans le monde de la main ?

L'avenir est aux PTM sur mesure et aux aides techniques de pose limitant l'erreur humaine. En attendant ce futur la formation des chirurgiens de la main est indispensable et exige un apprentissage par compagnonnage.

Il faut féliciter Bruno Lussiez et Pascal Ledoux pour ce remarquable ouvrage qui fera date et qui marque un tournant en chirurgie de la main.

Introduction

Bruno Lussiez et Pascal Ledoux

Depuis son apparition en 1973, l'utilisation de la prothèse trapézo-métacarpienne (PTM) est devenue une technique de choix dans le traitement chirurgical de la rhizarthrose. Elle a progressivement supplanté les techniques de trapézectomie, du moins en Europe occidentale. Initialement réservée à des patients aux exigences fonctionnelles modérées, le nombre de poses ne cesse d'augmenter si bien qu'elle est proposée actuellement à des patients de plus en plus jeunes ayant des activités professionnelles, sportives et de loisirs correspondant à leur tranche d'âge.

La bonne qualité des résultats à court moyen et long terme a incité un nombre croissant de chirurgiens de la main, orthopédistes et plasticiens à proposer cette technique à leurs patients.

Cette évolution rapide a ses exigences. Celles du patient qui demande un bon résultat, un retour rapide au travail, aux loisirs et une solution pérenne. Celles du chirurgien qui veut un matériel ayant fait ses preuves, avec une technique bien codifiée et reproductible, et dont l'échec puisse être traité le plus aisément possible avec un bon résultat pour le patient.

C'est pourquoi il nous a semblé important de réunir dans un même ouvrage, des experts de la PTM pour aborder tous les aspects actuels de cette technique : bases anatomiques et biomécaniques, voies d'abord, les différents modèles, le bilan préopératoire clinique et d'imagerie, les techniques proprement dites, le suivi, la gestion des complications et les techniques de reprise.

Nous remercions chaleureusement tous les contributeurs qui ont mis leur grande connaissance de la PTM à la disposition de cet ouvrage.

Nous souhaitons que ce livre soit un outil efficace destiné à la fois au chirurgien qui débute dans cette technique et au chirurgien expérimenté.

Anatomie de la première articulation carpo-métacarpienne

Filip Stockmans

L'articulation en double selles emboitées

La première articulation carpo-métacarpienne est un type particulier d'articulation . Elle est unique chez les primates et permet, par sa forme, d'opposer le pouce aux autres doigts. Le pouce devient ainsi ce que l'on appelle l'opposant de la main. Lors des activités de préhension et de manipulation, le pouce participe toujours à la préhension alors que les autres doigts peuvent y participer à un degré variable. La perte de la fonction du pouce peut réduire le potentiel fonctionnel de la main jusqu'à 50%. En cas d'absence du pouce, la pince latérale entre le majeur et l'index ne pourra compenser que partiellement la prise pollici-digitale.

Il est important de comprendre que le pouce est situé dans un plan différent de celui des doigts longs. L'axe longitudinal des doigts se situe grosso modo dans le même plan avec un léger éventail proximal à distal dans la direction radio-ulnaire et un léger arc dorsal dans la direction antéro-postérieure. L'axe longitudinal du premier métacarpien a une implantation oblique avec un angle d'environ 45° par rapport au plan antéro-postérieur et au plan radio-ulnaire. Dans le texte ci-dessous nous utiliserons un système de coordonnées de l'articulation carpo-métacarpienne du pouce basé sur la géométrie de la surface articulaire [1] *(Fig. 1)*.

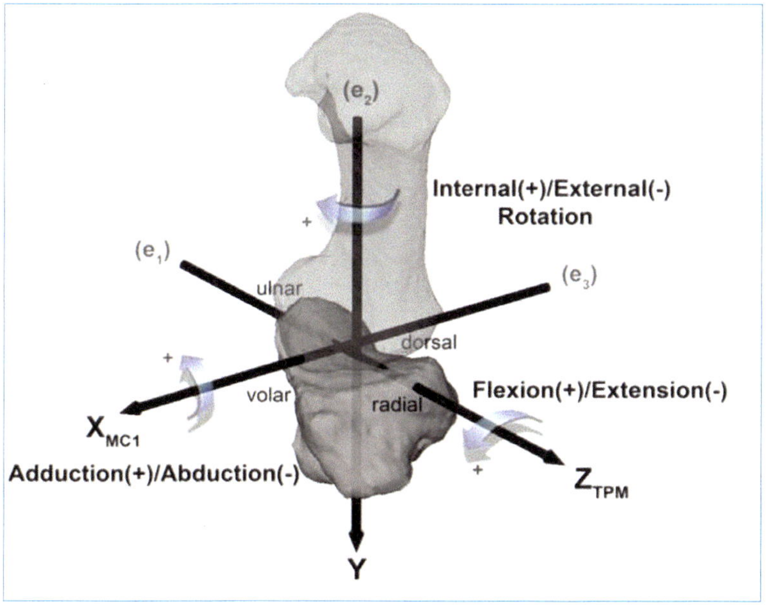

Figure 1 : Système de coordonnées de l'articulation trapézo-métacarpienne *(à partir de : Halilaj E, Rainbow MJ, Got C, Moore DC, Crisco JJ. A Thumb Carpometacarpal Joint Coordinate System Based on Articular Surface Geometry. J Biomech 2013; 46: 1031-1034.)*

La surface articulaire du trapèze est convexe dans le plan antéro-postérieur et concave dans le plan radio-ulnaire. Elle se prolonge, vers la paume, par une facette sphérique. Kauer a suggéré, en 1987, que l'articulation trapézo-métacarpienne fonctionne comme une articulation de type rotule [2]. La surface articulaire du trapèze est orientée avec un angle de 35° d'inclinaison palmaire, de 15° d'inclinaison radiale et de 15° de supination vers les autres métacarpiens. La surface du trapèze est plus petite chez les femmes que chez les hommes. Dans une étude cadavérique comprenant 8 spécimens féminins et 5 spécimens masculins, la surface moyenne était de 1,05±0,21 cm^2 pour les femmes et de 1,63±0,18 cm^2 ($p \leq 0,01$) [3].

Le premier métacarpien présente une surface articulaire en miroir de celle du trapèze. En général, la surface métacarpienne est moins fortement incurvée que la surface trapézienne [3]. Les deux surfaces articulaires ne sont congruentes que pour la moitié de la population. Pour l'autre moitié, la surface articulaire étroite et légèrement incurvée du trapèze s'articule avec le bord, plus fortement incurvé, du premier métacarpien [4]. Chez les femmes, la surface métacarpienne est plus plate et, dans l'ensemble, moins congruente que chez les hommes. Il a été suggéré que cela pourrait être la base anatomique de la fréquence plus élevée d'arthrose chez les femmes [2].

C'est lors de la réalisation d'une opposition que la zone de contact entre les deux surfaces articulaires de l'articulation CMC est la plus importante (53%), alors que pendant l'abduction et la déviation radiale elle est la plus faible (28% et 25% respectivement). Il n'existe pas de position articulaire entraînant une congruence totale des articulations [3]. Cela met en évidence l'importance de la capsule articulaire et des ligaments stabilisateurs qui assurent le guidage de l'articulation dans l'ensemble de ses mouvements. Cela explique également le degré élevé de mobilité de l'articulation malgré sa faible stabilité intrinsèque.

Les mouvements de la première articulation carpo-métacarpienne se font principalement autour de deux axes [3]. Le premier axe orienté dans la direction radio-ulnaire est responsable de la flexion et de l'extension du pouce. Le second axe orienté dans la direction palmo- dorsale est responsable de l'abduction et de l'adduction du pouce. Certains ont préconisé la présence d'un troisième axe qui serait perpendiculaire aux deux axes précédents et serait responsable de la rotation axiale du pouce. Si l'on tient compte de la forme des surfaces articulaires, il est impossible de créer une véritable rotation axiale dans cette articulation. Le mouvement de rotation du pouce lors de l'opposition est une rotation couplée et non une rotation axiale indépendante comme cela serait possible dans une véritable articulation à rotule.

Plus récemment, la cinématique de l'articulation trapézométacarpienne a été étudiée *in vivo* lors d'une extension-flexion et d'une abduction-adduction standardisées [5]. Cette étude basée sur le scanner permet de localiser les axes de mouvement. En vue distale, l'axe moyen de flexion extension est orienté à un angle de 27° mesuré à partir de l'axe radial. En vue palmaire, l'axe d'extension en flexion est élevé de 21° en direction proximale par rapport au plan articulaire trapézoïdal *(Fig. 2 a et b)*. Le mouvement de flexion-extension est couplé à une rotation interne-externe. L'axe du mouvement est parallèle à la surface de l'articulation trapézienne. Le mouvement d'abduction-adduction est couplé à une translation *(Fig. 3)*. Par conséquent, les deux axes de mouvement ne sont pas orthogonaux mais forment un angle de 59°.

L'axe de flexion-extension est situé à 3,1 mm en amont de la surface articulaire du trapèze. L'axe du mouvement d'abduction-adduction est situé à 9,2 mm distalement par rapport à la surface de la base du métacarpien. L'axe d'abduction-adduction est élevé de 15°, en flexion, par rapport à l'axe de mouvement d'extension-flexion. Comme l'axe d'abduction-adduction est relativement éloigné de la surface de l'articulation, le mouvement d'abduction-adduction entraîne une translation de la

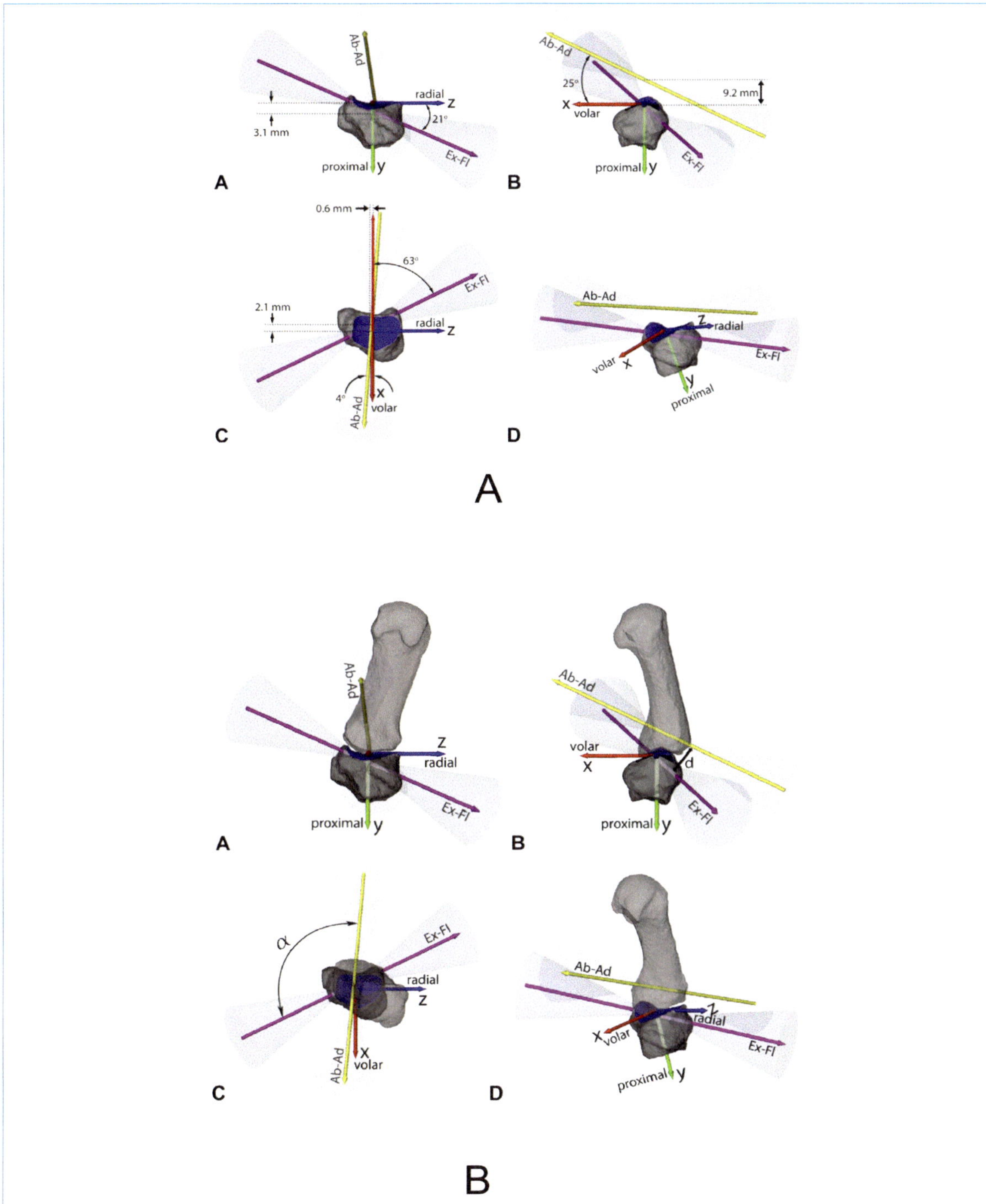

Figure 2 : Position des axes de mouvements *(à partir de : Crisco JJ, Halilaj E, Moore DC, Patel T, Weiss APC, Ladd AL. In Vivo Kinematics of the Trapeziometacarpal Joint During Thumb Extension-Flexion and Abduction-Adduction. J Hand Surg Am 2015; 40: 289-296.)*

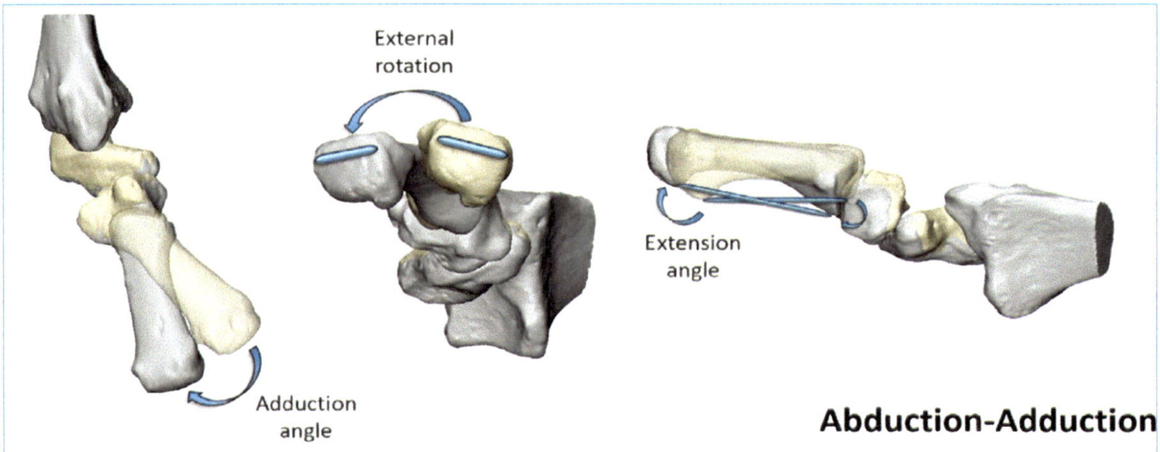

Figure 3 : Abduction adduction couplée à une translation du métacarpien *(à partir de : D'Agostino P, Dourthe B, Kerkhof F, Stockmans F, Vereecke EE. In Vivo Kinematics of the Thumb During Flexion and Adduction Motion: Evidence for a Screw-Home Mechanism. J Orthop Res 2017; 35(7): 1556-1564).*

base métacarpienne d'environ 10 mm dans l'articulation [5] *(Fig. 2a et b)*. Bien que la description du mouvement du pouce avec les axes de flexion extension et d'abduction adduction soit principalement destinée à la description analytique du mouvement du pouce, elle a des implications cliniques substantielles. Les deux axes étant séparés d'environ 10 mm, aucune arthroplastie avec un centre unique de rotation ne peut reproduire la mobilité native de l'articulation.

Mobilité de l'articulation trapézo-métacarpienne

Crisco *et al.* ont mesuré les amplitudes articulaires de l'articulation trapézométacarpienne in vivo et ont recherché l'influence éventuelle de l'âge et du sexe sur la mobilité [5]. L'amplitude moyenne de la flexion extension était de 45°±15°. La flexion était associée à une translation ulnaire de la de la base métacarpienne de 3,3±1,9 mm. Le mouvement de flexion extension était également associée à une rotation interne de 16° qui met le pouce fléchi en légère opposition. L'amplitude moyenne du mouvement d'abduction adduction était de 42°±10° et ce mouvement était associé à une translation dorsale de 0,6±1,7 mm. Le mouvement d'abduction adduction était associé à une rotation externe de 18° qui aligne le pouce en adduction dans le plan des doigts. Aucun effet de l'âge ou du sexe n'a pu être mis en évidence lorsque les données sont normalisées en fonction de la taille de la main.

La musculature du pouce

Les muscles intrinsèques *(Fig. 4)*

Flexor pollicis brevis

Le flexor pollicis brevis est le plus palmaire des muscles thénariens. Il possède un chef superficiel et un chef profond. L'insertion superficielle est située sur le bord distal du ligament transverse du carpe, le chef profond provient de la surface palmaire du trapèze et du capitatum. À leur extrémité distale, les deux chefs se rejoignent et deviennent tendineux pour s'insérer au sésamoïde radial à la face palmaire de l'articulation MP. Le chef superficiel est habituellement innervé par des branches

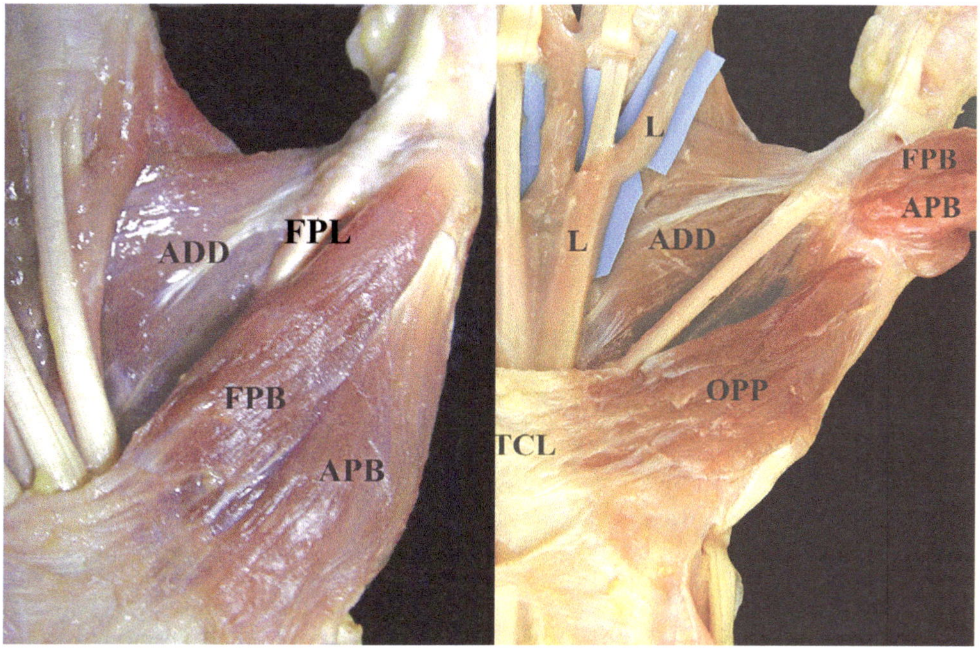

Figure 4 : Plans musculaires superficiels et profonds de l'éminence Thénar.

du nerf médian, le chef profond est habituellement innervé par des branches profondes du nerf ulnaire. L'apport sanguin provient des branches palmaires superficielles de l'artère radiale. L'action principale du muscle s'exerce sur l'articulation métacarpo-phalangienne qu'il fléchit. Comme le muscle ponte également l'articulation carpo-métacarpienne, il provoquera également une flexion de cette articulation ainsi qu'une rotation médiale (pronation).

Abducteur pollicis brevis

Ce muscle plutôt mince se trouve juste sous le plan cutané de l'éminence thénar. Il s'insère proximalement sur le rétinaculum des fléchisseurs et le pôle distal du scaphoïde et distalement par un fin tendon plat sur la base latérale de la première phalange du pouce. Il est innervé par la branche récurrente du nerf médian. La contraction du muscle éloigne le pouce de la paume de la main dans une direction perpendiculaire à la paume de la main.

Opponens pollicis

L'opponens naît du tubercule du trapèze et du rétinaculum des fléchisseurs adjacent. Il s'insère au niveau du bord radial du premier métacarpien. Sa fonction principale est l'opposition mais il agit également comme adducteur ou abducteur du premier métacarpien en fonction de sa position initiale. L'opponens est innervé par la branche motrice récurrente du nerf médian. Il reçoit sa vascularisation de l'arcade palmaire superficielle.

Abductor pollcis brevis (APB)

L'adductor pollicis brevis est situé profondément dans le premier espace interosseux et se compose de deux chefs. Le chef transversal s'insère proximalement sur la diaphyse du troisième métacarpien et distalement sur le versant ulnaire de la base de la première phalange du pouce. Le chef oblique s'attache proximalement sur le capitatum et à la base du troisième métacarpien et s'attache distalement sur la base de la première phalange du pouce et sur le bord ulnaire de l'extensor pollicis longus. Il est innervé par le nerf ulnaire et son action sur les phalanges dépend de la position initiale des articulations MP et IP. Au niveau des métacarpiens, il va fermer la première commissure et rapprocher les métacarpiens.

Le premier interosseux dorsal

Le premier muscle interosseux dorsal est généralement considéré comme intrinsèque de l'index ; néanmoins, en raison de l'origine de son chef superficiel sur le versant ulnaire du premier métacarpien, il occupe une position unique pour stabiliser et décharger l'articulation carpo-métacarpienne du pouce [6]. Cet effet est optimisé lorsque le premier interosseux dorsal est activé en conjonction avec l'opponens. L'effet bénéfique sur la subluxation articulaire du premier interosseux dorsal est inférieur à celui du muscle opponens seul, mais en combinaison, les deux muscles potentialisent mutuellement leur action de stabilisation articulaire [7 , 8] *(Fig. 5)*.

Les muscles extrinsèques

Flexor pollicis longus

Le flexor pollicis longus prend naissance sur la surface radiale palmaire du tiers distal du radius. Son tendon passe par le canal carpien où il est généralement le tendon radial le plus profond. Le tendon ne possède pas de vinculum, ce qui l'amène à se rétracter complètement dans l'avant-bras lorsqu'il est sectionné. Il est innervé par le nerf interosseux antérieur et est irrigué par l'artère interosseuse antérieure. Il agit comme fléchisseur du pouce tant au niveau de l'articulation IP que MP et TM.

Extensor pollicis longus

L'extensor pollicis longus naît de la surface dorsale de l'ulna et de la membrane interosseuse adjacente. Il traverse le poignet par le troisième compartiment dorsal où le tubercule de Lister sert de poulie de réflexion pour son changement de direction. Il s'insère à la base dorsale de la phalange distale du pouce. En tant qu'extenseur du pouce, il crée une extension de toutes les

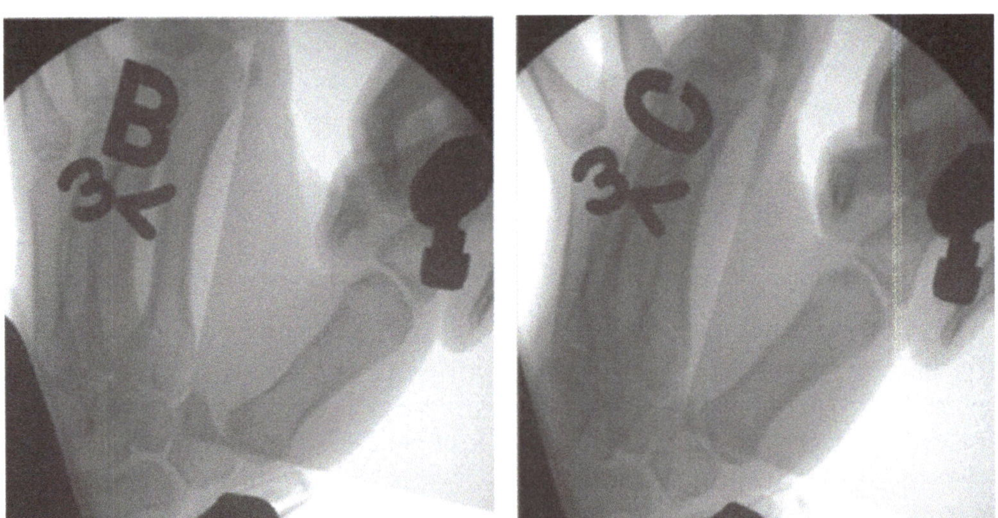

Figure 5 : Recentrage de la base métacarpienne suite à la contraction du 1er interosseux dorsal *(à partir de : McGee C, O'Brien V, Van Nortwick S, Julie Adams J, Ann Van Heest A. First dorsal interosseous muscle contraction results in radiographic reduction of healthy thumb carpometacarpal joint. J Hand Ther 2015; 28: 375-381)*.

articulations du pouce, mais il est le seul muscle permettant l'extension de son articulation interphalangienne. Il est innervé par le nerf interosseux postérieur, branche du nerf radial. Le corps du muscle est irrigué par des branches de l'artère radiale. La partie tendineuse distale du muscle est vascularisée par des branches de la première artère métacarpienne dorsale. La zone de partage des eaux entre ces deux territoires vasculaires est située au niveau du radius distal, là où le tendon est susceptible de se rompre en raison de perturbations de son alimentation vasculaire. Au niveau de la base du pouce, le tendon marque la limite ulnaire de la tabatière anatomique dans laquelle se trouvent l'artère radiale et le trapèze.

Extensor pollicis brevis

L'extensor pollicis brevis naît de l'ulna et de la membrane interosseuse adjacente, juste en distalité des insertions de l'extensor pollicis longus. Il est en relation étroite avec l'abducteur pollicis longus. Les deux tendons musculaires utilisent le même premier compartiment ostéo-fibreux radial avant de franchir le carpe. L'extensor pollicis brevis s'insère à la base de la phalange proximale du pouce. Le muscle est innervé par des branches du nerf interosseux postérieur et vascularisé par des branches de l'artère interosseuse postérieure. Au niveau de la base du pouce, le tendon marque la limite radiale de la tabatière anatomique avec les différents chefs de l'abductor pollicis longus.

Abductor pollicis longus

L'abductor pollicis longus se situe en profondeur et en distalité du muscle supinateur. Proximalement, il naît de la partie latérale de la surface dorsale de l'ulna. Plus distalement, il naît de la membrane interosseuse et son insertion la plus distale se situe sur la surface dorsale du tiers moyen du radius. Distalement, il rejoint le bord radial de l'avant-bras où il entre en contact étroit avec l'extensor pollicis brevis. La séparation complète entre l'extensor pollicis brevis et l'abductor pollicis longus est caractéristique des primates [9]. Au niveau du radius distal, l'abductor pollicis longus accompagne l'extensor pollicis brevis dans le premier compartiment dorsal pour s'insérer avec une partie superficielle distale et une partie profonde proximale. La partie superficielle s'insère sur le versant radial de la base du premier métacarpien, juste en dehors du ligament dorsoradial. La partie profonde a une insertion variable pouvant se situer sur la face dorsale du trapèze, la capsule articulaire carpo-métacarpienne et ses ligaments ou le ventre musculaire de l'abductor pollicis brevis ou du muscle opponens. L'innervation provient du nerf interosseux postérieur et sa vascularisation de l'artère interosseuse postérieure. Au niveau de la base du pouce, le tendon marque, avec le tendon de l'extensor pollicis brevis, la limite radiale de la tabatière anatomique. Le nombre de chefs tendineux et d'insertions de l'abductor pollicis longus varie considérablement. D'un point de vue biomécanique, le muscle déstabilise l'articulation trapézo-métacarpienne [6]. En raison de cette action déstabilisatrice de la première articulation carpo-métacarpienne, l'adductor pollicis longus a été incriminé dans le développement de la rhizarthrose du pouce. Certains ont même préconisé la résection des tendons accessoires de l'extensor pollicis longus [10].

Les ligaments de la première articulation carpométacarpienne

Les ligaments autour de l'articulation trapézo-métacarpienne ont été étudiés dans le contexte de la pathologie clinique. Il est frappant de constater que chaque fois qu'il y a un problème au niveau de l'articulation, il y a une (sub)luxation dorsale de la base du premier métacarpien. Celle-ci est rencontrée aussi bien après des fractures extra et intra articulaires que dans l'instabilité articulaire pré-arthrosique et dans l'arthrose dégénérative. L'insuffisance du système ligamentaire est considérée comme importante dans ces cas.

Le concept classique d'Eaton Littler

Le premier concept de fonctionnement de l'articulation trapézométacarpienne a été formulé par Eaton et Littler [11]. Ce concept part de l'observation que l'articulation à double selle est intrinsèquement instable. Les mouvements primaires de flexion-extension et abduction-adduction sont relativement instables. Le mouvement secondaire, la rotation, a lieu pendant l'opposition. L'opposition est la position fonctionnelle primaire du pouce. Elle a pour effet de mettre la capsule articulaire sous tension, ce qui donne un rôle clé aux structures ligamentaires pour stabiliser l'articulation *(Fig. 6)*.

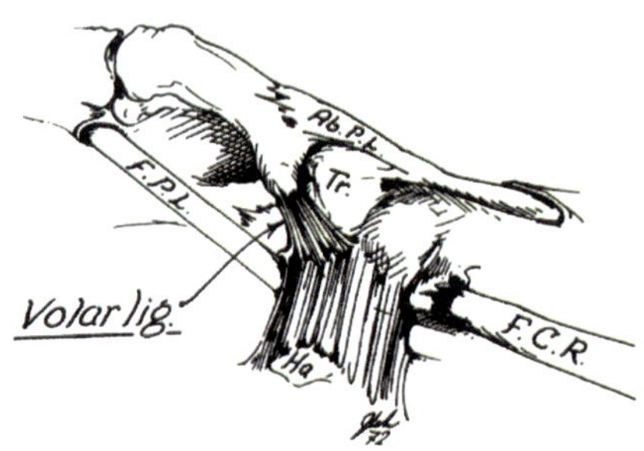

Figure 6 : Illustration du ligament oblique antérieur (volar lig.) *(à partir de : Eaton RG, Littler JW. Ligament Reconstruction for the Painful Thumb Carpometacarpal Joint. JBJS 1973; 55: 1655-1666).*

Eaton et Littler ont postulé que le ligament oblique antérieur était le ligament le plus important car il était le candidat biomécanique le plus évident pour empêcher une luxation dorsale cliniquement importante. Ils ont considéré que les ligaments dorsaux étaient faibles ou inexistants et que l'insertion de l'abducteur à la base du premier métacarpien faisait office de structure ligamentaire dorsale la plus importante. Ils ont également conçu une opération visant à stabiliser l'articulation en reconstruisant le ligament oblique antérieur avec une bandelette du flexor carpi radialis restant inséré au niveau de sa base distale. La bandelette tendineuse est passée de la face palmaire à la face dorsale de la base métacarpienne par un tunnel osseux antéro-postérieur. La bandelette tendineuse est enroulée autour de l'abducteur, ce qui crée un renforcement du ligament dorso-radial qui n'avait pas vraiment été imaginé par leurs auteurs lors de la conception de l'intervention *(Fig. 7)*. L'hypothèse de l'importance du ligament oblique antérieur a été testée dans des études biomécaniques sur cadavre où ce ligament a été sectionné pour évaluer son rôle sur les zones de contact dans l'articulation trapézométacarpienne.

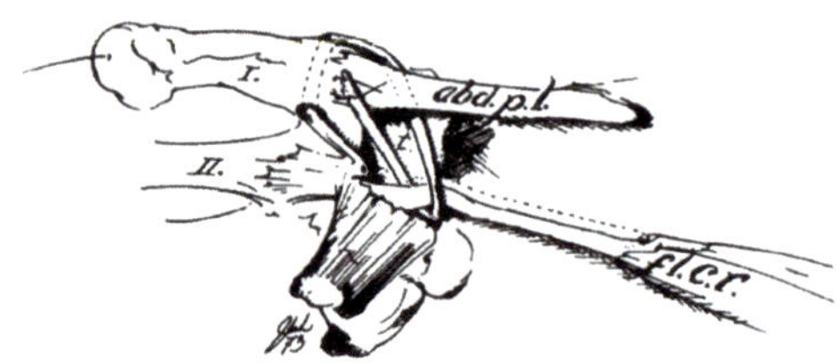
I.
abd.p.l.
II.
fl.c.r.
Schema of volar and radial ligament reconstruction. The course of the tendon strip creates reinforcement in the volar, dorsal, and radial aspect of the joint.

Figure 7 : Schéma de la palstie d'Eaton et Littler *(à partir de : Eaton RG, Littler JW. Ligament Reconstruction for the Painful Thumb Carpometacarpal Joint. JBJS 1973; 55: 1655-1666).*

La section du ligament oblique antérieur a entraîné une translation dorsale de la zone de contact et cette translation était similaire aux schémas d'usure du cartilage observés dans les articulations arthrosiques [12]. Dans le même article, les auteurs décrivent une série de cas de spécimens atteints d'arthrose terminale dans lesquels le ligament oblique antérieur était absent ou non fonctionnel.

La description détaillée des ligaments et de leurs propriétés

En raison de l'importance clinique de l'arthrose dégénérative de l'articulation trapézo-métacarpienne, des études détaillées ont été entreprises pour décrire les différents ligaments et également pour déterminer leurs propriétés biomécaniques [13]. Au total, 14 ligaments s'insérant sur le trapèze et deux ligaments s'insérant sur la base du deuxième métacarpien ont été décrits *(Fig. 8)*. En même temps que la description des ligaments, leur fonction a été conceptualisée.

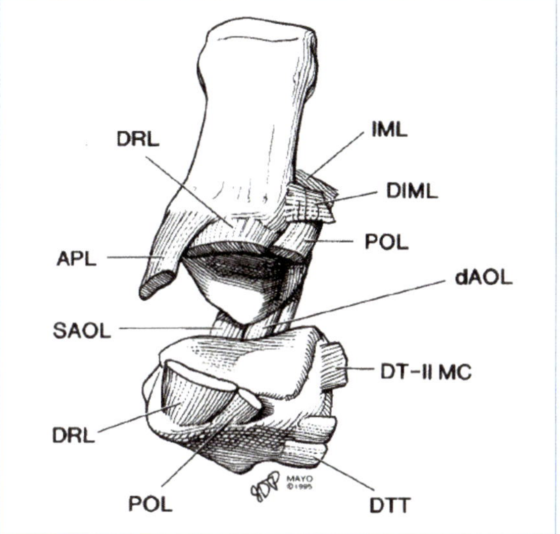

Figure 8 : Les ligaments trapézo-métacarpiens *(à partir de : Bettinger PC, Lincheid RL, Berger RA, Cooney III WP, An KN. An anatomic study of the stabilizing ligaments of the trapezium and trapeziometacarpal joint. J Hand Surg Am 1999; 24(4): 786-798).*

Le ligament oblique antérieur est considéré comme un point de pivot pour la pronation et l'opposition du premier métacarpien et il est considéré comme important pour la prévention de la subluxation ulnaire de la base du métacarpien lors de l'abduction.

Le trapèze est suspendu comme un plongeoir, le ligament intermétacarpien entre la base du premier et du deuxième métacarpiens jouant un rôle important. Lorsque l'articulation trapézo-métacarpienne est touchée par l'arthrose, un ostéophyte se forme sur la corne médiale du trapèze. Cet ostéophyte affecte l'intégrité de ce ligament intermétacarpien [16].

Par conséquent le plongeoir se relâche, ce qui entraîne une extension du trapèze. Cette réorientation de la surface articulaire du trapèze rend instable la base du premier métacarpien qui va donc glisser en direction dorso-radiale. L'APL, avec son insertion à la base dorso-radiale du premier métacarpien, ajoute à l'instabilité [13] *(Fig. 9)*.

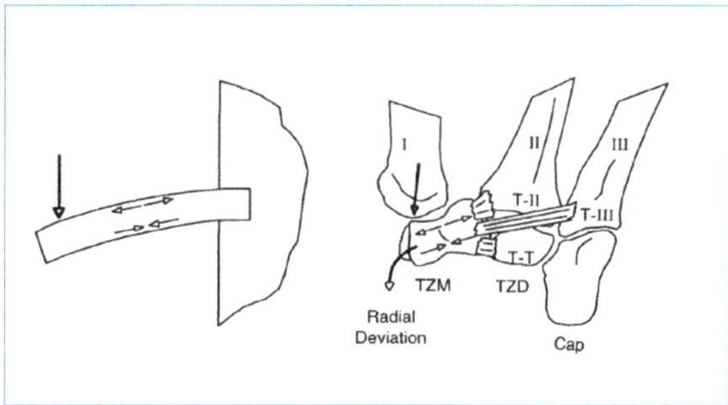

Figure 9 : Le plongeoir trapézien *(à partir de : Bettinger PC, Lincheid RL, Berger RA, Cooney III WP, An KN. An anatomic study of the stabilizing ligaments of the trapezium and trapeziometacarpal joint. J Hand Surg Am 1999; 24(4): 786-798).*

Il est intéressant de noter que l'arthroplastie de résection [14] est concurrencée par la ligamentoplastie de Burton-Pellegrini [15,16]. Cette arthroplastie de suspension reconstruit la stabilisation intermétacarpienne qui joue un rôle clé dans la cascade conceptuelle d'instabilité ligamentaire proposée par Bettinger.

Des données contradictoires et leurs implications

Après la description de l'anatomie détaillée du système ligamentaire de l'articulation trapézo-métacarpienne, les propriétés mécaniques des différents ligaments ont été étudiées [17]. Pour cette étude, des spécimens cadavériques ont été utilisés et la rigidité et la résistance des différents ligaments ont été testées par des expériences de chargement cyclique jusqu'à la rupture ligamentaire. Les résultats ont été quelque peu inattendus dans la mesure où le ligament oblique antérieur s'est révélé plutôt faible et élastique. Le ligament le plus résistant s'avérant être le ligament dorso-radial. Parallèlement, les auteurs ont également étudié la différence entre les ligaments masculins et féminins, mais aucune différence significative n'a pu être démontrée. Plus récemment, l'hystérésis (dissociation entre les courbes de charge et de décharge d'un matériau élastique) des ligaments dorso-radial et oblique antérieur a été mesurée. Là encore, le ligament dorso-radial s'est révélé avoir l'hystérésis la plus importante, ce qui en fait un meilleur candidat pour stabiliser l'articulation [18] *(Fig. 10)*. Une analyse histologique détaillée de la structure du ligament oblique antérieur et du ligament dorso-radial a révélé que le ligament oblique antérieur est assez faible et comporte moins de terminaisons nerveuses, tandis que le ligament dorso-radial contient des terminaisons nerveuses proprioceptives et présente une cellularité plus importante [19, 20].

Les données cliniques sont également contradictoires. La luxation de l'articulation trapézo-métacarpienne est assez rare. Lors du traitement chirurgical de ces luxations, on constate une rupture du ligament dorso-radial. Ceci n'est pas surprenant en soi, mais la constatation que la reconstruction du ligament dorso-radial seul était suffisante pour réduire et stabiliser l'articulations [21] a été suivie par une étude biomécanique sur cadavres. Dans cette étude des transsections ligamentaires successives ont été réalisées pour vérifier quel ligament procurait le moins de stabilité et quel ligament seul pouvait créer la plus grande stabilité. Ces recherches ont permis de conclure que le ligament dorso-radial, lorsqu'il est sectionné de manière sélective s'accompagne de la plus grande subluxation dorsale et, inversement, le ligament dorso-radial crée à lui seul la plus grande stabilité [21, 22].

A

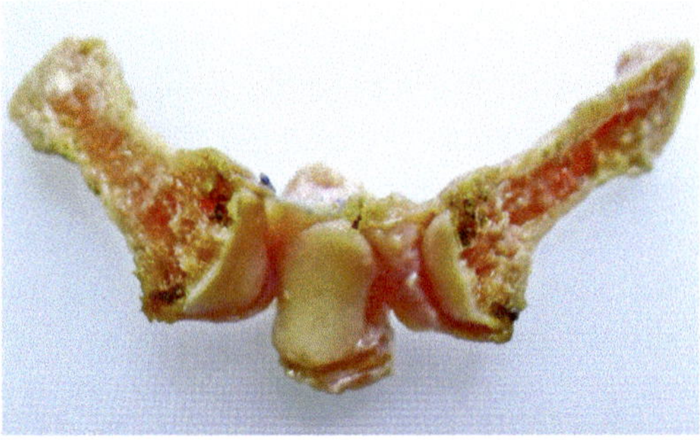

B

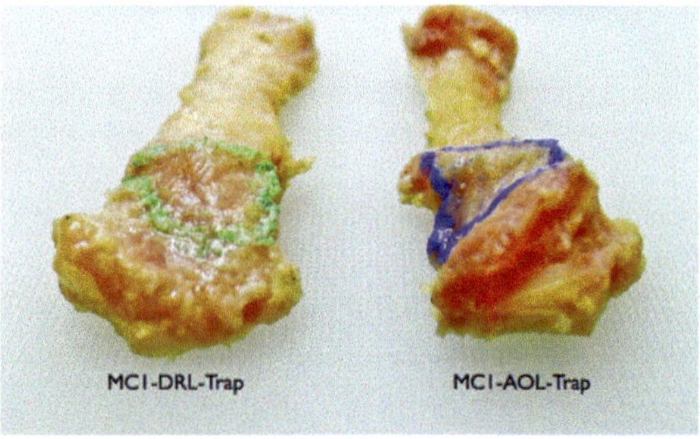

C

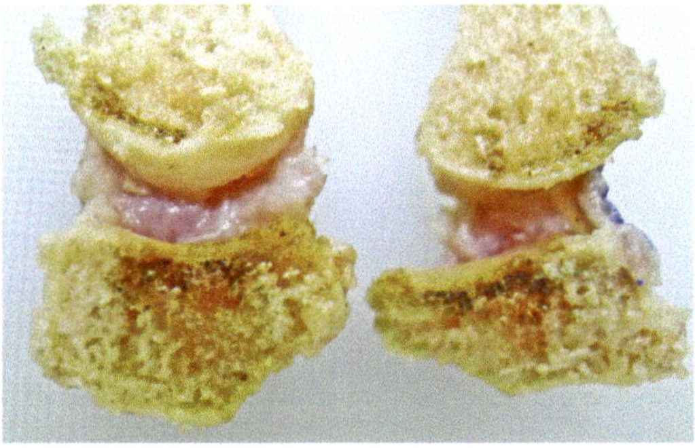

Figure 10 : Ligaments trapézo-métacarpiens antérieur et dorsaux *(à partir de : D'Agostino P, Kerkhof FD, Shahabpour M, Moermans JP, Stockmans F, Vereecke EE. Comparison of the Anatomical Dimensions and Mechanical Properties of the Dorsoradial and Anterior Oblique Ligaments of the Trapeziometacarpal Joint. J Hand Surg Am 2014; 39: 1098-1107).*

Le mécanisme de couple de vissage comme concept unificateur

Suite aux études biomécaniques et anatomiques ainsi combinées aux observations cliniques, il est apparu évident que le concept d'Eaton littler qui donne un rôle essentiel au ligament oblique antérieur et aucun rôle aux ligaments dorso-radiaux devait être réévalué [23]. La notion de couple de torsion (*screw home torque mechanism*) proposé par Edmunds, offre un concept unificateur qui accorde un rôle important à la fois à l'anatomie palmaire et au puissant ligament dorso-radial *(Fig. 11)*.

Dans ce mécanisme du couple de torsion, ce n'est pas le ligament oblique antérieur mais le bec palmaire du premier métacarpien qui a un rôle pivot dans la stabilisation du métacarpien. Le bec palmaire s'accroche sous le récessus antérieur du trapèze, ce qui a pour effet de tendre le ligament dorsal lors de l'opposition du pouce. Ce concept unificateur permet non seulement de confirmer l'importance de la partie palmaire de l'articulation trapézo-métacarpienne, mais aussi d'expliquer les résultats biomécaniques concernant les propriétés matérielles du ligament dorso-radial. Elle permet également d'expliquer la cinématique de l'articulation trapézométacarpienne, qui ressemble à celle d'une rotule.

L'étude cinématique *in vivo* chez des volontaires sains [24] démontrent l'existence d'une rotation interne concomitante (13,6°± 10,2°) à la flexion du pouce qui tend le ligament oblique dorsal comme le prédit le mécanisme du couple de serrage. Lors de l'abduction-adduction, une rotation externe concomitante (13,2°±6,4°) est observée *(Fig. 12)*.

L'apport vasculaire de la première articulation carpo-métacarpienne

L'apport vasculaire des os du carpe est fourni par trois arches vasculaires dorsales et trois arches vasculaires palmaires. Ces arches naissent des principaux vaisseaux axiaux : l'artère radiale, l'artère cubitale et les artères interosseuses antérieure et postérieure. Les arcs vasculaires sont situés au niveau radio-carpien, métacarpien et

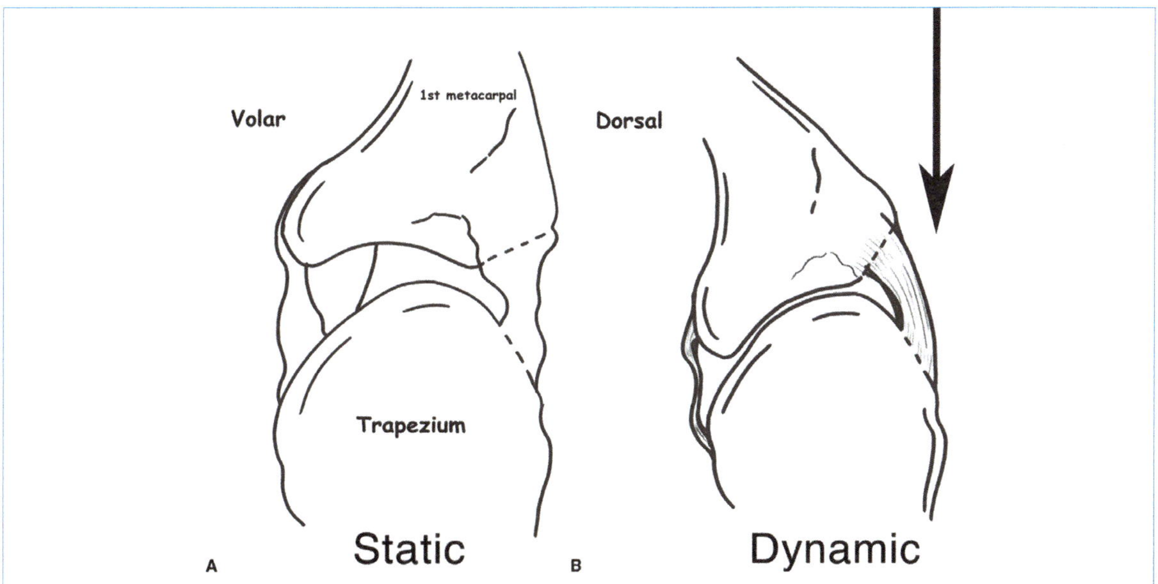

Figure 11 : Concept du couple de torsion d'Edmunds : verrouillage dynamique de l'articulation TM *(à partir de : Edmunds JO. Current concepts of the anatomy of the thumb trapeziometacarpal joint. J Hand Surg Am 2011; 36: 170-182)*.

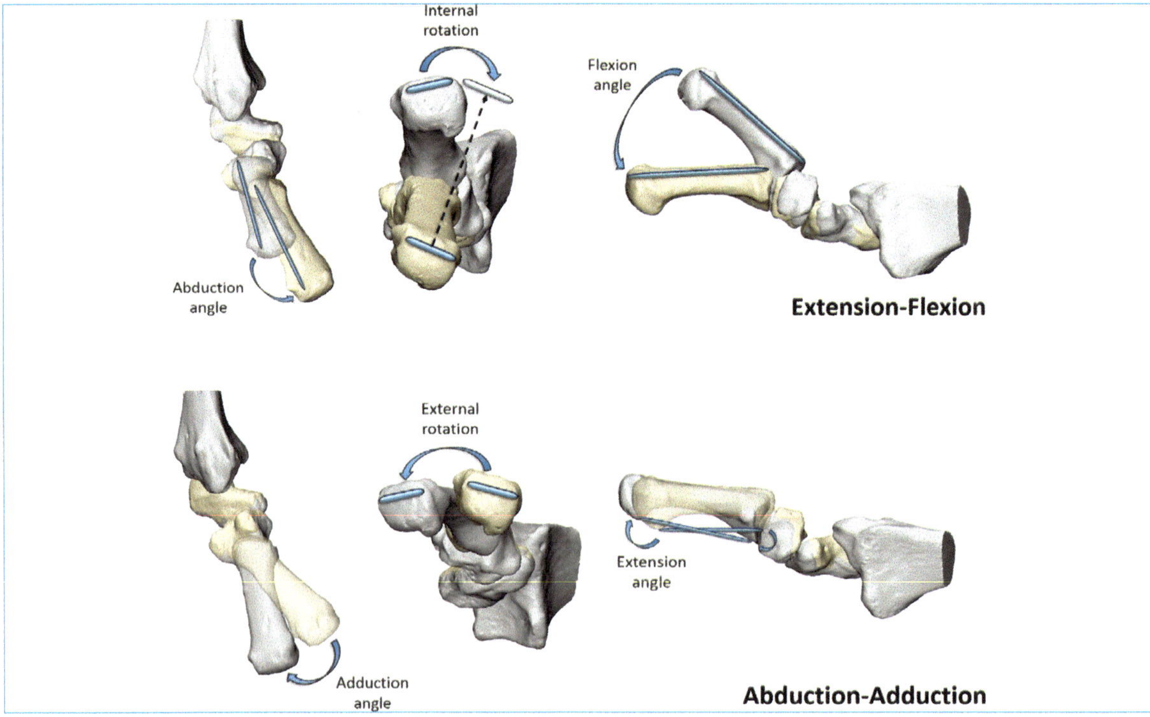

Figure 12 : Rotation de la colonne du pouce lors de la flexion-extension (en haut) et de l'abduction adduction (en bas) *(à partir de : D'Agostino P, Dourthe B, Kerkhof F, Stockmans F, Vereecke EE. In Vivo Kinematics of the Thumb During Flexion and Adduction Motion: Evidence for a Screw-Home Mechanism. J Orthop Res 2017; 35(7): 1556-1564).*

carpo-métacarpien [25, 26]. L'apport vasculaire spécifique de la première articulation carpo-métacarpienne a été étudié pour la première fois par Braun [27]. Le trapèze présente trois surfaces articulaires et trois surfaces non articulaires. L'irrigation sanguine du trapèze se fait par les surfaces non articulaires [25, 26]. Les vaisseaux nourriciers des faces dorsale et palmaire sont plus gros que ceux de la face latérale. L'apport vasculaire du côté dorsal est considéré comme dominant *(Fig. 13)*. L'artère radiale donne deux branches à la surface dorsale du trapèze et de l'articulation trapézo-métacarpienne. La branche la plus proximale naît au niveau du tubercule du scaphoïde et donne des branches pour le pôle distal du scaphoïde, l'articulation STT et la partie proximale du trapèze. La branche la plus distale (branche de Braun) naît de l'artère radiale au niveau de l'articulation STT et assure l'irrigation vasculaire principale de la face dorsale du trapèze [28]. L'apport vasculaire sur le versant palmaire provient de l'espace intermétacarpien *(Fig. 14)*. La branche la plus proximale naît de l'artère radiale au niveau de l'articulation trapézo-métacarpienne. Une branche distale naît soit de l'artère radiale elle-même, soit de l'artère principale du pouce. Ces deux branches assurent l'alimentation palmaire du trapèze et de l'articulation trapézométacarpienne. L'apport sanguin latéral provient de la branche superficielle thénarienne radiale. Cette branche naît sur le côté latéral de l'artère radiale juste avant son entrée dans la tabatière anatomique. Elle alimente les muscles thénariens mais donne également quelques petites branches à la face latérale du trapèze [27].

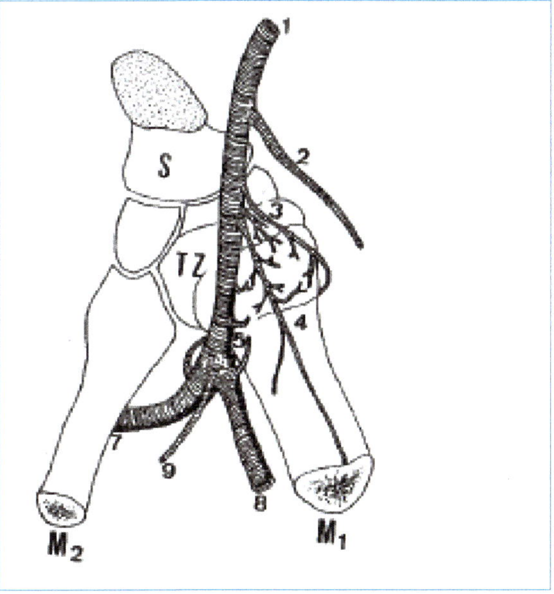

Figure 13 : Vascularisation dorsale de l'articulation trapézo-métacarpienne *(à partir de : Bahri H, F. Bonnel F, Allieu Y, Rabischong P. Vascularisation artérielle de l'articulation trapézo-métacarpienne. Ann Chir Main 1982; 1: 151-154).*

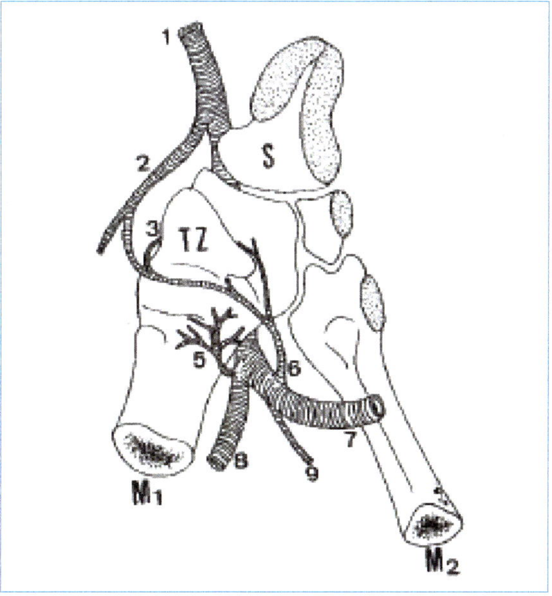

Figure 14 : Vascularisation palmaire de l'articulation trapézo-métacarpienne *(à partir de : Bahri H, F. Bonnel F, Allieu Y, Rabischong P. Vascularisation artérielle de l'articulation trapézo-métacarpienne. Ann Chir Main 1982; 1: 151-154.)*

L'innervation de la première articulation carpo-métacarpienne

L'innervation de l'articulation trapézométacarpienne a principalement été étudiée dans le contexte de la dénervation de l'articulation comme option thérapeutique dans l'arthrose précoce. Initialement, l'accent a été mis sur les branches terminales du nerf radial superficiel. Plus tard, des branches du nerf musculo cutané de l'avant-bras, de la branche cutanée palmaire du nerf médian et de la branche thénarienne du nerf médian ont également été identifiées comme fournissant une innervation à l'articulation trapézométacarpienne. Plus récemment, des terminaisons de la branche motrice ulnaire ont été identifiées comme branches sensitives de la première articulation carpo-métacarpienne [29, 30].

Branche thénarienne du nerf médian

Cette branche du nerf médian est surtout connue comme branche motrice du chef superficiel du flexor pollicis brevis, de l'abductor pollicis brevis et l'opponens du pouce. Des branches sensitives articulaires du trapèze ont été identifiées en provenance de la branche motrice de l'opponens pour l'innervation de la face palmaire du trapèze.

Nerf musculo-cutané

Dans les tiers moyen et distal de l'avant-bras, il existe de nombreuses connexions entre le nerf musculo-cutané et la branche superficielle du nerf radial. La branche la plus palmaire du nerf musculo-cutané est parallèle à l'artère radiale et donne une branche palmaire constante qui traverse le fascia de l'avant-bras et accompagne l'artère dans la tabatière anatomique. Elle donne des branches aux articulations scapho-trapézo-trapézoïdienne et trapézo-métacarpienne. Cette branche est également connue sous le nom de branche de Cruveilhier et naît à 36 mm (entre 15 et 61 mm) en amont de l'apophyse styloïde du radius [30].

Branche superficielle du nerf radial

La branche superficielle du nerf radial se termine par le nerf digital dorsal du pouce et de l'index. Le nerf articulaire, dit dorsal, du premier espace interosseux naît soit du nerf digital dorso-ulnaire du pouce, soit du nerf digital radial dorsal de l'index ou à la bifurcation de ces deux branches terminales de la branche superficielle du nerf radial. Plusieurs branches articulaires directes ont été identifiées comme provenant du nerf digital ulnaire dorsal du pouce et du nerf digital radial dorsal de l'index pour innerver l'articulation scaphoïde-trapézoïde et l'articulation trapézométacarpienne.

Branche cutanée palmaire du nerf médian

La branche cutanée palmaire du nerf médian donne au moins deux branches pour l'articulation trapézométacarpienne en amont du ligament transverse du carpe. Ces branches pénètrent toujours dans le feuillet tendineux du flexor carpi radialis et peuvent être superficielles ou profondes par rapport au tendon.

Branche motrice du nerf cubital

Plus récemment, des branches terminales de la branche motrice du nerf ulnaire ont été identifiées comme des fibres sensibles pour la surface palmaire de l'articulation trapézométacarpienne. Il est intéressant d'observer que dans les spécimens où les branches sensibles de la branche motrice du nerf ulnaire étaient prédominantes, aucune branche sensible de la branche motrice du nerf médian n'a été identifiée au niveau de l'articulation.

Considérations biomécaniques

Le transfert de charge au sein de la première articulation carpo-métacarpienne a été étudié dans le contexte de la forte incidence de l'arthrose dégénérative. L'article probablement le plus cité à ce sujet utilise un modèle mathématique statique avec les bras de levier de l'anatomie osseuse et les bras de force musculaire pour estimer les contraintes articulaire dans l'articulation trapézo-métacarpienne [31]. La pression articulaire estimée est multipliée par un facteur 9 entre l'extrémité du pouce et l'articulation trapézo-métacarpienne, ce qui signifie qu'une prise pollici-digitale de 2,5 kg entraîne une pression articulaire de 33 kg dans l'articulation trapézo-métacarpienne. Ces forces extrêmement élevées seraient responsables de l'incidence élevée de l'arthrose. Il existe cependant des indices suggérant que ce modèle théorique ne reflète pas la situation réelle.

Bien qu'une force de préhension de 2,5 kg soit considérée comme suffisante pour la plupart des gestes de la vie quotidienne, des forces maximales d'environ 10 kg ne sont pas rares. Ces forces conduiraient inévitablement à une déformation plastique des revêtements en polyéthylène dans le cas d'une arthroplasties totales. Cela devrait conduire à une défaillance précoce de l'articulation, ce qui n'est pas le cas. Les complications liées au revêtement de l'articulation sont rares, les principales complications étant la luxation de l'articulation et le descellement de la cupule dans le trapèze [32].

Ensuite, une étude récente sur cadavres [33] remet en question les résultats du modèle théorique proposé par Cooney. Les résultats de cette étude indiquent qu'il n'y a qu'un facteur 3 entre la force de préhension pollici-digitale et la contrainte au niveau de l'articulation trapézo-métacarpienne. Malheureusement, les auteurs n'ont pas été en mesure d'étudier les forces de pincement supérieures à 2,5 kg, ce qui constitue la principale lacune de cette étude très pertinente.

Dernièrement une étude théorique basée sur un modèle mathématique a permis de calculer les contraintes à chaque niveau articulaire en se basant sur la compensation des moments générés par les différentes forces en action lors d'une prise latéro-pulpaire pouce index (Key Pinch). Ce modèle mathématique confirme un facteur multiplicateur 3 entre la force développée en bout de pouce et la contrainte au niveau de l'articulation trapézo-métacarpienne [34].

Effet de l'arthrose sur la cinématique des articulations

Le concept d'Eaton et Littler attribue un rôle important à l'instabilité articulaire et à la laxité ligamentaire dans le développement de l'arthrose de l'articulation trapézométacarpienne [11]. Une récente constatation *in vivo* dans une cohorte prospective de patients n'a pas pu confirmer ce concept [35]. Trois cohortes de patients ont été étudiées : jeunes en bonne santé, personnes âgées en bonne santé et patients souffrant d'arthrose précoce. La translation de la base du métacarpien a été étudiée au cours de trois tâches fonctionnelles : pincement de la clé, saisie du bocal et torsion du bocal. L'articulation trapézo-métacarpienne était la plus instable pendant le pincement de la clé, mais il n'y avait pas d'instabilité accrue dans le groupe souffrant d'arthrose précoce par rapport aux deux autres groupes.

L'arthrose en phase terminale a un effet sur la mobilité articulaire. Lorsqu'ils sont étudiés *in vivo*, les patients présentant une atteinte arthrosique sévère maintiennent un secteur de flexion extension d'environ 30°, contrairement à la rotation interne-externe couplée qui passe de 13,6° à 3,5°. L'amplitude d'abduction-adduction est moins affectée par l'arthrose et passe de 33,7° à 25,4°. La translation couplée passe de 9,7 mm à 7,8 mm [36] *(Fig. 15).*

Conclusions

Plusieurs travaux de recherche fondamentale assez récents permettent de mieux comprendre l'articulation CMC du pouce. L'étude de la cinématique normale de l'articulation CMC du pouce a révélé que l'axe du mouvement de flexion extension est situé juste sous la surface du trapèze, tandis que l'axe de l'abduction adduction est situé à l'intérieur de la base du métacarpe, à environ 9 mm de l'articulation. Cela signifie qu'aucune des prothèses articulaires totales actuelles de type rotule ne peut recréer la cinématique native. En ce qui concerne la stabilisation ligamentaire de l'articulation, il est devenu clair que les ligaments dorsaux sont les stabilisateurs les plus importants, ce qui est conforme au concept du mécanisme de torsion générant le verrouillage décrit par Edmunds. Récemment, le premier interosseux dorsal a fait l'objet d'un intérêt accru, en particulier de la part des physiothérapeutes, car il agit comme une force réductrice et stabilisatrice sur l'articulation CMC du pouce. Son rôle exact dans le développement de l'arthrose reste à déterminer.

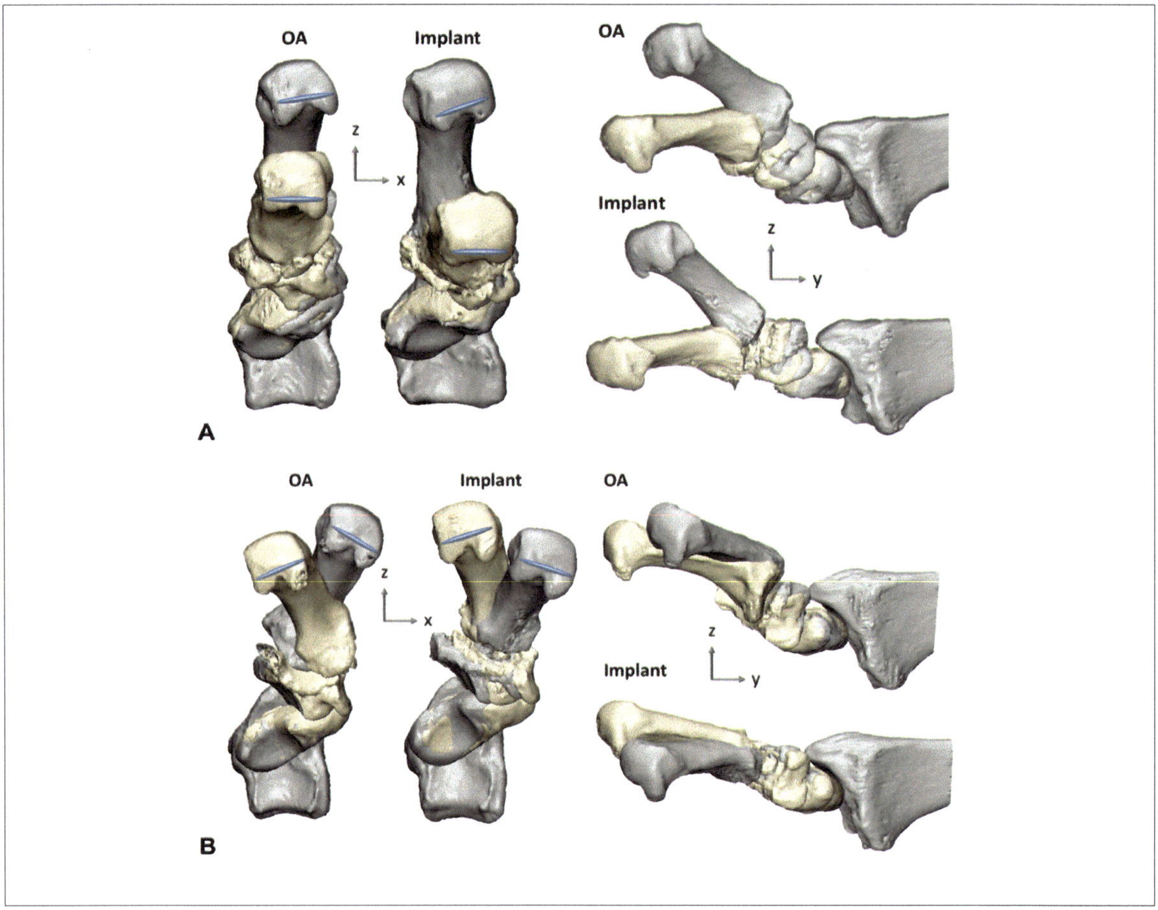

Figure 15 : Représentation plane pour un sujet représentatif de A : l'abduction, la flexion et la rotation interne du MC1, du trapèze, et du scaphoïde observés lors de la flexion du pouce (gris, extension ; jaune, flexion) et B : l'adduction, l'extension et la rotation externe du MC1 observées lors de l'adduction du pouce (gris, abduction ; jaune, adduction). *(à partir de : D'Agostino P, Dourthe B, Kerkhof F, Stockmans F, Vereecke EE. Impact of Osteoarthritis and Total Joint Arthroplasty on the Kinematics of the Trapeziometacarpal Joint: A Pilot Study. J Hand Surg Am 2018; 43: 382.e1-e10.)*

Références

[1] Halilaj E, Rainbow MJ, Got C, Moore DC, Crisco JJ. A Thumb Carpometacarpal Joint Coordinate System Based on Articular Surface Geometry. *J Biomech* 2013; 46: 1031-1034.

[2] Kauer, J. M. (1987). Functional anatomy of the carpometacarpal joint of the thumb. *Clin Orthop Relat Res*(220): 7-13.

[3] Ateshian GA, Rosenwasser MP, Mow VC. Curvature characteristics and congruence of the thumb carpometacarpal joint: differences between female and male joints. *J Biomech* 1992; 25: 591-607.

[4] Napier, J. R. (1955). The form and function of the carpo-metacarpal joint of the thumb. *J Anat* 89(3): 362-369.

[5] Crisco JJ, Halilaj E, Moore DC, Patel T, Weiss APC, Ladd AL. *In Vivo* Kinematics of the Trapeziometacarpal Joint During Thumb Extension-Flexion and Abduction-Adduction. *J Hand Surg Am* 2015; 40: 289-296.

[6] Mobargh N, Esplugas M, Garcia-Elias M, Lluch A, Megerle K, Hagert E. The effect of individual isometric muscle loading on the alignment of the base of the thumb metacarpal: a cadaveric study. *JHS(E)* 2016; 41: 374-379.

[7] McGee C, O'Brien V, Van Nortwick S, Adams J, Van Heest A. First Dorsal Interosseous Muscle Contraction Results in Radiographic Reduction of Healthy Thumb Carpometacarpal Joint. *Journal of Hand Therapy* 2015; 28: 375-380.

[8] Adams JE, O'Brien V, Magnusson E, Rosenstein B, Nuckley DJ. Radiographic Analysis of Simulated First Dorsal Interosseous and Opponens Pollicis Loading Upon Thumb CMC Joint Subluxation: A Cadaver Study. *Hand (N Y)* 2018; 13: 40-44.

[9] Aversi-Ferreira, T. A., R. S. Maior, E. S. F. O. Carneiro, R. A. Aversi-Ferreira, M. C. Tavares, H. Nishijo and C. Tomaz (2011). Comparative anatomical analyses of the forearm muscles of Cebus libidinosus (Rylands *et al.* 2000): manipulatory behavior and tool use. *PLoS One* 6(7): e22165.

[10] Zancolli EA. The trapeziometacarpal joint. Tenotomy of the accessory tendons in early osteoarthritis. *Hand Clin* 2001; 17: 13-43.

[11] Eaton RG, Littler JW. Ligament Reconstruction for the Painful Thumb Carpometacarpal Joint. *JBJS* 1973; 55: 1655-1666.

[12] Pellegrini VD, Olcott CW, Hollenberg G. Contact patterns in the trapeziometacarpal joint : The role of the palmar beak ligament. *J Hand Surg Am* 1993; 18: 238-244.

[13] Bettinger PC, Lincheid RL, Berger RA, Cooney III WP, An KN. An anatomic study of the stabilizing ligaments of the trapezium and trapeziometacarpal joint. *J Hand Surg Am* 1999; 24(4): 786-798.

[14] Gervis WH. Osteo-arthritis of the Trapezio-metacarpal Joint treated by Excision of the Trapezium. *Proc R Soc Med* 1947; 40: 492.

[15] Pellegrini VD, Burton RI. Surgical management of basal joint arthritis of the thumb. Part I. Long-term results of silicone implant arthroplasty. *J Hand Surg Am* 1986; 11: 309-327.

[16] Burton RI, Pellegrini VD. Surgical management of basal joint arthritis of the thumb. Part II. Ligament reconstruction with tendon interposition arthroplasty. *J Hand Surg Am* 1986; 11: 324-332.

[17] Bettinger PC, Smutz WP, Linscheid RL, Cooney III WP, An KN. Material properties of the trapezial and trapeziometacarpal ligaments. *J Hand Surg Am* 2000; Volume 25, Issue 6: 1085-1095.

[18] D'Agostino P, Kerkhof FD, Shahabpour M, Moermans JP, Stockmans F, Vereecke EE. Comparison of the Anatomical Dimensions and Mechanical Properties of the Dorsoradial and Anterior Oblique Ligaments of the Trapeziometacarpal Joint. *J Hand Surg Am* 2014; 39: 1098-1107.

[19] Hagert E, Lee J, Ladd AL. Innervation patterns of thumb trapeziometacarpal joint ligaments. *J Hand Surg Am* 2012; 37: 706-714.

[20] Ladd AL, Lee J, Hagert E. Macroscopic and Microscopic Analysis of the Thumb Carpometacarpal Ligaments A Cadaveric Study of Ligament Anatomy and Histology. *JBJS* 2012; 94: 1468-1477.

[21] Strauch RJ, Behrman MJ, Rosenwasser MP. Acute Dislocation of the Carpometacarpal Joint of the Thumb : An Anatomic and Cadaver Study. *J Hand Surg Am* 1994; 19: 93-98.

[22] Strauch RJ, Behrman MJ. A biomechanical assessment of ligaments preventing dorsoradial subluxation of the trapeziometacarpal joint. *J Hand Surg Am* 1999; 24: 198-199.

[23] Edmunds JO. Current concepts of the anatomy of the thumb trapeziometacarpal joint. *J Hand Surg Am* 2011; 36: 170-182.

[24] D'Agostino P, Dourthe B, Kerkhof F, Stockmans F, Vereecke EE. *In Vivo* Kinematics of the Thumb During Flexion and Adduction Motion: Evidence for a Screw-Home Mechanism. *J Orthop Res* 2017; 35(7): 1556-1564.

[25] Gelberman RH, Panagis JS, Taleisnik J, Baumgaertner M. The arterial anatomy of the human carpus. Part I: The extraosseous vascularity. *J Hand Surg Am* 1983; 8: 367-375.

[26] Panagis JS, Gelberman RH, Taleisnik J, Baumgaertner. The arterial anatomy of the human carpus. Part II: The intraosseous vascularity. *J Hand Surg Am* 1983; 8: 375-382.

[27] Bahri H, Bonnel F, Allieu Y, Rabischong P. Arterial vascularization of the trapezo-metacarpal joint. *Ann Chir Main* 1982; 1: 151-154.

[28] Goubau JF, Benis S, Van Hoonacker P, Berghs B, Kerckhove D, Patonay L. Vascularization of the trapeziometacarpal joint and its clinical importance: anatomical study. *Chir Main* 2012; 31: 57-61.

[29] Lorea DP, Berthe JV, De Mey A, Coessens BC, Rooze M, Foucher G. The nerve supply of the trapeziometacarpal joint. *JHS(B)* 2002; 27: 232-237.

[30] Miki RA, Kam CC, Gennis ER, Barkin JA, Riel RU, Robinson PG, Owens PW. Ulnar nerve component to innervation of thumb carpometacarpal joint. *Iowa Orthop J* 2001; 31: 225-230.

[31] Cooney III WP, Chao EY. Biomechanical Analysis of Static Forces in the Thumb during Hand Function. *JBJS* 1977; 59: 27-36.

[32] Cootjans K, Vanhaecke J, Dezillie M, Barth J, Pottel H, Stockmans F. Joint Survival Analysis and Clinical Outcome of Total Joint Arthroplasties With the ARPE Implant in the Treatment of Trapeziometacarpal Osteoarthritis With a Minimal Follow-Up of 5 Years. *J Hand Surg Am* 2017; 42: 630-638.

[33] Athlani L, Bergere M, Motte D, Prandi B, Beaulieu JY, Moissenet F. Trapeziometacarpal joint loading during key pinch grip : A cadaver study. *Hand Surgery Rehabil* 2022; 41: 204-209.

[34] Ledoux P. Contribution to the study of stresses in the thumb column during key pinch grip. *Hand Surgery Rehabil* 2024; 43: 101603.

[35] Halilaj E, Moore DC, Patel TK, Ladd AL, Weiss AP, Crisco JJ. Early Osteoarthritis of the Trapeziometacarpal Joint is not associated with Joint Instability During Typical Isometric Loading. *J Orthop Res* 2015; 33: 1639-1645.

[36] D'Agostino P, Dourthe B, Kerkhof F, Stockmans F, Vereecke EE. Impact of Osteoarthritis and Total Joint Arthroplasty on the Kinematics of the Trapeziometacarpal Joint: A Pilot Study. *J Hand Surg Am* 2018; 43: 382.e1-e10.

2

Biomécanique de la colonne du pouce et implications chirurgicales

Pascal Ledoux

Introduction

Le pouce est constitué d'une série d'éléments osseux alignés, solidarisés par un système ligamentaire et mus par un dispositif musculo-tendineux qui assure à la fois les fonctions de positionnement, de préhension et de stabilisation de la colonne du pouce.

La cohérence de ce dispositif dépend du maintien d'un équilibre entre les différents composants (osseux, ligamentaires et musculaires) et les forces extérieures qui agissent sur lui.

Comme l'a montré Landsmeer [1] pour les chaînes digitales, un déséquilibre dans cet ensemble va aboutir à une rupture progressive de l'alignement des éléments osseux jusqu'au stade ultime du pouce en « Z ».

L'articulation trapézo métacarpienne a une géométrie complexe et variable d'un sujet à l'autre. Il s'agit d'une double selle emboitée, ce qui signifie que beaucoup de points des surfaces articulaires métacarpienne ou trapézienne se trouvent à la fois sur une courbure concave dans une direction et sur une courbure convexe dans une direction plus ou moins orthogonale.

Le remplacement d'une articulation où se déroule un mouvement selon trois axes de rotation (flexion-extension, abduction-adduction, rotation longitudinale) par une articulation ayant un centre unique de rotation a des implications dont il faudra tenir compte sur le plan chirurgical.

Nous allons, dans ce chapitre, évoquer les principes biomécaniques qui nous paraissent indispensables à la bonne compréhension du geste chirurgical qui sera posé.

Détermination des axes de rotation TM

Pour l'articulation TM native on parle bien d'axes de rotation puisque pour la flexion-extension et l'abduction-adduction le mouvement considéré se fait dans un seul plan, autour d'un axe. La rotation axiale longitudinale se fait, par définition, autour d'un axe.

Sur le plan mécanique, dans la situation d'un centre de rotation le mouvement considéré se fera dans les 3 directions de l'espace (articulation de type rotule).

Pour une prothèse TM on parlera donc bien d'un centre unique de rotation.

Il existe une complémentarité entre la géométrie des surfaces articulaires et le dispositif ligamentaire TM, ces deux éléments se complétant à la fois pour diriger mais aussi limiter le mouvement dans chaque direction. La position des axes de rotation est importante puisque les ligaments, lorsqu'ils sont en tension, vont fixer la limite de mobilité dans un secteur déterminé autour de l'axe de rotation considéré.

Cooney *et al.* [2] et Hollister *et al.* [3] considèrent qu'il n'y a que deux degrés de liberté (et donc 2 axes de rotation) au niveau de l'articulation TM dans la mesure où : « *La rotation axiale de l'articulation métacarpo-phalangienne et de l'articulation trapézo-métacarpienne peut se produire passivement lorsque les ligaments sont relâchés et que les surfaces articulaires sont décoaptées, mais lors d'un mouvement et d'une fonction actifs (comme le pincement et la saisie), les forces musculaires et la force de compression à travers ces articulations contraignent la rotation et la limitent à tel point que la rotation axiale n'est pas considérée comme un degré de liberté du pouce* » [2].

Rotation axiale

S'il est exact que dans une position donnée en flexion extension et abduction adduction, l'amplitude de rotation axiale longitudinale est virtuellement nulle, sur le plan cinématique global cette vision est critiquable. En effet lorsque le pouce, situé dans le plan de la main (en position d'extension-abduction), passe à la position d'opposition (adduction-flexion) le mouvement combine une flexion, une adduction, et une rotation d'environ 45° de la colonne du pouce autour de son axe longitudinal *(Fig. 1)*.

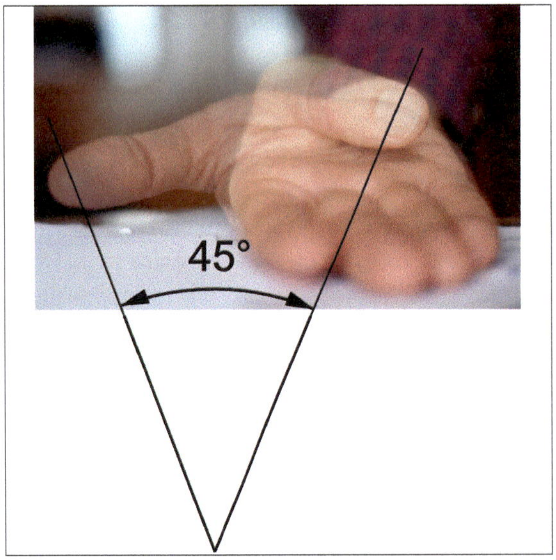

Figure 1 : Rotation longitudinale de la colonne du pouce en passant de l'extension abduction à l'adduction flexion : le plan de l'ongle du pouce opère une rotation longitudinale de 45°.

Dans toutes les combinaisons de flexion-extension et abduction-adduction la rotation axiale possible du pouce est faible, ce qui signifie que, en tout point du mouvement, les ligaments TM verrouillent la rotation.

Il y a donc là un paradoxe apparent que l'on peut expliquer à la lecture de l'article de Kuczynski qui décrit le détail des surfaces trapézo-métacarpiennes [4].

La surface trapézienne présente une concavité transversale (XX') et une convexité antéro-postérieure (YY') *(Fig. 2)*.

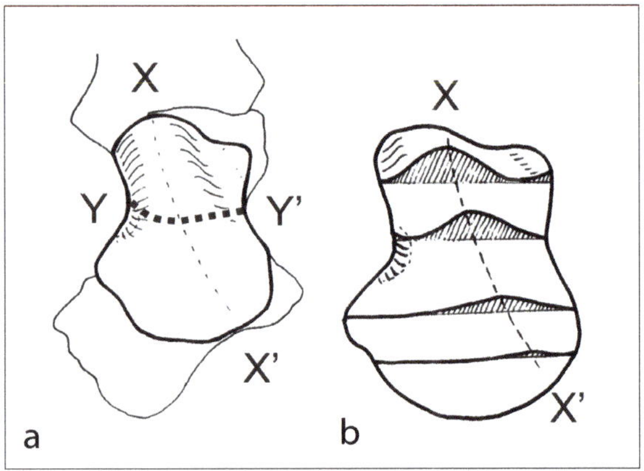

Figure 2 : *D'après Kuczinski.* Il s'agit d'un trapèze droit. a : la ligne pointillée gras YY' représente le maximum de concavité du trapèze dans le sens transversal. La ligne XX' pointillé fin représente le tracé de la crête transversale du trapèze. b : coupes de niveau montrant le relief de la crête du trapéze. Le relief est plus marqué sur le versant ulnaire que sur le versant radial.

La ligne XX' correspond à la ligne de crête transversale de la convexité antéro-postérieure. En partant du point Y' la convexité antéro-postérieure suit un chemin globalement rectiligne jusqu'à la ligne de crête XX' et ensuite un chemin courbe en direction latéro-médiale vers le point Y *(Fig. 2)*.

Cela correspond pour une route au passage d'un col de montagne avec un virage vers la droite dans le cas d'un trapèze droit *(Fig. 3)*. Ce virage impose une rotation longitudinale du poteau téléphonique qui est posé dans la benne.

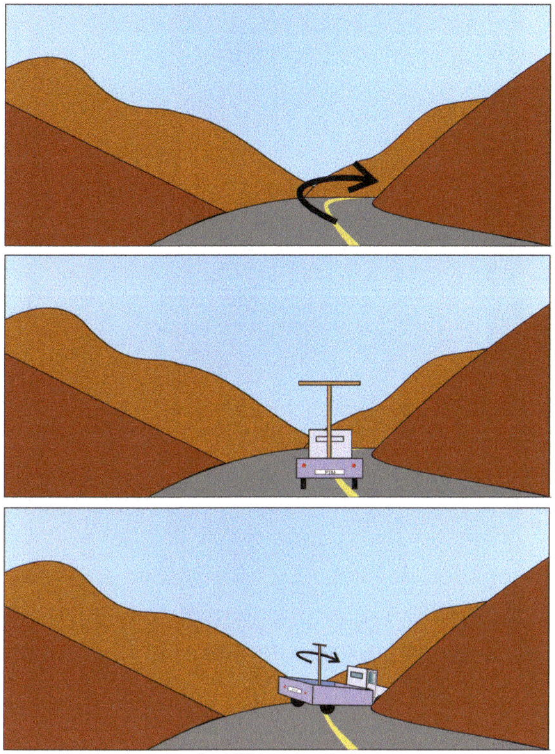

Figure 3 : En haut : analogie avec une route virant à droite après le col d'une montagne. Au milieu : un camion portant un poteau téléphonique avant le col. En bas : la rotation sur son axe longitudinal du poteau après le virage au sommet du col illustre la rotation automatique de la colonne du pouce lors de la flexion trapézo-métacarpienne.

Lors de la flexion trapézo-métacarpienne la configuration anatomique impose un déplacement du bec antérieur du premier métacarpien dans la concavité trapézienne. Le bec métacarpien va rejoindre le récessus antéro-médial du trapèze (vers le point Y de la figure 2), ce qui ne peut se faire que moyennant une rotation longitudinale du métacarpien.

On peut donc voir la concavité trapézienne comme un rail à gorge dans lequel va glisser la crète antéro-postérieure du métacarpien. Le bec antérieur du métacarpien est contraint de suivre la courbure de la gorge trapézienne ce qui génère la rotation longitudinale de la colonne du pouce .

Le phénomène de la rotation automatique du métacarpien est probablement plus complexe encore puisque, après la pose d'une prothèse TM, le mouvement de rotation automatique persiste ce qui implique qu'il serait dû, dans ce cas, à l'action musculaire puisque nous sommes dans la situation d'une articulation avec un centre unique de rotation. En effet on ne peut invoquer que le métacarpien se trouve sur un « rail à double courbure » dans le cadre d'un mécanisme de rotule.

La composante de rotation axiale longitudinale ne peut évidemment pas être négligée dans le contexte d'une prothèse TM dont la finalité fonctionnelle est le bon positionnement de la colonne du pouce pour réaliser la fonction de préhension ce qui implique de parvenir à une opposition pulpo-pulpaire ou pulpo-latérale.

Abduction - adduction

L'abduction-adduction se fait par roulement de la base métacarpienne sur le socle trapézien, à l'image du condyle fémoral sur le plateau tibial.

On peut déterminer un axe de rotation par construction géométrique à partir de la courbure de la surface articulaire *(Fig. 4a)*. L'axe est situé au point d'intersection des médiatrices de deux cordes d'arc de la surface courbe pour autant qu'elle s'inscrive dans un cercle parfait. Si la courbure est variable, on utilise la méthode sur des petits segments de courbe consécutifs ce qui permet de définir des axes instantanés de rotation successifs. Plus la surface articulaire aura une courbure marquée plus l'axe de rotation sera proche de l'interligne articulaire.

L'axe de rotation de l'abduction adduction est situé au niveau de la base du premier métacarpien *(Fig. 4b)*.

Le déplacement du centre de mouvement de la base du métacarpien vers le trapèze aura pour

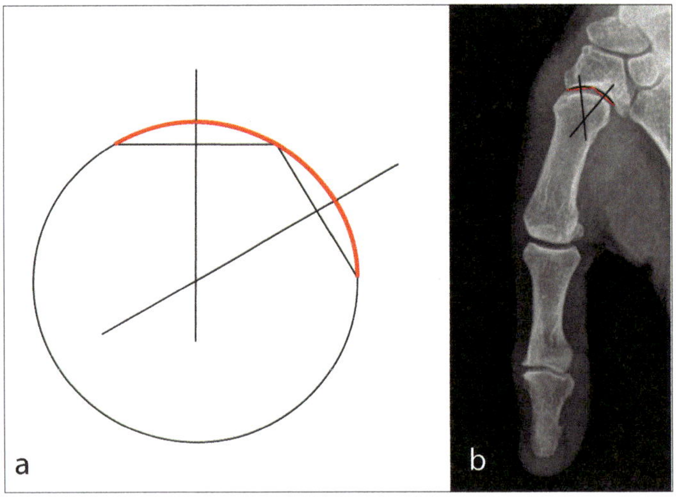

Figure 4 : Détermination de l'axe de rotation de l'abduction adduction.

conséquence le déplacement du premier métacarpien par rapport à sa situation physiologique à débattement angulaire identique *(Fig. 5)*.

Flexion – extension

Pour la flexion-extension c'est la base métacarpienne concave qui va cheminer sur la courbure convexe dans le plan antéro-postérieur du trapèze.

L'axe de rotation de la flexion extension *(Fig. 6)* présente une grande variabilité de position en fonction de la courbure du trapèze en vue de profil. Il peut se situer à hauteur de l'interligne STT (a), dans le trapèze pour les trapèzes à forte cour-

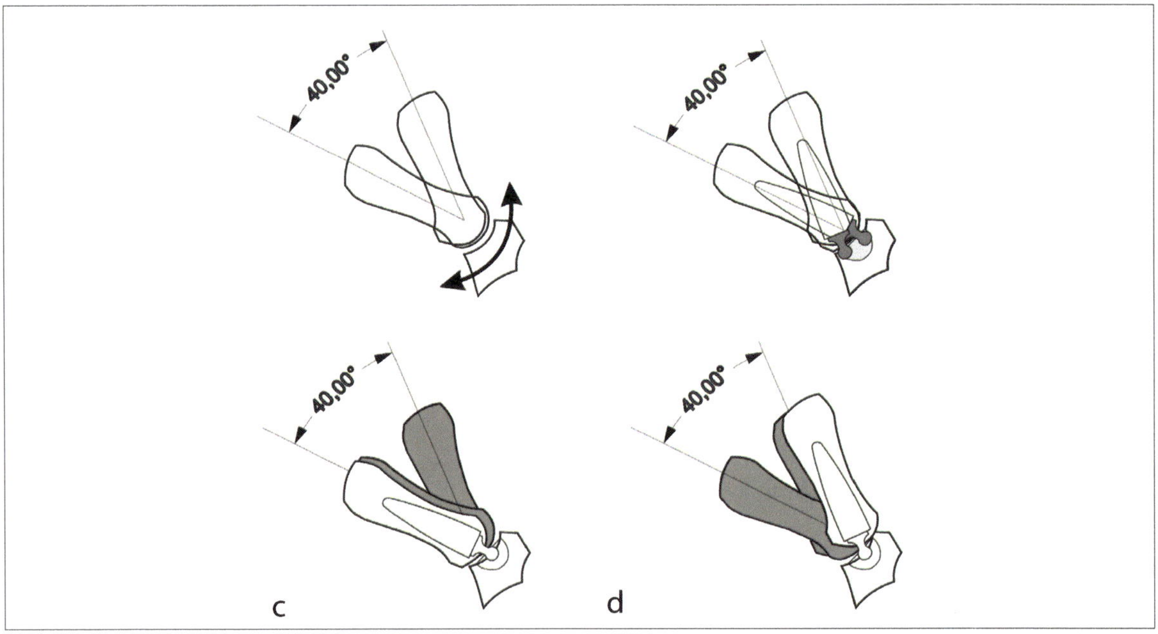

Figure 5 : Abduction et adduction avant (a) et après pose d'une prothèse trapézo métacarpienne (b) : si le métacarpien occupe la même position après prothèse, la tête métacarpienne (en gris) sera hors de la cupule. c et d : position du métacarpien avec la tête dans la cupule. En gris la position physiologique du métacarpien.

bure antéro postérieure (b) voire dans le corps du scaphoïde pour les trapèzes à très faible courbure antéro-postérieure (c).

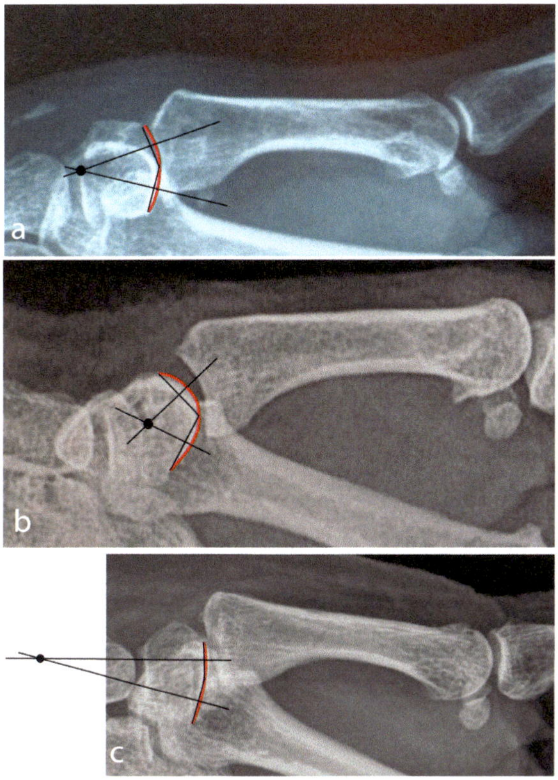

Figure 6 : détermination du centre de rotation de la flexion extension. a : morphotype habituel : le centre de rotation est situé au niveau de l'interligne STT. b : trapèze à courbure marquée : l'axe de rotation est situé dans le trapèze. c : courbure trapézienne très faible : l'axe de rotation est beaucoup plus proximal.

L'apparition et l'évolution d'une arthrose trapézo-métacarpienne va modifier le fonctionnement articulaire. Miura [5], dans une étude fluoroscopique dynamique comparative entre sujets sains et sujets présentant une arthrose TM, a montré que si l'axe de rotation de l'abduction adduction est identique dans les deux groupes, l'axe de flexion extension se déplace dorsalement dans le groupe des sujets arthrosiques. Ce déplacement ne peut s'expliquer que par un remodelage osseux progressif sous l'effet des contraintes.

Situation après pose d'une prothèse

La position du centre de rotation de la prothèse TM est imposé : il s'agit du centre de la tête prothétique. Le remplacement d'une articulation à trois axes physiologiques de mouvement par une articulation avec un centre unique de rotation, va modifier significativement la mécanique articulaire rendant l'appareil ligamentaire originel inadapté à la nouvelle réalité cinématique.

Si l'on se réfère à la complexité géométrique qui conduit à la rotation automatique du pouce natif avec la simplicité mécanique d'une articulation de type rotule, on perçoit intuitivement que le réglage fin du dispositif ligamentaire sera inadapté à la situation post opératoire.

La variabilité de la position de l'axe de flexion extension implique que, dans la plupart des cas, le centre de rotation prothétique ne sera pas localisé sur l'axe physiologique de la flexion extension originel *(Fig. 7)*. Cette situation a une

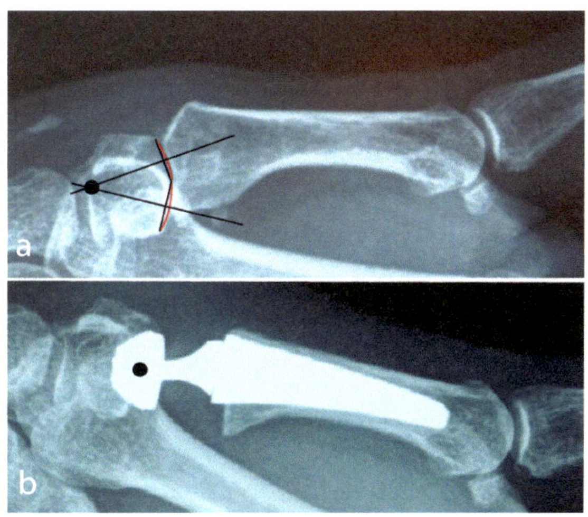

Figure 7 : a : position de l'axe de rotation avant prothèse. b : position du centre de rotation après la pose de la prothèse.

conséquence importante : le débattement angulaire de la prothèse devra être supérieur au débattement articulaire physiologique pour obtenir la même position du pouce, ce qui peut amener des contacts indésirables entre le col et la cupule pour les prothèses à trop faible débattement angulaire ou en cas de mauvaise orientation de la cupule dans le trapèze.

Pour obtenir le même déplacement de l'extrémité distale de la tête métacarpienne en flexion extension pour une amplitude de mouvement de 50° il faudra une amplitude de 60° au niveau de la prothèse, soit une augmentation de 20 % *(Fig. 8)*.

Le déplacement des axes de rotation et l'augmentation de l'amplitude articulaire qui en découle après pose d'une prothèse auront pour conséquence importante la remise en question de la conservation de l'appareil ligamentaire trapézo métacarpien.

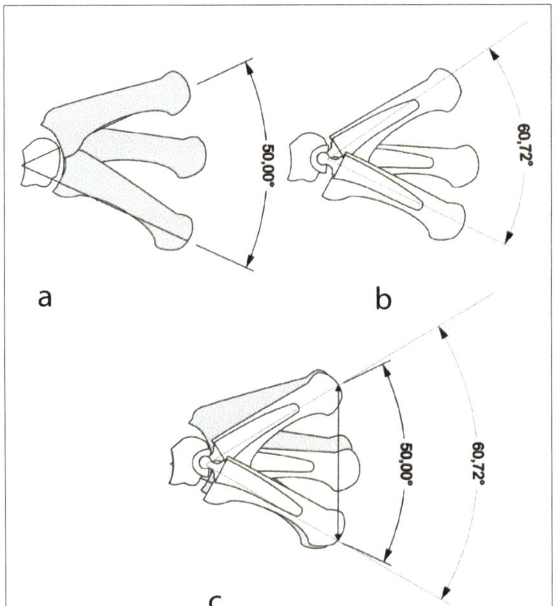

Figure 8 : Position du premier métacarpien lors de la flexion extension avec et sans prothèse. La modification de position du métacarpien est importante de même que l'augmentation de débattement angulaire nécessaire pour positionner la tête métacarpienne au même endroit avant et après pose d'une prothèse.

Mouvement au sein de l'articulation TM et stabilisation : rôle des ligaments

L'anatomie de l'articulation trapézo métacarpienne est très différente du modèle mécanique de la hanche puisque les axes de flexion-extension et d'abduction-adduction ne se croisent pas.

La hanche est un système mécanique intrinsèquement stable alors que l'articulation TM par elle-même est instable. La question de la stabilisation de l'articulation TM est discutée depuis de nombreuses décennies.

Initialement Le ligament oblique antérieur était considéré comme le stabilisateur principal de l'articulation TM [6-11] . C'est sur cette base que Eaton et Littler avaient proposé une plastie ligamentaire visant à renforcer le ligament oblique antérieur [6]

D'autres auteurs [12, 18] pensent que les ligaments dorsaux ont un rôle d'égale ou de plus grande importance dans la stabilité articulaire.

La forme des surfaces articulaires dans la stabilisation de l'articulation TM et en particulier la courbure antéro postérieure de la base métacarpienne est un facteur de stabilité majeur. Edmunds propose une vision plus dynamique du verrouillage trapézo métacarpien dans les mouvements de préhension [19]. La flexion du métacarpien et sa rotation amène le bec antérieur du métacarpien dans le récessus trapézien antérieur. Le bec métacarpien vient ensuite buter contre le trapèze sous l'effet d'impaction longitudinale provoquée par le long fléchisseur et de l'éminence thénar ce qui, combiné à la mise en tension du ligament dorsoradial, achève de verrouiller l'articulation TM.

Une subluxation externe liée à la rhizarthrose du pouce se voit chez les patients ayant une résorption du bec antérieur [20]. Cette résorption osseuse a pour conséquence un excès de longueur relatif voire une désinsertion distale du LOA. C'est donc probablement à tort qu'un relâchement du LOA a été invoqué par Pellegrini *et al.* [7, 8] et Doerschuk *et al.* [11] pour expliquer la subluxation externe de la base métacarpienne.

Mécanisme de la préhension

Dans la préhension pollici digitale le pouce est un des deux mors de la pince. Les moteurs de la préhension, pour le pouce, sont le long fléchisseur du pouce et la musculature thénarienne. Ces deux moteurs agissent selon une direction oblique par rapport à l'axe mécanique du premier métacarpien *(Fig. 9)*.

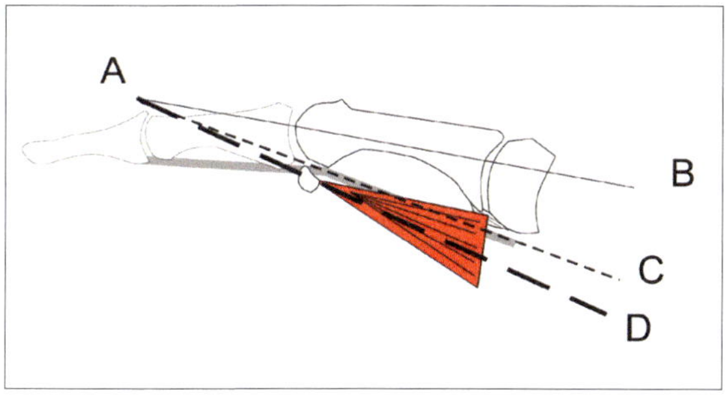

Figure 9 : L'axe AB du 1er métacarpien, la direction AC de la force du FPL et de la force AD l'éminence thénar.

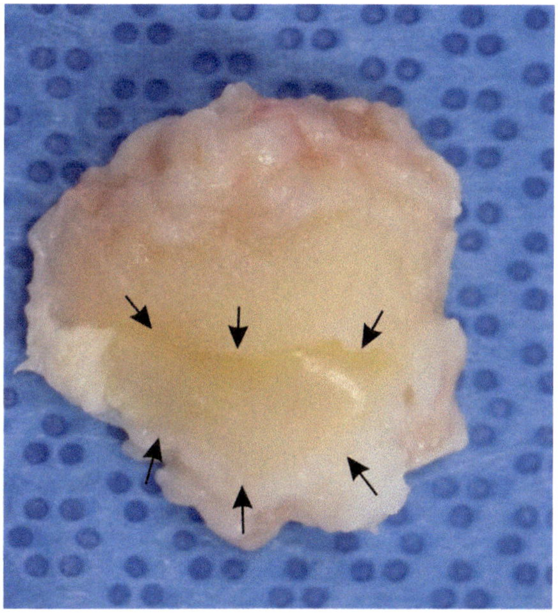

Figure 10 : Disparition du cartilage de la base métacarpienne dans la partie inférieure de la concavité articulaire de la base du 1er métacarpien.

Si cette divergence d'axes génère la flexion du métacarpien et contribue à verrouiller l'articulation dans les mouvements de préhension, elle entraîne, dans le plan antéro postérieur, un pincement palmaire et une ouverture dorsale de l'articulation. Il s'ensuit une mise en contrainte localisée à la moitié inférieure de l'articulation, au niveau du bec antérieur du premier métacarpien. C'est systématiquement dans cette zone de la base du premier métacarpien que débutent les lésions cartilagineuses *(Fig. 10)*.

La préhension s'effectue par l'intermédiaire d'une chaîne osseuse articulée, à l'instar du bras d'une pelleteuse. Ce sont les différents muscles moteurs qui vont générer la force nécessaire à l'équilibre du système. On peut modéliser une prise de 50 N comme une force agissant perpendiculairement sur la pulpe du pouce et provoquant de ce fait un moment à chaque niveau articulaire. Ces moments vont générer une rotation dorsale des différentes structures osseuses *(Fig. 11)*.

Le long fléchisseur du pouce et la musculature thénarienne vont développer des moments inverses qui vont annuler cet effet. De cette manière le système restera en équilibre et la préhension sera réalisée [21].

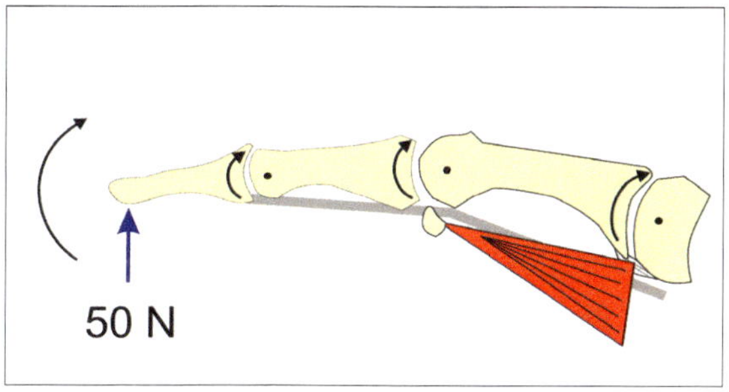

Figure 11 : Moments dorsaux (flèches arrondies) générés par la préhension à chaque niveau articulaire.

Mécanisme de la déformation en « Z »

L'hyperpression locale peut provoquer une résorption progressive du bec antérieur entraînant une modification de l'orientation antéro postérieure de la surface articulaire de la base métacarpienne [20]. Cette résorption progressive est un des facteurs du raccourcissement de la colonne du pouce observée dans la rhizarthrose du pouce. Elle va provoquer un flessum du 1er métacarpien puisque l'appui, dans la préhension pollici-digitale, se fait dans la partie antérieure de l'articulation *(Fig. 12b)*.

Cette situation va encore accentuer l'angulation entre l'axe du métacarpien et l'axe des forces musculaires agissant sur lui. Cette augmentation angulaire va accentuer la composante de subluxation externe de la base métacarpienne, rendue possible par le fait que le LOA est distendu à cause de la résorption du bec antérieur. La subluxation externe contribue à son tour à accentuer le flessum aboutissant à un cercle vicieux qui provoque l'adductus du premier métacarpien.

Au fur et à mesure de l'augmentation du flessum métacarpien les insertions de la musculature thénarienne vont se rapprocher. Il s'ensuit une perte d'efficacité à générer de la force de préhension puisque qu'une partie du potentiel de raccourcissement musculaire sera consommé pour mettre le dispositif en tension avant de pouvoir développer de la force. Pour assurer la préhension cette perte d'efficacité devra être compensée par une augmentation de la participation du long fléchisseur du pouce *(Fig. 12c)*, qui va provoquer un flessum de la P2 puisque le moment provoquant la rotation dorsale sera surcompensé *(Fig. 12d)*. Le changement de direction de la force d'action de la P2 sur la P1 va générer une poussée de la base de la P2 sur la partie palmaire de la tête de la P1 occasionnant une tendance au récurvatum métacarpo-phalangien *(Fig. 12e)*. Ce recurvatum MP va, à son tour, changer la direction de la poussée de la base de la P1 sur la tête métacarpienne et accentuer le flessum métacarpien réalisant ainsi la classique déformation en « Z » *(Fig. 12f)*.

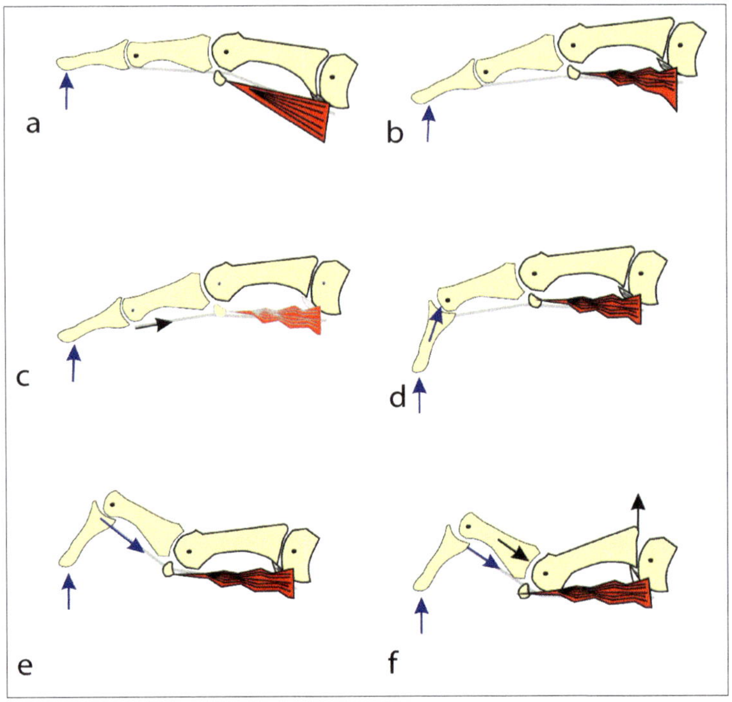

Figure 12 : a : situation normale, b à f modifications successives des directions des forces agissant sur le squelette du pouce et aboutissant au final à la déformation en « Z ».

Modification de la mobilité avec PTM

Après la pose d'une prothèse TM il y aura un déplacement des deux axes de rotation principaux (flexion-extension et abduction-adduction). La position du premier métacarpien sera également différente de sa position physiologique. Cela implique inévitablement que tout le dispositif ligamentaire sera inadapté à la nouvelle situation mécanique de l'articulation. Certains ligaments seront distendus et donc inutiles, d'autres se retrouvent trop tendus en particulier lors du mouvement d'abduction du pouce (ligaments intermétacarpien et ligament oblique postérieur). Cet excès de tension peut amener à une luxation *(Fig. 13)* ou à un excès localisé de contrainte à l'interface cupule/trapèze.

La distribution inhomogène des contraintes à l'interface os/prothèse pourrait être à l'origine du taux plus important de descellements trapéziens observé dans les séries où le taux de luxations précoces est plus faible parce que le dispositif ligamentaire a été préservé [22].

Une prothèse de type rotule a pour effet de créer un point d'appui stable entre M1 et le trapèze. Il n'y a donc aucune utilité mécanique à conserver un dispositif ligamentaire qui est inadapté à la nouvelle cinétique de l'articulation. La stabilité sera assurée par la géométrie prothétique (de type rotule) et ce d'autant plus que le diamètre de la tête sera important.

Contraintes au niveau de l'articulation TM

La quantification des contraintes au niveau de l'articulation TM a fait l'objet de plusieurs études avec des résultats contradictoires.

L'article de Cooney et Chao [23] publié en 1997 a longtemps été la référence en la matière. Pour ces auteurs il y a un facteur de multiplication de 13 entre la force développée lors d'une prise pollici-digitale et la contrainte axiale articulaire TM. Cela signifie que pour une force de préhension courante de 5 Kg la contrainte articulaire TM serait de 65 Kg.

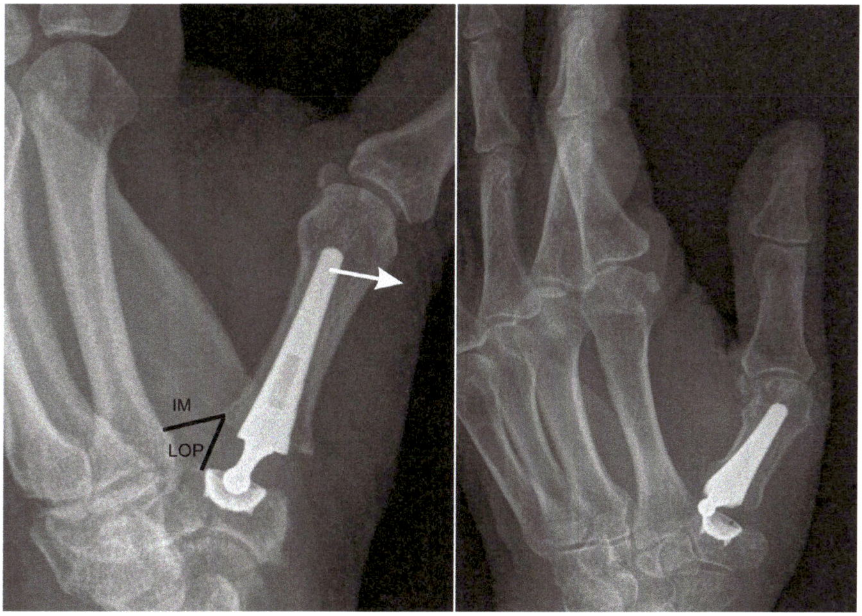

Figure 13 : Les ligaments intermétacarpien et le ligament oblique postérieur bloquent l'abduction du pouce. S'ils n'ont pas été réséqués leur mise en tension peut provoquer la luxation si le mouvement est forcé.

Un tel niveau de contrainte excède la limite élastique du polyéthylène utilisé dans la fabrication des prothèses. Beaucoup de nos patients développent des forces allant voire dépassant les 10 Kg. Selon le modèle de Cooney et Chao les prothèses TM ne pourraient pas résister aux contraintes qui leur sont imposées alors que les données de la littérature montrent des taux de survies supérieurs à 90 % à 5 ans et supérieurs à 85 % à 10 ans [22, 24-28].

Wu *et al,* dans une modélisation de pipetting, calculent un coefficient multiplicateur de 6 entre la force développée en bout de pouce et la contrainte articulaire TM [29].

Athlani *et al.* ont reproduit le mouvement de préhension sur pièce cadavérique et ont mesuré les contraintes articulaires TM à l'aide d'un capteur sensible à la pression introduit dans l'articulation TM [30]. Les auteurs concluent à un facteur multiplicateur de 3 à 4 suivant la configuration entre la force de préhension et la contrainte articulaire.

Nous avons calculé un facteur multiplicateur de 2.9 à 3.2 dans différentes configurations angulaires dans un modèle mathématique de la préhension termino latérale basé sur la compensation des moments générés par la préhension par des moments générés par les éléments musculaires [21].

Ces deux dernières études sont concordantes avec la constatation de la bonne survie des prothèses retrouvée dans la littérature.

Conclusions

La rhizarthrose du pouce est un processus qui peut provoquer un déséquilibre entre les différents éléments osseux de la colonne du pouce.

La pose d'une prothèse va restaurer la longueur de la colonne du pouce et va modifier un certain nombre de paramètres comme, la position du pouce dans l'espace et la position des axes et centres de rotation ce qui va provoquer une inadéquation avec le dispositif ligamentaire qui devra être réséqué pour ne pas générer de distorsion de contraintes au niveau de l'interface cupule/trapèze.

Cette résection peut être envisagée avec plus de sérénité depuis l'apparition de prothèses de 3e génération qui, grâce au concept de double mobilité, ont vu une augmentation importante du diamètre de la tête des prothèses et de ce fait une quasi disparition du risque de luxation.

Références

[1] Landsmeer J.M. The coordination of finger joint motions. *JBJS* A 1963;45 : 1654-62

[2] Cooney W P, Lucca M J, Chao E Y S, Linscheid R L. The kinesiology of the thumb trapeziometacarpal joint. *JBJS* 1981; 63: 1371-1381.

[3] Hollister A, Buford WL, Myers LM, Giurintano DJ, Novick A. The axes of rotation of the thumb carpometacarpal joint. *J Orthop Res* 1992; 10: 454-460.

[4] Kuczynski K. Carpometacarpal joint of the human thumb. *J Anat* 1974; 118: 119-126.

[5] Miura T *et al.* Comparative in vivo kinematic analysis of normal and osteoarthrotic trapeziometacarpal joints. *J Hand Surg.* 2004;29A:252-257.

[6] Eaton RG, Littler JW. Ligament Reconstruction for the Painful Thumb Carpometacarpal Joint. *JBJS* 1973; 55: 1655-1666.

[7] Pellegrini VD Osteoarthritis of the trapeziometacarpal joint : the physiopathology of articular cartilage degeneration. I. Anatomy and pathology of the aging joint. *JHS A.* 1991; 16 (6) :967-74

[8] Pellegrini VD, Olcott CW, Hollenberg G. Contact patterns in the trapeziometacarpal joint : The role of the palmar beak ligament. *J Hand Surg Am* 1993; 18: 238-244.

[9] Imaeda T, An KN, Cooney WP, Linscheid R. Anatomy of trapeziometacarpal ligaments. *J Hand Surg Am* 1993; 18: 226-231.

[10] Imaeda T, Niebur G, Cooney WP, Linscheid RL, An KN. Kinematics of the Normal Trapeziometacarpal Joint. *J Orthop Res* 1994; 12: 197-204.

[11] Doerschuk SH, Hicks DG, Chinchilli VM, Pellegrini VD. Histopathology of the Palmar Beak Ligament in Trapeziometacarpal Osteoarthritis. *J Hand Surg Am* 1999; 24: 496-504.

[12] Strauch RJ, Behrman MJ, Rosenwasser MP. Acute Dislocation of the Carpometacarpal Joint of the Thumb : An Anatomic and Cadaver Study. *J Hand Surg Am* 1994; 19: 93-98.

[13] Strauch RJ, Behrman MJ. A biomechanical assessment of ligaments preventing dorsoradial subluxation of the trapeziometacarpal joint. *J Hand Surg Am* 1999; 24: 198-199.

[14] Bettinger PC, Lincheid RL, Berger RA, Cooney III WP, An KN. An anatomic study of the stabilizing ligaments of the trapezium and trapeziometacarpal joint. *J Hand Surg Am* 1999; 24(4): 786-798.

[15] Bettinger PC, Smutz WP, Linscheid RL, Cooney WP, An KA. Material Properties of the Trapezial and Trapeziometacarpal Ligaments. *JHS,* 2000; 25 (6) : 1085-1095

[16] Hagert E, Lee J, Ladd AL. Innervation patterns of thumb trapeziometacarpal joint ligaments. *J Hand Surg Am* 2012; 37: 706-714.

[17] Ladd AL, Lee J, Hagert E. Macroscopic and Microscopic Analysis of

the Thumb Carpometacarpal Ligaments A Cadaveric Study of Ligament Anatomy and Histology. *JBJS* 2012; 94: 1468-1477.

[18] D'Agostino P, Kerkhof FD, Shahabpour M, Moermans JP, Stockmans, F, Vereecke EE. (2014). Comparison of the Anatomical Dimensions and Mechanical Properties of the Dorsoradial and Anterior Oblique Ligaments of the Trapeziometacarpal Joint. *JHS,* 2014; 39(6):1098-1107

[19] Edmunds JO. Current concepts of the anatomy of the thumb trapeziometacarpal joint. *J Hand Surg Am.* 2011 Jan;36(1):170-82.

[20] Kurosawa K, Tsuchiya I, Takagishi K. Trapezial-Metacarpal Joint Arthritis: Radiographic Correlation Between First Metacarpal Articular Tilt and Dorsal Subluxation. *J Hand Surg Am* 2013; 38: 302-308.

[21] Ledoux P. Contribution to the study of stresses in the thumb column during key pinch grip. *Hand Surgery Rehabil* 2024; 43: 101603.

[22] Andrzejewski A, Ledoux P, Maïa trapeziometacarpal joint arthroplasty: Survival and clinical outcomes at 5 years follow-up, *Hand Surgery & Rehabilitation*, 2019, 38, 169-173

[23] Cooney III WP, Chao EY. Biomechanical Analysis of Static Forces in the Thumb during Hand Function. *JBJS* 1977; 59: 27-36.

[24] Martin-Ferrero M. Ten-year long-term results of total joint arthroplasties with ARPE1 implant in the treatment of trapeziometacarpal osteoarthritis. *J Hand Surg Eur* vol 2013;39:826–32.

[25] Martin-Ferrero M, Simon-Perez C, Coco-Martın MB, Vega-Castrillo A, Aguado- Hernandez H, Mayo-Iscar A. Trapeziometacarpal total joint arthroplasty for osteoarthritis: 199 patients with a minimum of 10 years follow-up. *J Hand Surg Eur* vol 2020;45:443–51.

[26] Toffoli A, Teissier J. MAIA trapeziometacarpal joint arthroplasty: clinical and radiological outcomes of 80 patients with more than 6 years of follow-up. *J Hand Surg Am* 2017;42:838.e1–8.

[27] Cootjans K, Vanhaecke J, Dezillie M, Barth J, Pottel H, Stockmans F. Joint Survival analysis and clinical outcome of total joint arthroplasties with the ARPE implant in the treatment of trapeziometacarpal osteoarthritis with a minimal follow-up of 5 years. *J Hand Surg Am* 2017;42:630–8.

[28] Chiche L, Chammas PE, Vial D'Allais P, Lazerges C, Coulet B, Chammas M. Long-term survival analysis of 191 MAIA prostheses for trapeziometacarpal arthritis. *J Hand Surg Eur* Vol 2022;48:101–7.

[29] Wu J Z, Sinsel E W, Zhao K D, An KN, Buczek F L. Analysis of the Constraint Joint Loading in the Thumb During Pipetting. *J Biomec Eng.* 2015; 137: 084501.

[30] Athlani L, Bergere M, Motte D, Prandi B, Beaulieu JY, Moissenet F. Trapeziometacarpal joint loading during key pinch grip : A cadaver study. *Hand Surgery Rehabil* 2022; 41: 204-209.

3

Historique des prothèses trapézo-métacarpiennes

Jean-Luc Roux

Tout a commencé en 1970 lorsque Jean-Yves de La Caffinière *(Fig. 1)* a eu l'idée de remplacer l'articulation trapézométacarpienne (TM) par une prothèse totale [1].

Depuis 50 ans, de nombreuses expériences prothétiques se sont succédé, reprenant pour la majorité d'entre elles, le concept initial de rotule ou « ball and socket ». Même si d'autres types de prothèses ont été expérimentés comme les prothèses anatomiques, les prothèses sphériques « ball and socket » semblent donner les meilleurs résultats. Toutefois la prothèse initiale a bénéficié d'adaptations successives qui en ont accru la fiabilité. Avec les prothèses TM sphériques de dernière génération, les résultats obtenus se rapprochent de plus en plus de ceux rapportés avec les prothèses totales de hanche (PTH).

Grâce à ces avancées, la solution prothétique s'impose peu à peu dans notre pays et certains pays européens, comme la solution de choix dans le traitement chirurgical de la rhizarthrose du pouce. A l'échelle mondiale la trapézectomie reste encore le traitement de référence. En Europe, cette indication est partagée avec les implants en pyrocarbone et les prothèses couplées. Avec des publications de plus en plus nombreuses de résultats favorables, nous pouvons raisonnablement penser que les prothèses supplanteront bientôt la trapézectomie comme traitement chirurgical de 1ère intention de la rhizarthrose. Pour cela, il faut comme pour les PTH des travaux montrant avec recul la fiabilité de l'ancrage des implants et la résistance à l'usure de l'interface.

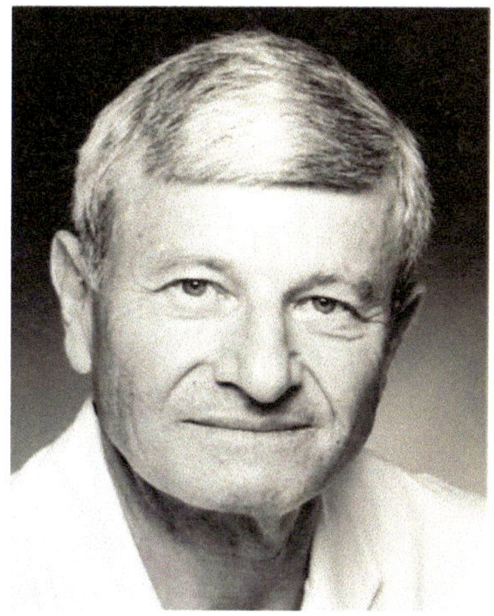

Figure 1 : Jean-Yves de La Caffinière, inventeur de la prothèse totale trapézo-métacarpienne.

Après un demi- siècle que l'on pourrait qualifier en France de période du « savoir faire », s'ouvre la période du « faire savoir ».

Le contexte au moment de l'invention

Déjà à la fin des années 1960, la trapézectomie proposée par Gervis [2] en 1942 ne satisfaisait pas tous les patients, et de nombreux chirurgiens étaient à la recherche d'autres solutions pour traiter la rhizarthrose du pouce. Aux USA, Swanson [3] proposa de remplacer le trapèze par un implant en silicone. L'objectif était de préserver la longueur de la colonne du pouce pour éviter la déformation progressive de celui-ci. D'autres, comme Froimson [4], avaient associé à la trapézectomie une interposition tendineuse, « anchois » à partir du flexor carpi radialis (FCR). Eaton et Littler [5] avaient proposé une ligamentoplastie au FCR. Certains chirurgiens optèrent pour la préservation du stock osseux. C'est le cas de Wilson [6] qui proposa pour les stades précoces une ostéotomie d'abduction de la base du premier métacarpien. Pour les arthroses évoluées certains chirurgiens choisissaient l'arthrodèse trapézométacarpienne comme l'avait déjà proposée Muller [7] en 1949. C'est dans ce contexte que de La Caffinière [1] eut l'idée d'une prothèse trapézo-métacarpienne totale.

Naissance d'une innovation

En 1970 de La Caffinière travaille avec Duparc sur l'analyse tridimentionnelle des déplacements du premier métacarpien. Si le mouvement de circumduction du pouce correspond à un mouvement articulaire complexe, il se traduit par un déplacement finalement circulaire de l'extrémité de celui-ci. Ce déplacement peut-être reproduit en mobilisant un stylo placé dans un porte-stylo à rotule *(Fig. 2)*. Il semble que ce soit cet objet à la mode dans les années 1970, qui ait donné l'idée de la prothèse sphérique à de La Caffinière. C'est en effet une véritable « petite prothèse de hanche » qui verra le jour. La prothèse est constituée d'une tige métacarpienne droite en forme de lame avec une collerette, d'une tête sphérique de 5 mm (monobloc), et d'un implant trapézien en polyéthylène (PE) de taille unique, avec un cerclage métallique. Les 2 pièces sont cimentées. La partie métallique de la prothèse est en chrome-cobalt (vitalium). Le couple de frottement est métal-Polyéthylène. L'arc de mobilité est de 90°. La cupule est semi-rétentive, il existe un modèle unique pour le côté droit et le côté gauche *(Fig. 3)*.

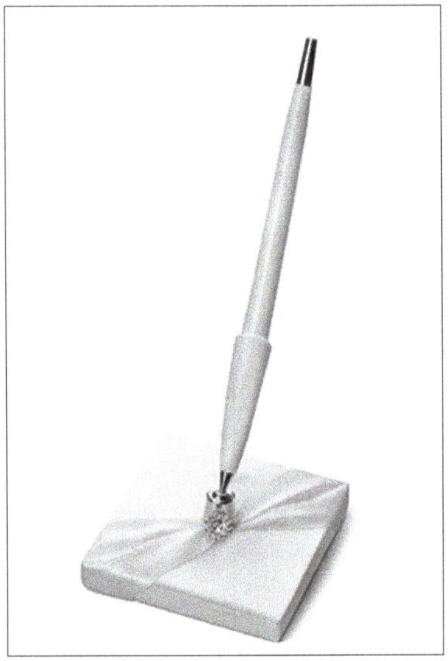

Figure 2 : Type de porte stylo à rotule qui aurait inspiré JY de La Caffinière.

En 1973 Alnot et le groupe GUEPAR (Groupe pour l'Utilisation et l'Etude des Prothèses ARticulaires) conçoivent une prothèse équivalente avec des implants cimentés, les pièces métacarpienne et trapézienne sont indissociables avec 2 possibilités : col normal ou col long, avec 2 tailles de tige en largeur et épaisseur. La prothèse est monobloc, la luxation est impossible mais le débattement est faible, 50° et les contraintes sont importantes *(Fig. 4)*. Les premiers résultats de cette prothèse ont été publiés en 1985 [8].

À partir de ce concept plusieurs générations de prothèses totales vont se succéder

Déjà dans les années 1980, les résultats préliminaires de ces prothèses laissent perplexe sur la fiabilité de l'ancrage.

Pendant cette période, les implants de Swanson en silicone sont assez largement utilisés [9, 10], la trapézectomie souvent associée à une ligamentoplastie et une interposition tendineuse est la solution chirurgicale certainement la plus utilisée. Les poses de prothèses trapézo-métacarpiennes restent confidentielles. Les résultats à moyen terme sont mitigés.

En 1989, une étude multicentrique menée

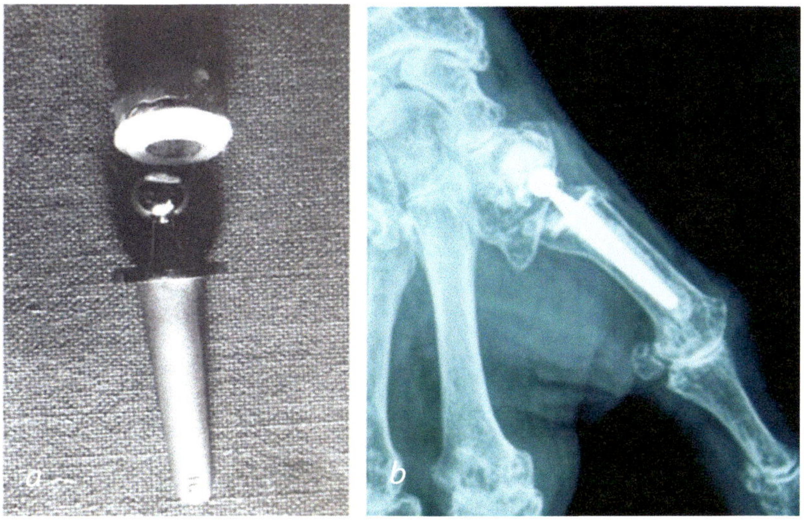

Figure 3 : a. La prothèse originelle de JY de La Caffinière b. Prothèse en place, le ciment est bien visible autour des implants, métacarpien et trapézien.

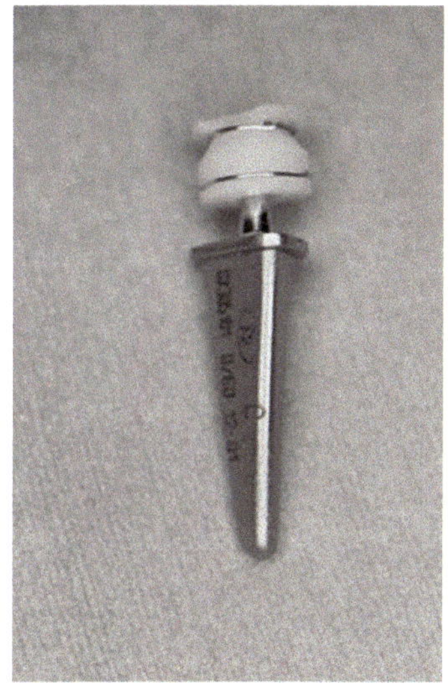

Figure 4 : La prothèse du groupe GUEPAR, la prothèse est monobloc la luxation est impossible mais le débattement est faible (50°).

par la Société Française de Chirurgie de la Main (SFCM) montre des résultats cliniques plutôt favorables mais les bilans radiographiques sont inquiétants [11]. Des liserés péri-prothétiques sont notés dans 65% des cas. Les auteurs qualifient ces liserés de : « descellements en marche ». L'ancrage des implants avec du ciment n'est peut-être pas la bonne solution, l'interface os-ciment pose problème. Des facteurs biomécaniques comme le débattement angulaire et des facteurs vasculaires sont évoqués pour expliquer les fréquents descellements du trapèze. La dévascularisation que peut entrainer la voie d'abord dorso-radiale, la brûlure qu'occasionne la polymérisation du ciment sont des facteurs incriminés.

À la fin des années 1980 un premier pas vers l'ancrage sans ciment se dessine

C'est à cette période qu'un groupe de chirurgiens grenoblois conçoit la prothèse Roseland® [12]. Cette prothèse d'abord cimentée sera ensuite fixée sans ciment. Elle est composée d'une tige métacarpienne droite monobloc de section en T, avec une collerette. Pour la fixation sans ciment les implants sont revêtus d'hydroxyapatite (HA). Le revêtement d'HA ne recouvre que le tiers proximal de la tige métacarpienne qui est déclinée en 3 tailles. L'implant trapézien est métallo-plastique, sa forme est celle d'un double cône et existe en 2 tailles. L'arc de mobilité est de 90°. Le couple de frottement est titane-PE (TA6V-PE). La pièce en PE est semi-rétentive pour éviter les luxations. Le centre de rotation est situé à la partie distale du trapèze pour limiter les effets cames. Cette prothèse marque l'abandon du ciment pour l'ancrage primaire *(Fig. 5)*. En 2015 sont publiés des résultats qui montrent la fiabilité de cet implant à plus de 10 ans de recul [13,14]. Malgré ces bons résultats la prothèse sera abandonnée pour des raisons commerciales.

En 1990, de La Caffinière [15] propose une prothèse de 2e génération *(Fig. 6)*. La tige métacarpienne est en titane, elle est évasée

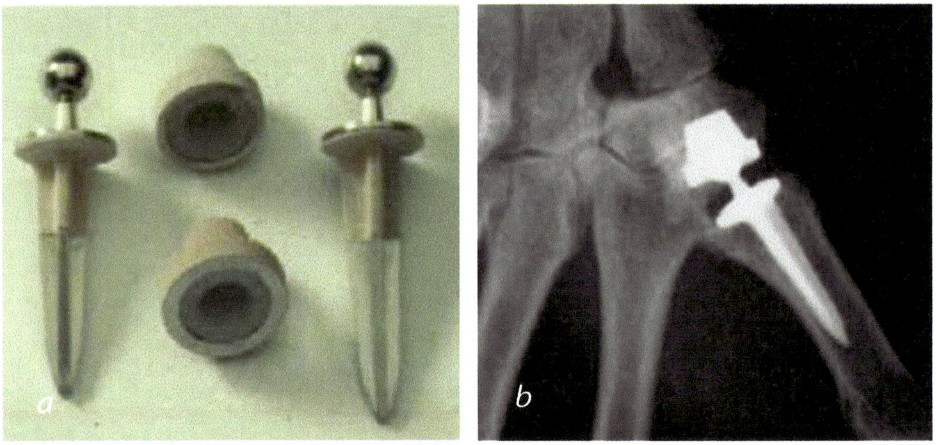

Figure 5 : a. La prothèse Roseland monobloc en 2 tailles, 1ère prothèse à ancrage sans ciment b. Radiographie d'une prothèse qui montre la parfaite « intégration » des implants.

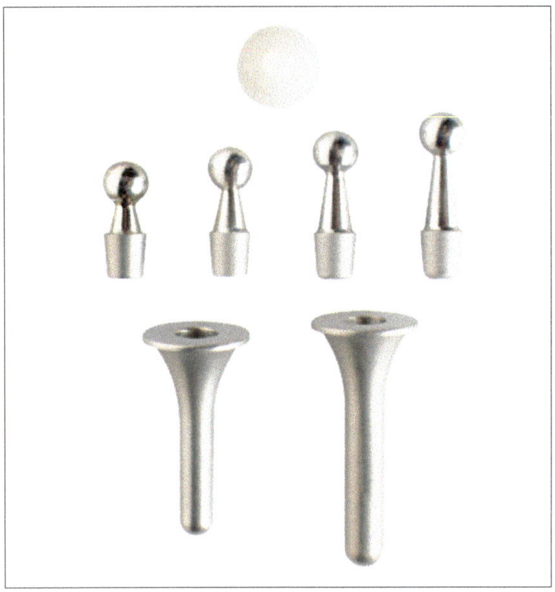

Figure 6 : La 2e génération de la prothèse de JY de La Caffinière, l'implant métacarpien est plus remplissant mais la prothèse reste cimentée. Elle devient modulaire avec 4 tailles de col.

sous la collerette. Ce meilleur remplissage métaphysaire doit éviter l'enfoncement. Elle existe en 2 longueurs. Le col est modulaire avec 4 longueurs. L'implant trapézien reste en PE avec cerclage métallique. La prothèse reste cimentée. Les résultats initiaux sont favorables mais progressivement apparaissent des liserés autour du ciment, les descellements des implants trapéziens mais aussi métacarpiens feront progressivement abandonner ce mode de fixation [16,17,18] même si certains auteurs rapportent des taux de survie important avec recul [19].

En 1995, le groupe GUEPAR suit le même chemin avec une prothèse de 2e génération, modulaire. La tige est anatomique en 4 tailles, et 2 longueurs de col. La cupule en PE de 9 mm de diamètre est semi-rétentive avec un double cerclage métallique.

Le devenir de cette prothèse sera superposable à celui de la prothèse de de La Caffinière avec de nombreux liserés autour de l'implant trapézien [20].

Avec la fixation cimentée les résultats semblent se dégrader trop rapidement indépendamment de l'implant utilisé, l'évolution se fait vers un ancrage sans ciment.

Durand les années 1990-2000 l'ancrage sans ciment devient la règle

La fixation sans ciment pousse les concepteurs à imaginer au niveau métacarpien des implants plus anatomiques afin d'obtenir un ancrage primaire stable. Au niveau trapézien plusieurs options sont proposées : des implants sphériques ou coniques impactés *(press-fit)*, des implants coniques vissés ou encore un implant cylindrique dont l'ancrage est obtenu par l'écartement d'ailettes [21].

En 1991, Comtet, avec la prothèse Arpe® [22], propose d'augmenter l'arc de mobilité à 120° pour éviter les conflits entre le col et l'implant trapézien. La tige métacarpienne sans ciment recouverte d'HA reproduit au mieux l'anatomie du premier métacarpien. Elle est déclinée en 4 tailles. L'objectif est de répartir les contraintes en évitant de les reporter sur la partie distale de la tige. Pour la cupule trapézienne, 3 picots optimisent la stabilité anti-rotatoire et anti-bascule dans le spongieux du trapèze. 2 tailles sont disponibles en 8 et 9 mm de diamètre. Enfin la prothèse Arpe® propose de restaurer le décalage latéral de l'axe longitudinal du 1er métacarpien grâce à l'utilisation de cols décalés. Il y a ainsi 2 types de col, droit et décalé, décliné chacun en 4 tailles. La cupule en PE peut-être rétentive ou non. Le couple de frottement est métal-PE *(Fig. 7)*.

Les premiers résultats donnent satisfaction sur la fixation aussi bien au niveau des tiges métacarpiennes qu'au niveau des implants trapéziens. Cet excellent ancrage peut par contre, être à l'origine de difficultés lors de l'extraction de la tige en cas de reprise. Toutefois la modularité du col n'impose pas d'enlever la tige si cela n'est pas nécessaire. C'est par exemple le cas si la reprise consiste en une trapézectomie.

L'usure du PE à distance, nécessite comme pour toutes les prothèses une surveillance radiographique [23, 24, 25, 26].

En 1992, la prothèse Ivory® développée par P. Dumontier est commercialisée. Il s'agit d'une prothèse anatomique au niveau de la tige. L'implant trapézien a la forme d'un double tronc de cône avec 2 tailles 9 et 11mm de diamètre et une profondeur de 5 ou 6 mm. La partie en PE de la cupule peut être désolidarisée de l'embase trapézienne, elle n'est pas rétentive. Les implants sont recouverts d'HA. La prothèse est modulaire, il y a plusieurs tailles de col, la longueur et l'orientation peuvent varier. L'arc de mobilité est de 90° *(Fig 8)*.

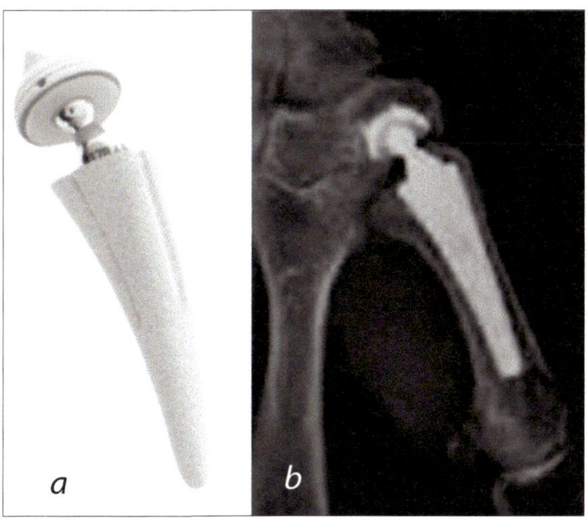

Figure 7 : a. La prothèse Arpe utilise un ancrage sans ciment, l'implant trapézien est sphérique, l'implant métacarpien est anatomique. La prothèse est modulaire avec des cols droits et décalés. b. Résultat avec 8 ans de recul.

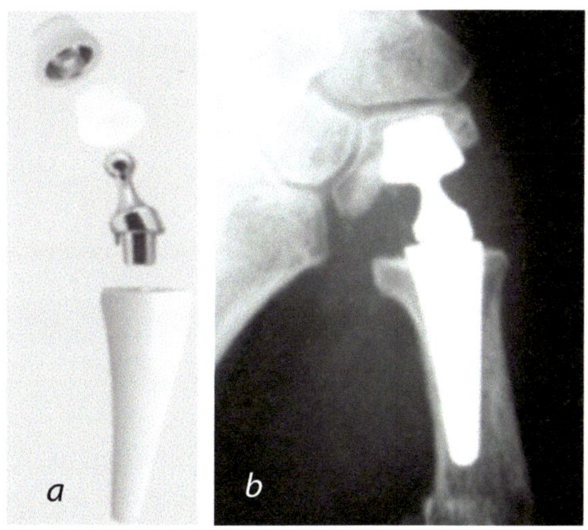

Figure 8 : a. La prothèse Ivory dispose d'un implant trapézien sans ciment cônique en 2 tailles, d'une tige anatomique et de cols droits ou décalés b. Prothèse Ivory en place avec 9 ans de recul.

En 2011, Goubau a rapporté les résultats de 392 cas au recul de 5 ans avec une survie de 94% [27].

Au début des années 1990, Ledoux [21] qui a beaucoup travaillé sur la transmission des contraintes à travers les implants, propose une prothèse sans ciment avec un nouveau concept pour l'ancrage de l'implant trapézien. La tige métacarpienne est anatomique monobloc avec un point d'appui très proximal afin de diminuer les contraintes distales en bout de queue. L'implant trapézien est cylindrique avec des ailettes longitudinales qui s'écartent lors de l'impaction du noyau en polyéthylène, la stabilité primaire est ainsi obtenue par un « effet cheville » *(Fig. 9)*. Les résultats de cette prothèse sont favorables, malgré cela, elle sera abandonnée pour des raisons économiques.

En 1997, la prothèse Elektra® de Régnard, a la particularité d'être conçue avec un couple de frottement métal-métal. L'objectif est d'éviter les particules liées à l'usure du PE et ainsi d'éviter les descellements. Le couple de frottement métal-métal a donné au niveau de la hanche des résultats encourageants avec certains implants [28]. Le couple de frottement métal-métal se fait initialement entre 2 pièces en titane. Le titane sera rapidement remplacé par un couple chrome-cobalt. La tige métacarpienne non cimentée en 3 tailles est recouverte d'HA. La cupule trapézienne conique est vissée. Elle existe en 2 tailles : 8 mm de diamètre et 5,5 mm de hauteur, et un implant de petite taille 6,5 mm de diamètre et 5,5 mm de hauteur. Les cols de longueur variable (4 tailles) sont droits. La cupule est non rétentive avec une tête de 5,3 mm de diamètre ce qui permet d'augmenter l'arc de mobilité à 120° *(Fig. 10)*. Les complications avec cet implant seront nombreuses : luxations, descellements trapéziens (17% rapportés par le concepteur) [29]. Les descellements précoces conduisent à augmenter la rugosité des surfaces extérieures d'ancrage. Plusieurs types de complications : enfoncement des implants métacarpiens mais aussi trapéziens, phénomènes allergiques vont conduire à la « mauvaise réputation » de cette prothèse [31, 32,

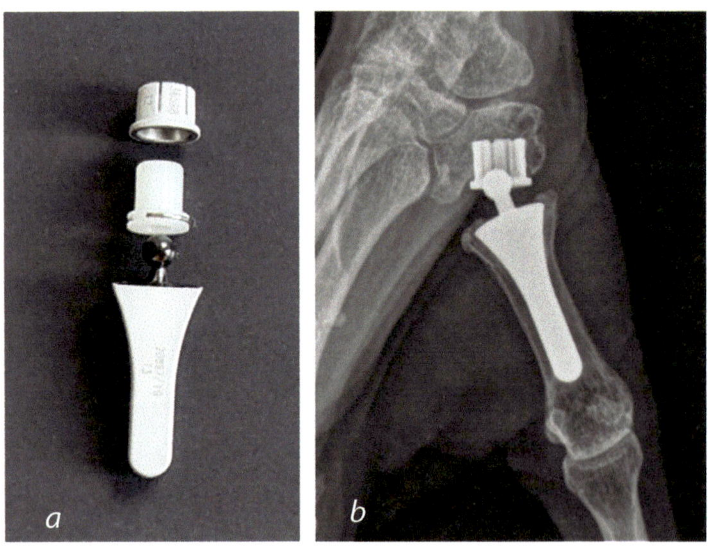

Figure 9 : a. La prothèse de Ledoux dispose d'un implant trapézien cylindrique à ancrage sans ciment grâce à des ailettes qui s'écartent lors de l'introduction et l'impaction du noyau en polyéthylène. b. Résultat avec 25 ans de recul.

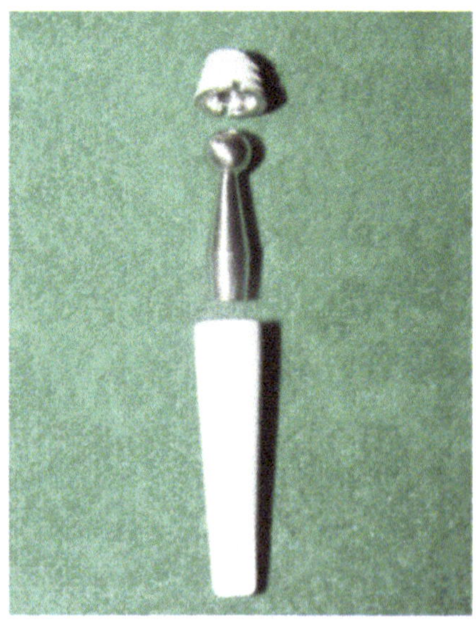

Figure 10 : La prothèse Elektra a la particularité d'une interface métal-métal.

33]. La large diffusion de cette prothèse, à un moment où le recul était insuffisant, a été à l'origine de publications faisant état d'un important taux d'échecs. Ces résultats insuffisants ont probablement engendré une certaine méfiance vis-à-vis des prothèses totales trapézo-métacarpiennes.

Au début des années 2000, l'ancrage sans ciment, la modularité et le couple de frottement métal-PE s'imposent

En 2005, Teissier propose la prothèse Maïa® qui reprend les principales caractéristiques de la prothèse Arpe. Au niveau de la cupule les picots sont réduits pour éviter les fractures du trapèze et le PE devient amovible, avec une version rétentive. Les cols droits ou décalés, en 3 tailles, sont affinés pour supprimer le conflit avec le rebord du PE. Les tiges plus anatomiques sont revêtues d'écailles anti-enfoncement. Enfin un revêtement bi-couche titane poreux-HAP optimise l'ostéo-intégration *(Fig 11)*. La série des 100 premières poses de prothèses Maïa®, au recul moyen de 6 ans, montre un taux de survie de 96% [34, 35].

A la même période avec la prothèse Isis, le groupe GUEPAR propose à son tour des implants sans ciment. La tige métacarpienne conserve une collerette mais devient plus remplissante, avec 5 tailles. La tige est recouverte de titane poreux uniquement sur la partie proximale. L'implant trapézien, avec un PE rétentif, est vissé offrant une importante stabilité primaire [36]. Une version cimentée reste disponible. Le col existe en 2 longueurs, 2 angulations. L'arc de rotation est de 68° *(Fig. 12)*.

Avec ces implants comme avec les prothèses Arpe® et Ivory® les résultats à 10 ans de recul rejoignent progressivement ceux obtenus à la hanche.

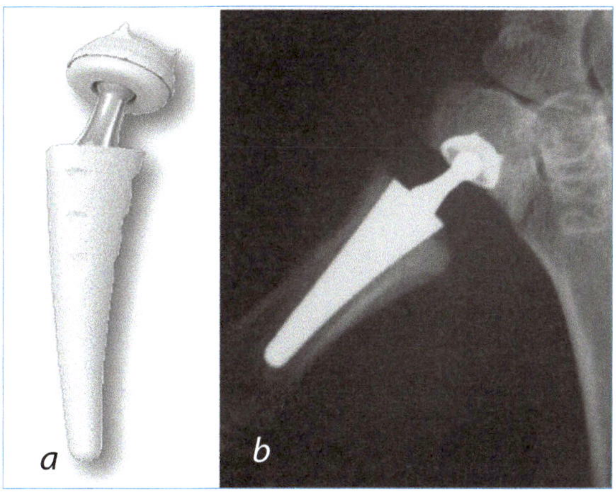

Figure 11 : a. La prothèse Maia a repris les principales caractéristiques de la prothèse Arpe. b Prothèse Maia en place avec 8 ans de recul.

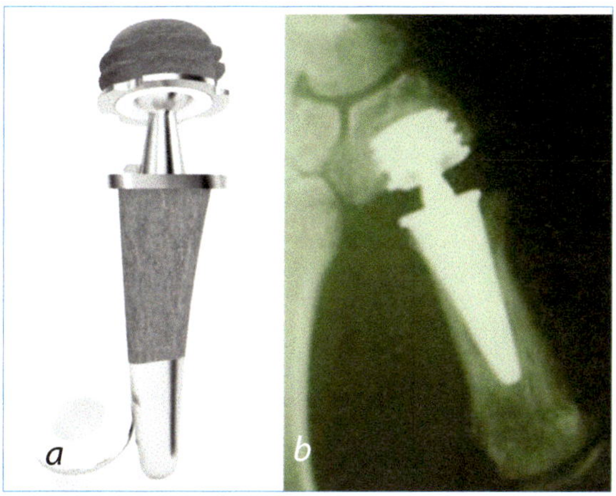

Figure 12 : a. La prothèse Isis avec la particularité d'un implant trapézien sans ciment vissé et une cupule rétentive. b. Prothèse en place.

À partir de 2013 la double mobilité donne une nouvelle impulsion aux poses de prothèses trapézo-métacarpiennes

En 2013, avec le projet Moovis® Dautel, Saint-Cast, Tchurukdichian et Roux, optent pour une prothèse sphérique à double mobilité (DM). Il s'agit, une nouvelle fois, d'un concept initialement développé au niveau de la hanche. La DM est une invention, popularisée par Bousquet en 1976. Le principal objectif pour les prothèses TM est le même que pour les PTH, il s'agit d'éviter les luxations précoces. Cette complication est toujours très mal vécue par le patient mais aussi par le chirurgien. La DM a un 2e avantage, elle augmente l'arc de mobilité. Cet arc de mobilité est accru par mobilisation du PE lorsque le col vient au contact de celui-ci, on parle de « 3e articulation ». Le conflit toujours possible entre le col et la partie fixe de la cup est ainsi retardé.

L'implant trapézien est conique de taille unique, l'ancrage est sans ciment avec une fixation primaire soit par impaction « press-fit », soit par vissage. La prothèse est d'abord utilisée avec la tige de la prothèse Elektra® puis rapidement une tige anatomique courte en 3 tailles est développée *(Fig. 13)*. Les résultats précoces ont confirmé l'efficacité attendue sur la stabilité. Le risque de luxation post-opératoire précoce est quasi nul. L'excellente stabilité primaire obtenue avec l'implant trapézien en tronc de cône et la tige métacarpienne courte, très remplissante ont transformé pour nous le post-opératoire immédiat. Les patients ne sont plus systématiquement immobilisés et peuvent sans forcer utiliser la main dès le lendemain de l'intervention.

Plusieurs auteurs ont rapporté les résultats à court et moyen terme de cette première prothèse à DM, les résultats confirment l'efficacité sur le risque de luxation précoce. [37,38,39,40]

L'année suivante, Lussiez et Ledoux ont conçu une prothèse à DM : la prothèse Touch®. Cette prothèse dispose d'un implant trapézien sphérique avec 2 tailles, 9 et 10 mm de diamètre, la fixation se fait sans ciment par impaction. La tige

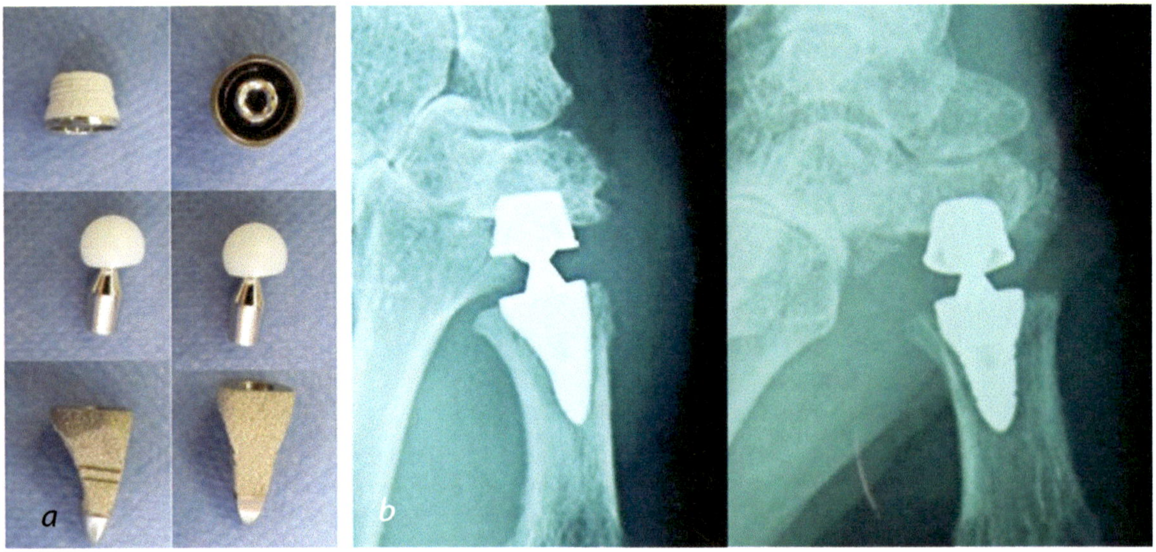

Figure 13 : a. La prothèse Moovis est la première prothèse à double mobilité, elle dispose d'une tige métacarpienne anatomique courte b. Prothèse Moovis avec 3 ans de recul.

est anatomique en 4 tailles. Il existe 2 types de col, droit et décalé, en 3 tailles. Cette prothèse confirme l'efficacité de la DM sur la réduction du taux de luxations précoces. Depuis la prothèse s'est enrichie d'un implant trapézien conique en 2 tailles, 9 et 10 mm de diamètre. La tige métacarpienne existe en 6 tailles. La modularité de cette prothèse autorise 144 combinaisons *(Fig. 14)*. Les résultats à moyen terme confirment l'efficacité de la DM sur la stabilité prothétique [41].

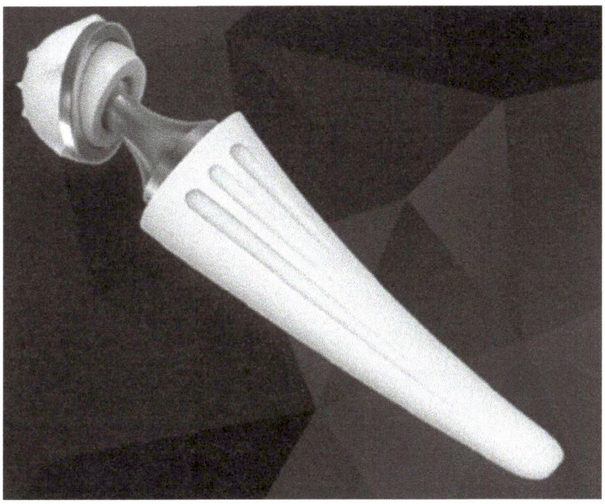

Figure 14 : La prothèse Touch à double mobilité.

A la suite des ces expériences, tout en conservant la gamme initiale, la prothèse Maïa® a aussi adopté le concept de DM.

En 2017, le succès rapide de la DM a aussi été à l'origine de la prothèse Polycis ®proposée par Duché et Saint-Cast. La particularité de cette prothèse était de disposer d'un ancillaire à usage unique, avec des implants trapéziens et métacarpiens de taille unique en forme de cône de 9 mm de diamètre *(Fig. 15)*. Pasquier a rapporté ses premières poses en 2019 [41]. Cette prothèse a rapidement été abandonnée pour des raisons économiques.

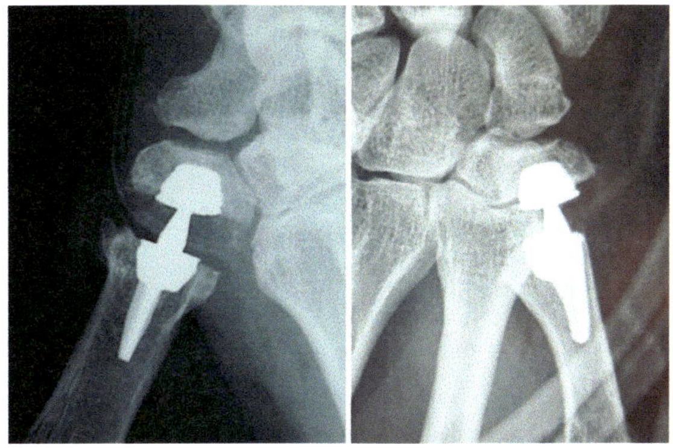

Figure 15 : La prothèse Polycis rapidement abandonnée pour des raisons financières présentait la particularité d'un ancillaire de pose à usage unique, avec des implants trapéziens et métacarpiens de taille unique en forme de cône.

Avec la DM et la quasi disparition du risque de luxation précoce, de nouveaux chirurgiens ont adopté la solution prothétique. Parallèlement à la réduction du risque de luxation, la stabilité primaire des implants autorise une immobilisation post-opératoire souvent très courte. La récupération plus rapide qui en découle a certainement conduit à une augmentation de la demande des patients dans une population où le bouche à oreille fonctionne bien.

Il faut maintenant attendre les résultats éloignés pour valider le concept de double mobilité en ce qui concerne l'usure du PE et les possibles luxations intra-prothétiques.

Une autre expérience du concept « *ball and socket* » : les prothèses sphériques inversées

Dans les années 1980, Bouchon propose sur le principe du mât de voilier une prothèse inversée à ancrage sans ciment avec un couple de frottement métal-métal. Le centre de rotation est plus distal dans la base du 1er métacarpien. Suite à la disparition accidentelle de Bouchon au cours d'une expédition dans l'Everest, c'est Dunaud [45] qui a poursuivi l'expérience de la prothèse inversée et a apporté des modifications. Les implants initialement lisses en titane vont bénéficier d'un traitement de surface, le couple de glissement métal-métal est conservé. L'arc de mobilité est de 110°. L'implant trapézien est vissé, une platine a pour objectif d'éviter l'enfoncement et la bascule. L'implant est disponible en 4 tailles, la taille 1 correspond à un diamètre de vis de 6 mm, la profondeur de l'implant est de 5 mm. La tige métacarpienne est de section triangulaire en 4 tailles avec 2 longueurs de col pour chaque taille, le col est décalé. La tige est constituée d'un alliage chrome-cobalt-molybdène, elle est revêtue de titane microporeux *(Fig. 16)*. Les équipes utilisant cette prothèse sont peu nombreuses mais les résultats semblent satisfaisants. Si le taux de luxations est de 9,5%, plutôt supérieur à la moyenne, le taux de descellement est superposable et même inférieur [46]. La survie de la prothèse Rubis II ®est de 84% à 10 ans [47]. Au vu des résultats rapportés avec recul, l'expérience de la seule prothèse inversée disponible sur le marché mérite d'être poursuivie. Depuis 2019, avec Legré et Liverneaux, la prothèse a bénéficié de plusieurs évolutions. Il s'agit de l'apport d'un col modulaire et de la possibilité d'utiliser la prothèse en version dite « anatomique » ou standard, c'est-à-dire en plaçant l'implant concave au niveau du trapèze tout en conservant la particularité d'un centre de rotation distal, hors du trapèze. L'implant trapézien reste vissé, il existe en 3 tailles, en version inversée et en version standard, la tige métacarpienne est sans ciment en 4 tailles. Le col existe donc en 2 versions, il s'agit soit d'un « col tête » en 3 tailles, soit d'un « col cupule » en 2 tailles. Les implants sont en titane et l'interface est métal-métal (chrome-cobalt). Cette prothèse offre de très larges possibilités d'adaptation.

Dans les années 2000, l'expérience de la prothèse inversée Moje Acamo® est restée limitée. Cette prothèse conçue comme une prothèse sphérique inversée de grand diamètre présente la particularité d'une interface céramique-céramique *(Fig. 17)*. Si le coefficient de frottement céramique-céramique est excellent, l'ancrage des implants uniquement composés de céramique n'a pas été satisfaisant. Le taux d'échecs important secondaire à cet ancrage défaillant a conduit à interrompre l'utilisation de cet implant [43,44]. Le couple de frottement céramique-céramique utilisé avec succès à la hanche pourrait faire l'objet de nouvelles expérimentations si l'ancrage des implants était fiable.

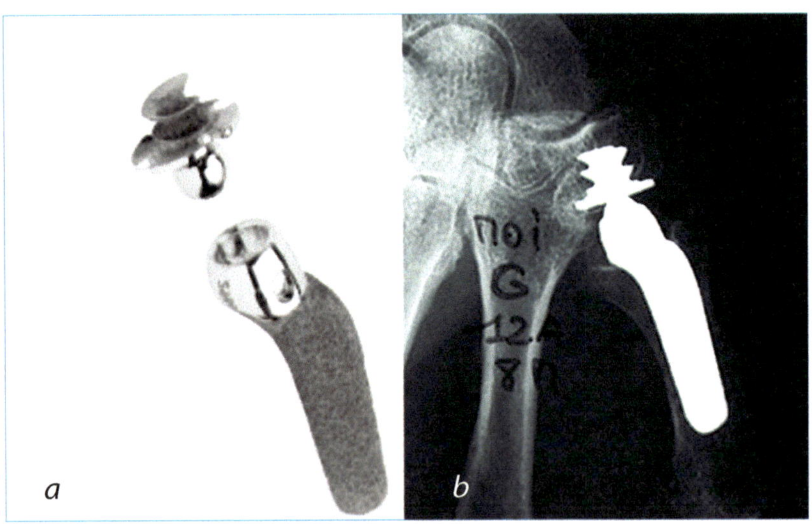

Figure 16 : a. La prothèse inversée Rubis dispose d'une interface métal-métal b. Prothèse Rubis avec 8 ans de recul.

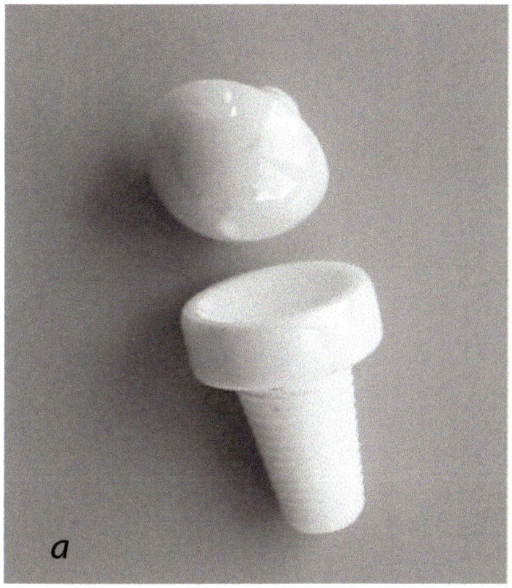

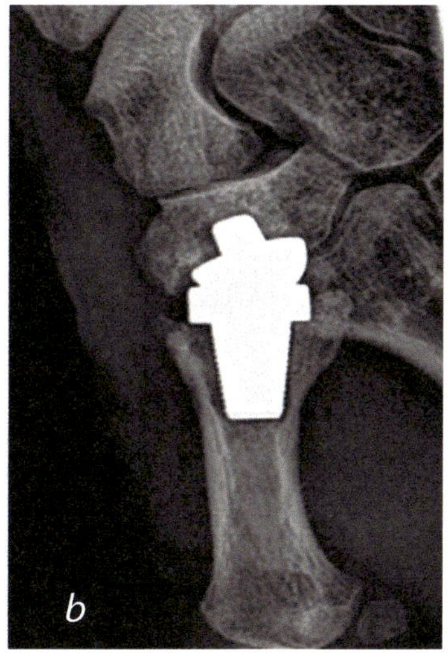

Figure 17 : a. La prothèse inversée Moje Acamo dispose d'une interface céramique-céramique, les nombreux échecs par insuffisance d'ancrage ont conduit à l'abandon de cette prothèse. b. Une prothèse en place et stable.

L'expérience des prothèses anatomiques

A la fin des années 1990, si les prothèses sphériques donnent des résultats cliniques à moyen terme relativement favorables ; une origine mécanique aux descellements des implants trapéziens cimentés a été envisagée. La question des contraintes induites par un seul centre de rotation a été posée. Dans ces conditions certains chirurgiens font le choix de s'orienter vers une prothèse en double selle qui reproduit les 2 centres de rotation, proximal dans le trapèze pour la flexion-extension et distal au niveau de la base de M1 pour l'abduction-adduction.

En 1972, Kapandji [47] attaché à ce concept a proposé une « prothèse » cardan en Silicone.

En 1996, Linscheid a conçu la prothèse Avanta® qui est une prothèse anatomique cimentée. L'implant trapézien est métallique (chrome-cobalt) avec un plot central et l'implant métacarpien est en PE *(Fig. 18)*. Les séries peu nombreuses et très courtes ont montré des résultats plutôt inférieurs à ceux obtenus avec les prothèses sphériques. [49,50]

En 2000, avec un groupe de chirurgiens du sud de la France nous avons conçu la prothèse Camargue [51] *(Fig. 19)*. L'objectif de cette prothèse était, comme pour la précédente, de restaurer les 2 centres de rotation. L'ancrage de la prothèse était sans ciment. La tige métacarpienne métallique disposait d'une collerette, la fixation se faisait avec un press-fit métaphysaire. L'implant trapézien métallique était fixé par 2 plots et une vis latérale. L'implant trapézien était suffisamment large pour prendre appui en périphérie du trapèze sur l'os cortical afin d'éviter l'enfoncement dans l'os spongieux. Enfin une pièce intermédiaire en PE de hauteur variable se « clipsait » sur la tige métacarpienne en conservant une rotation longitudinale. Les résultats cliniques obtenus avec cette prothèse ont été marqués par 2 complications majeures. La première a été un taux de luxations précoces supérieur à 20% qui nous a conduits à réduire le rayon de courbure de la selle trapézienne. La réduction du rayon de courbure de 8 à 7 mm avait réglé le problème de luxation précoce. La 2e complication a été l'enfoncement précoce de l'implant trapézien que nous avions expliqué par une nécrose du trapèze. Cette nécrose était secondaire à la dévascularisation

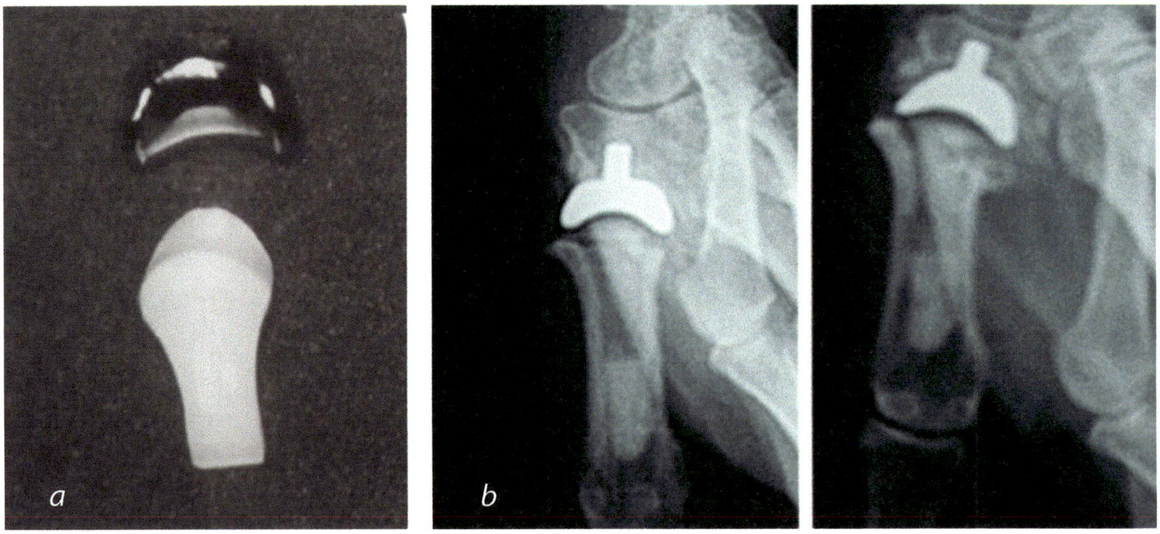

Figure 18 : a. La prothèse anatomique Avanta est cimentée avec un implant trapézien en chrome-cobalt et un implant métacarpien en PE. b. Prothèse en place.

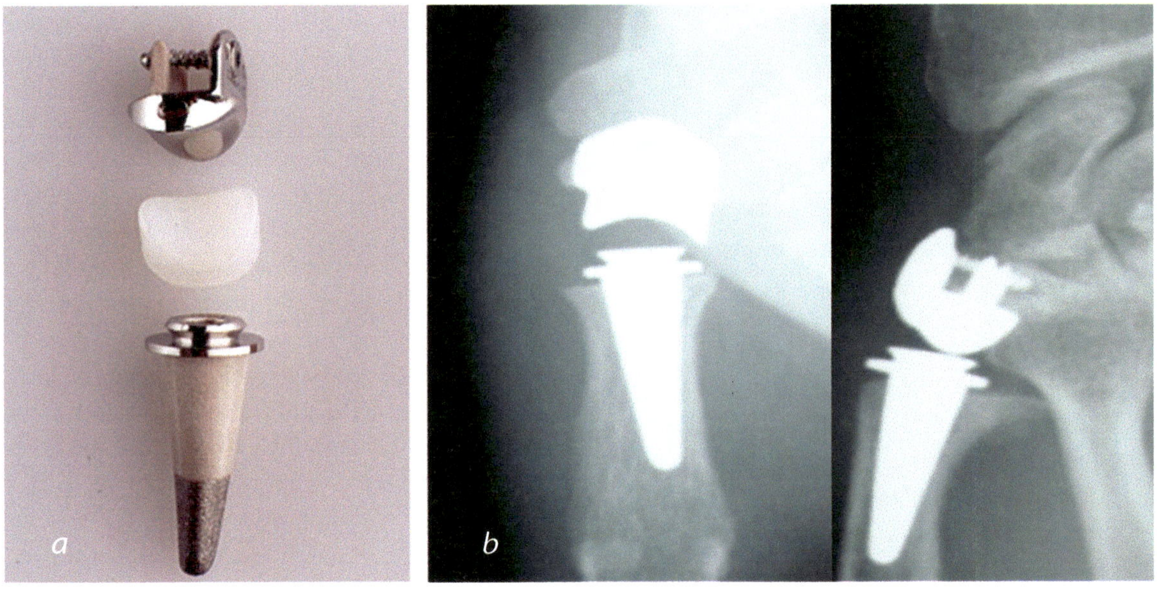

Figure 19 : a. La prothèse anatomique Camargue dispose d'un ancrage sans ciment, un implant trapézien avec une patte latérale et 2 plots d'ancrage, une pièce intermédiaire en PE conservant la possibilité d'une rotation longitudinale sur la tige. b. Prothèse Camargue en place.

induite par la fixation de l'implant. Pour fixer l'implant nous associons à la coupe distale du trapèze une coupe latérale emportant l'essentiel de la vascularisation. Cette complication nous a conduits à abandonner cette prothèse en 2005. Depuis cette expérience décevante, le concept de prothèse totale anatomique n'a pas été relancé.

L'avenir

Si la trapézectomie demeure encore le traitement chirurgical de choix pour la majorité des chirurgiens dans le monde, les prothèses devraient s'imposer. La qualité des résultats obtenus, le faible taux de complications, la disparition quasiment complète des luxations précoces avec la DM et une convalescence courte sont à l'origine d'une augmentation de la demande. La correction de la déformation, qui est meilleure avec les prothèses qu'avec les trapézectomies, est un argument important qui poussent les patients à opter pour la chirurgie dans une population où le « bouche à oreille » fonctionne très bien.

L'allongement de la durée de vie, l'utilisation plus intensive des doigts avec les nouvelles technologies vont certainement multiplier encore le nombre de patients dont les articulations de la main se détérioreront. On considère aujourd'hui qu'une femme sur 3 est atteinte de rhizarthrose du pouce après la ménopause ; quelle sera l'incidence de cette arthrose dans 20 ou 30 ans quand la génération de ceux qui commencent de plus en plus tôt à pianoter sur les claviers atteindra cet âge ? Dans nos sociétés développées la demande thérapeutique devrait s'accroitre.

Avec la multiplication des poses de prothèses, la chirurgie de reprise va se développer. Le patient doit bien sûr être informé du risque de révision.

Comme pour les prothèses de hanche la plupart des reprises concernent actuellement l'implant proximal, l'implant trapézien. Plusieurs situations sont possibles : de la simple usure du PE au descellement avec destruction plus ou moins importante du stock osseux trapézien. Nous devons développer des reprises adaptées au cas par cas. Du simple changement de PE au remplacement de la cupule trapézienne avec greffe osseuse si nécessaire, jusqu'à la trapézectomie. Il semble que les trapézectomies après prothèse donnent des résultats au moins équivalents à ceux obtenus après trapézectomies de première intention. D'autres solutions ont été proposées, des implants de remplacement du trapèze ont été conçus avec les prothèses : Camargue®, Ebony® ou Maïa®. La difficulté avec ces implants est leur stabilisation dans la loge de trapézectomie. Enfin de La Caffinière avait déjà montré que l'implant trapézien pouvait être placé dans le scaphoïde quand il n'y a plus de trapèze [15]. Plusieurs chirurgiens ont utilisé cette technique de sauvetage avec les prothèses de nouvelles générations, les résultats précoces sont intéressants [52]. Il faudra plus de cas et plus de recul pour valider cette technique.

Le débat prothèse versus arthroplasties non prothétiques devrait s'éteindre. Comme au niveau de la hanche, les débats devraient porter sur la tribologie des prothèses : couple de frottement, forme des implants, longueur des tiges métacarpiennes…

Conclusion

Au terme de ce ½ siècle d'expérience le concept de « ball and socket » imaginé par de La Caffinière semble répondre le mieux au cahier des charges imposé par l'articulation TM. Pour cela la prothèse initiale a été progressivement modifiée.

Les évolutions qui font consensus sont l'ancrage sans ciment et la modularité. Le couple de frottement métal-PE semble avoir la préférence de la grande majorité des concepteurs. Si ce couple de frottement était déjà, celui utilisé initialement par de La Caffinière, la qualité du PE s'est améliorée (PE réticulé). En ce qui concerne le métal utilisé pour faire face au PE, toutes les prothèses n'ont pas adopté l'alliage chrome-cobalt recommandé avec les PTH. Le couple de frottement métal-métal n'est pas totalement abandonné, comme nous venons de le voir avec la prothèse Rubis II. Enfin le couple céramique-céramique, certainement le plus performant face à l'usure, a été utilisé de manière anecdotique avec une prothèse qui a été abandonnée [43, 44].

Depuis 2013 la double mobilité semble s'imposer à la majorité des concepteurs mais le recul est encore court.

Ce qui ne fait pas consensus est la forme des implants trapéziens, qui se partage entre les partisans des implants coniques et ceux des implants sphériques. Au niveau du métacarpien les tiges sont globalement anatomiques mais la longueur de celles-ci pourrait faire débat. En ce qui concerne le col, le choix entre col droit et col décalé reste à l'appréciation de chacun, en l'état actuel aucune étude n'a réellement analysé les avantages et inconvénients de chacun.

Enfin les résultats obtenus avec les prothèses anatomiques (Avanta,® Camargue®) ont été décevants. Le niveau de fiabilité des prothèses sphériques rend aujourd'hui très difficile toute nouvelle expérience avec une PTM anatomique.

Références

[1] Caffinière de la JY. Prothèse totale trapézo-métacarpienne. *Rev Chir Orthop* 1973;59:299-308.

[2] Gervis WH. Excision of the trapezium for osteoarthritis of the trapeziometacarpal joint. *J Bone Joint Surg (Br)* 1949;31:537-9.

[3] Swanson AB Disabling arthritis at the base of the thumb, treatment by resection of the trapezium and fexible(silicone) implant arthroplasty. *J Bone Joint Surg,* 1972, 54A, 456

[4] Froimson AI. Tendon arthroplasty of the trapeziometacarpal joint. *Clin Orthop Relat Res.* 1970;70:191–199.

[5] Eaton R, Littler J. Ligament reconstruction for the painful thumb carpometacarpal joint. *J Bone Joint Surg Am.* 1973;55:1655–1666.

[6] Wilson J. Basal osteotomy of the first metacarpal in treatment of arthritis of the carpometacarpal joint of the thumb. *Br J Surg.* 1973;60:854–858.

[7] Muller GM. Arthrodesis of the trapezio-metacarpal joint for osteoarthritis. *J Bone Joint Surg Br.* 1949;31B:540–542.

[8] Alnot JY, Saint-Laurent Y L'arthroplastie totale trapézo-métacarpienne. A propos de 17 cas de lésions arthrosqiues trapézo-métacarpiennes. *Ann Chir Main,* 1985, 4, 11-21

[9] Swanson AB, de Groot Swanson G, Watermeier JJ. Trapezium implant arthroplasty. Long term evaluation of 150 cases. *J Hand Surg (Am)* 1981:6:125-41.

[10] Allieu Y, Pequignot JP, Asencio G, Gomis R, Bahri H, Escare P. Swanson trapezial implant in the treatment of peritrapezial arthrosis. A study of eighty cases. *Ann Chir Main.* 1994;3:113–123.

[11] Moutet F, Lignon J, Oberlin C, Alnot JY, Les prothèses totales trapézo-métacarpennes. Résultats de l'étude multicentrique de 106 cas. *Ann Chir Main* 1990 ; 189-194

[12] Lebrun C, Moutet F, Sartorius C, Lafosse L, Carpentier E. Un nouvel implant trapézo-métacarpien. Résultats préliminaires à propos de 60 cas. *Rhumatologie,* 1996, 48, 3, 91-94

[13] Moutet F, Corcella P, Pradel A *et al.* La prothèse Roseland® : Principe, évolution, technique et résultats. *Chir Main* 2011;30 Suppl:65-9.

[14] Semere A, Vuillerme N, Corcelle D, Forli A, Moutet F Résultats avec la prothèse trapézo-métacarpienne Roseland (®) HAC après plus de 10 ans. *Chir Main* 2015 ; 34, 2, 59-66

[15] Caffinière de la JY Prothèse totale trapézo-métacarpienne : résultats à 10 ans. Dans : La rhizarthrose, Saffar P, Monographies du GEM, *Expansion scientifique française* 1990, 144-148

[16] Van Cappelle HG, Elzenga P, Van Horn JR Long term results and loosening analysis of de la Caffinière replacements of the trapeziometacarpal joint. *J Hand Surg;* 1999, 24A, 476-482

[17] Caffinière de la JY Factors influencing the long-term outcome of trapeziometacarpal prostheses. In *Hand arthroplasties* Simmen BR, Allieu Y, Lluch A, Stanley J Martin Dunitz 2000, 243-248

[18] Wachtl SW, Guggenheim PR, Sennwald GR. Radiological course of the cimented and uncimented trapeziometacarpal prosthesis. *Ann Chir Main Memb Super* 1997;16:222-8

[19] Chakrabarti AJ, Robinson AH, Gallagher P. De la Caffinière thumb carpometacarpal replacements. 93 cases at 6 to 16 years follow-up. *J Hand Surg Br.* 1997;22:695–698

[20] Lemoine S, Wavreille G, Alnot JY, Fontaine C, Chantelot C, Groupe GUEPAR. Second generation GUEPAR total arthroplasty oh the thumb basal joint: 50 months follow-up in 84 cases. *Orthop Traumatol Surg Res* 2009;95(1):63-9

[21] Ledoux P. Carat prostheses : the use of a new method for progress in implant design. in *Hand Arthroplasties*. Simmen BR, Allieu Y, Lluch A, Stanley J editors Martin Dunitz 2000, 261-268.

[22] Comtet JJ. Arpe prosthesis In Hand arthroplasties. Simmen BR, Allieu Y, Lluch A, Stanley J editors Martin Dunitz 2000, 249-256.

[23] Comtet JJ, Rumelhart C. Prothèses totales trapézométacarpiennes: concepts et essai de classification. *Chir Main* 2001;20:48-54.

[24] Brutus JP, Kinnen L. Short term results of total carpometacarpal joint replacement surgery using ARPE implant for primary osteoarthritis of the thumb. *Chir Main* 2004;23:224-8

[25] Jacoulet P. Résultats de la prothèse trapézométacarpienne ARPE : à propos de 37 implantations. *Chir Main* 2005;25:24–8

[26] Apard T, Saint-Cast Y. Résultats à plus de cinq ans du traitement de la rhizarthrose par la prothèse ARPE. *Chir Main* 2007;26:88–94

[27] Martin-Ferrero M. Ten-year long-term results of total joint arthroplastries with Arpe® implant in the treatment of trapeziometacarpal

osteoarthritis. *J Hand Surg Eur* 2014;39:826-32

[28] Goubau J, Benis S, Tchurukdichian A, Van Hoonacker P, Kerckhove, Berghs B La prothèse Ivory®: résultats à plus de cinq ans de recul. Etude multicentrique. *Chir Main* 2011;30 Suppl:55-8.

[29] Wagner H, Wagner M Metal / metal articulating interfaces. *Orthopedics* 1996 ; 19, 749-752

[30] Régnard PJ Elektra trapeziometacarpal prosthesis : results of the first 100 cases. *J Hand Surg* 2006; 31B, 621-628

[31] Hansen TB1, Snerum L Elektra trapeziometacarpal prosthesis for treatment of osteoarthrosis of the basal joint of the thumb. *Scand J Plast Reconstr Surg Hand Surg.* 2008;42(6):316-9.

[32] Klahn A, Nygaard M, Gvozdenovic R, Boeckstyns ME Elektra prosthesis for trapeziometacarpal osteoarthritis: a follow-up of 39 consecutive cases. *J Hand Surg Eur Vol.* 2012 Sep;37(7):605-9.

[33] Hernández-Cortés P1, Pajares-López M, Robles-Molina MJ, Gómez-Sánchez R, Toledo-Romero MA, De Torres-Urrea J. Two-year outcomes of Elektra prosthesis for trapeziometacarpal osteoarthritis: a longitudinal cohort study. *J Hand Surg Eur Vol.* 2012 Feb;37(2):130-7.

[34] Smith E, Mehta AJ, Statham BN. Metal sensitivity to Elektra prostheses - two cases from a metal on metal implant for hand joint replacement. *Contact Dermatitis*. 2009 May;60(5)

[35] Teissier J, Alkar F. La prothèse trapézométacarpienne Maia® dans la rhizarthrose. Revue de 100 prothèses à plus de 3 ans. *Chir Main* 2011;30 Suppl:77-82

[36] Teissier J, Toffoli A Maïa trapeziometacarpal joint arthroplasty : clinical and radiological outcomes of 80 patients with more than 6 years of follow-up. *J Hand Surg* 2017; 42A : 838

[37] Seng VS, Chantelot C La prothèse trapézométacarpienne Isis dans la rhizarthrose à propos de 30 cas à 30 mois de recul moyen. Chir Main, 2013, 32 :8-16

[38] Dreant N, Poumellec MA. Total thumb carpometacarpal joint arthroplasty: a retrospective functional study of 28 MOOVIS prostheses. *Hand (N Y)*, 2019, Jan;14(1):59-65

[39] Martins A, Charbonnel S, Lecomte F, Athlani L The Moovis® implant for trapeziometacarpal osteoarthritis: results after 2 to 6 years. *J Hand Surg Eur* 2020; 45 (5) : 477-482

[40] Dremstrup L , Thillemann JK , Kirkeby L , Larsen LP , Hansen TB , Stilling M Two-year results of the Moovis trapeziometacarpal joint arthroplasty with focus on early complications. *J Hand Surg Eur Vol,* 2021 Feb;46(2):131-140.

[41] Tchurukdichian A , Gerenton B, Moris V, See LA , Stivala A, Guillier D Outcomes of double-mobility prosthesis in trapeziometacarpal joint arthritis with a minimal 3 years of follow-up: an advantage for implant stability. *Hand (N Y)*, 2021, may ; 16(3) : 368-374

[42] Lussiez B, Falaise C, Ledoux P Dual mobility trapeziometacarpal prosthesis : a prospective study of 107 cases with a follow-up of more than 3 years. *J Hand Surg Eur.* 2021, 46(9)

[43] Pasquier P Prothèse trapézo-métarcapienne POLYCIS : premières poses, premières impressions... Dans *Maitrise Orthopédique* 2019, n°281 : 14-15

[44] Hansen TB, Vainorius DJ. High loosening rate of th the Moje Acamo prosthesis for treating osteoarthritis of the trapeziometacarpal joint. *J Hand Surg Eur Vol,* 2008 ; 33(5) : 571-4.

[45] Kaszap B, Daecke W, Jung M High frequency failure of the Moje thumb carpometacarpal joint arthroplasty. *J Hand Surg Eur,* 2012 ; 37: 610-616.

[46] Dunaud JL, Moughabghab M, Benaissa S, Vimont E, Degandt A. Prothèse trapézométacarpienne Rubis 2 : concept, technique opératoire. *Chir Main* 2001;20:85–8.

[47] Maes C, Dunaud JL, M. Moughabghab M, Benaissa S, Henry L, Guériat F. Résultats à plus de cinq ans du traitement de la rhizarthrose par la prothèse Rubis II. À propos de 118 implantations. *Chir Main* 2010;29:360-65.

[48] Laterza-Leroy C, Dunaud JL, Matray L, Moughabghab M, Guériat F, Henry L, Benaissa S, Horstein S La prothèse trapézométacarpienne Rubis II. Résultats à plus de 10 ans à propos de 61 implantations. *Chir Main* 2011 ; 30, supplément 1, 70-76

[49] Kapandji A La prothèse cardan souple de l'articulation trapézo-métacarpienne. Dans La rhizarthrose. Saffar P *monographie du GEM* 1990, 154-162

[50] Bainbridge LC, Linscheid RL, Raine RA, Rostek M Surface replacement prosthesis : preliminary experience with Avanta prosthesis. In *Hand arthroplasties* Simmen BR, Allieu Y, Lluch A, Stanley J editors Martin Dunitz 2000, 285-292

[51] Loisel F, Lepage D, Ghislandi X, Pauchot J, Sergent P, Rochet S, Garbuio P, Obert L Evaluation prospective continue monocentrique d'une prothèse de resurfaçage dans la rhizarthrose à 5 ans de recul. *Chir Main* 2011 ; 30, supplément 1, 48-54

[52] Roux JL, Meyer Zu Reckendorf G, EscarreP La prothèse trapézométacarpienne Camargue. Dans *Prothèses et implants de la trapézométacarpienne*, Lussiez B Sauramps Medical 2009, 167-178

[53] Chiche L, Lamarre H, Barbary S, Teissier J Scaphometacarpal arthroplasty : a report of ten cases of trapeziometacarpal prosthesis and trapeziectomy revision. *J Hand Surg Eur* 2020 ; 45 : 483-487

Conception et biomécanique des prothèses trapézo-métacarpiennes Le principe de la prothèse à rotule

Joris Duerinckx

Considérations générales

La première arthroplastie totale à rotule pour l'articulation trapézométacarpienne a été introduite par de la Caffinière en 1973, dans le prolongement du succès des arthroplasties totales de hanche. Bien qu'il ne reproduise ni l'anatomie ni la biomécanique de l'articulation trapézo-métacarpienne normale, ce concept s'est avéré être efficace et a, de ce fait, été largement adopté.

L'articulation trapézométacarpienne possède trois degrés de liberté (rotation axiale, flexion-extension et abduction-adduction) qui permettent le positionnement du pouce dans un secteur de mobilité conique.

Une articulation à rotule possède également trois degrés de liberté en rotation. C'est la plus mobile des articulations purement rotatoires. Elle permet un mouvement axial (ou twist) (un degré de liberté), ainsi qu'un mouvement de rotation conique (ou *swing*) qui nécessite deux degrés de liberté [1].

La paramétrisation de la rotation et du mouvement en cône est une bonne approche de la définition des limites de la mobilité articulaire. Une articulation à rotule ne permet pas de mouvement de translation et n'autorise que des rotations. Une distraction peut entraîner un déboitement de la prothèse à rotule. *(Fig. 1)*

Le mouvement de l'articulation est limité par le contact du col avec le rebord périphérique de la cupule. Ces limites sont déterminées par des facteurs liés à la conception de l'implant, tels que le rapport tête-col et le design de la cupule.

Le rapport tête-col est la relation entre le diamètre de la tête prothétique et le diamètre du col prothétique. Un rapport tête-col réduit peut être dû à une petite tête ou à un col large. Un rapport réduit diminue l'amplitude de mouvement d'une articulation à rotule et la rend plus sujette à une butée mécanique [2] *(Fig. 2a et 2b)*.

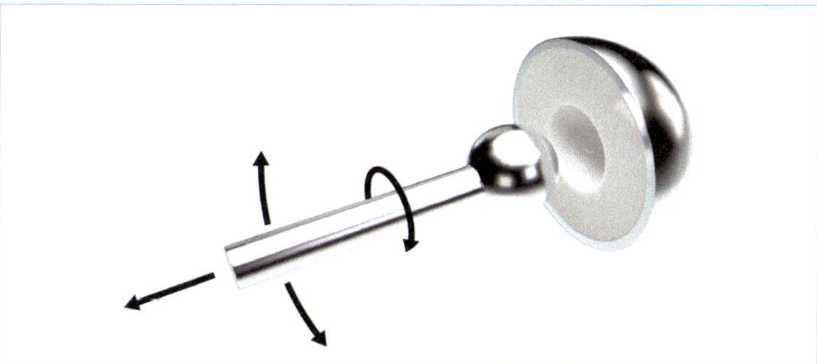

Figure 1 : Illustration d'une articulation à rotule.

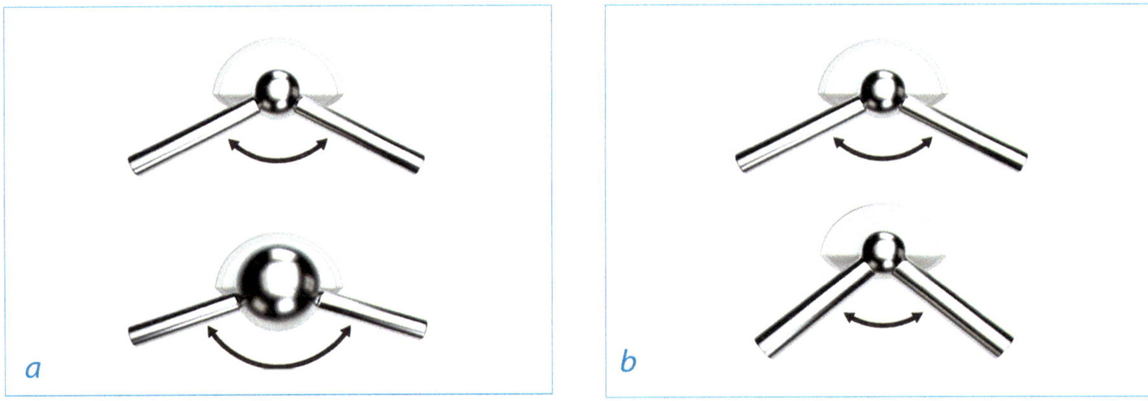

Figure 2 a et b : La taille de la tête et la taille du col influencent le rapport tête-col (diamètre de la tête divisé par le diamètre du col). Ces illustrations montrent la relation entre la cupule métallique et le revêtement en polyéthylène avec différents diamètres de tête. Une tête plus large augmente l'amplitude de mouvement sans conflit (a). Un col plus large diminue l'amplitude du mouvement (b).

Certains modèles de prothèses ont un col décalé avec une base asymétrique plus large du côté dorsal. Lors de l'extension du pouce, cela peut prédisposer à une butée mécanique entre le col et le bord de la cupule, provoquant une usure métallique *(Fig. 3)*. Ce n'est pas le cas avec les cols droits parce qu'ils sont parfaitement symétriques.

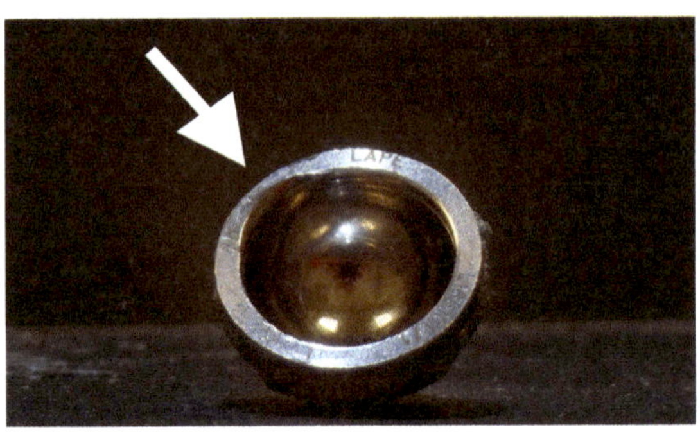

Figure 3 : Usure de la partie dorsale de la cupule métallique d'une prothèse Touch à col décalé.

Les caractéristiques géométriques de la cupule, comme l'utilisation d'un noyau de polyéthylène dont le rebord dépasse l'équateur de la tête, augmentent à la fois la contrainte articulaire et la stabilité d'une articulation à rotule. La conséquence est une diminution de l'amplitude de mouvement sans conflit [2, 3] *(Fig. 4)*.

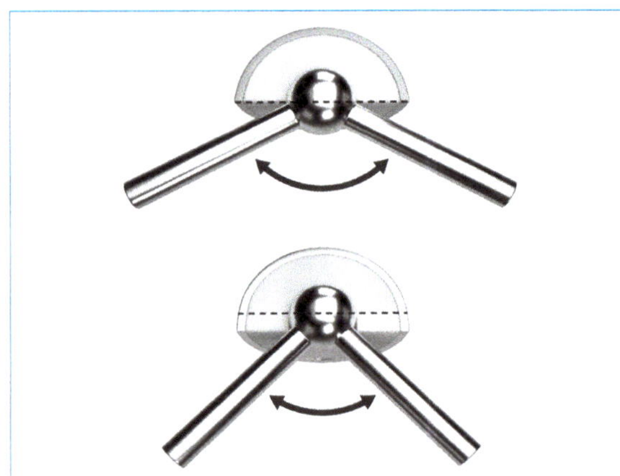

Figure 4 : L'effet de l'augmentation de la contrainte articulaire sur l'amplitude de mouvement sans conflit. La contrainte articulaire et la stabilité sont accrues lorsque la tête est davantage recouverte par le revêtement en polyéthylène. Plus la contrainte articulaire est élevée, plus l'amplitude de mouvement est faible. En haut : couverture standard. En bas : couverture semi-contrainte

Lorsqu'une rotule est utilisée pour remplacer l'articulation TM, les limites du mouvement de l'articulation sont également déterminées par des facteurs liés au chirurgien et au patient. Le chirurgien contrôle la position de la cupule par rapport à l'amplitude de mouvement de l'articulation trapézo-métacarpienne. Une orientation incorrecte de la cupule augmente le risque de contact mécanique entre le col de la prothèse et la cupule dans les amplitudes extrêmes. Cela peut entraîner une luxation de la prothèse.

Des recherches biomécaniques ont démontré que le placement de la cupule parallèlement à la surface articulaire proximale du trapèze entraîne le plus faible risque de luxation [4]. Le risque de contact conflictuel est également accru par le placement de la cupule en position latéralisée.

Outre le positionnement correct de l'implant, le chirurgien doit également éliminer les ostéophytes proéminents. La corne médiale du trapèze et le bec palmaire à la base du métacarpien du pouce sont fréquemment hypertrophiés par des ostéophytes qui peuvent provoquer des douleurs de contact et une diminution de l'amplitude articulaire *(Fig. 5)*.

Après la pose d'une prothèse totale, un contact osseux avec ces ostéophytes peut provoquer une luxation de l'articulation prothétique. Par conséquent, tous les ostéophytes doivent être soigneusement réséqués.

Même en cas de prothèse TM idéalement posée, les patients particulièrement souples (généralement des femmes) sont exposés à un risque de conflit aux amplitudes extrêmes du mouvement. L'utilisation de la plus grande taille de tête possible sera bénéfique pour ces patients. Il s'agit un principe déjà bien établi dans l'arthroplastie totale de la hanche [5, 6].

Toutes ces variables à l'origine de conflit s'additionnent, de sorte qu'il incombe au chirurgien de comprendre le dispositif utilisé, son influence sur la reconstruction biomécanique et ses limites dans le contexte des variables du patient. Un exemple type de patient présentant un risque élevé de contact conflictuel serait une femme souple, une petite tête prothétique et une cupule mal positionnée dans le trapèze.

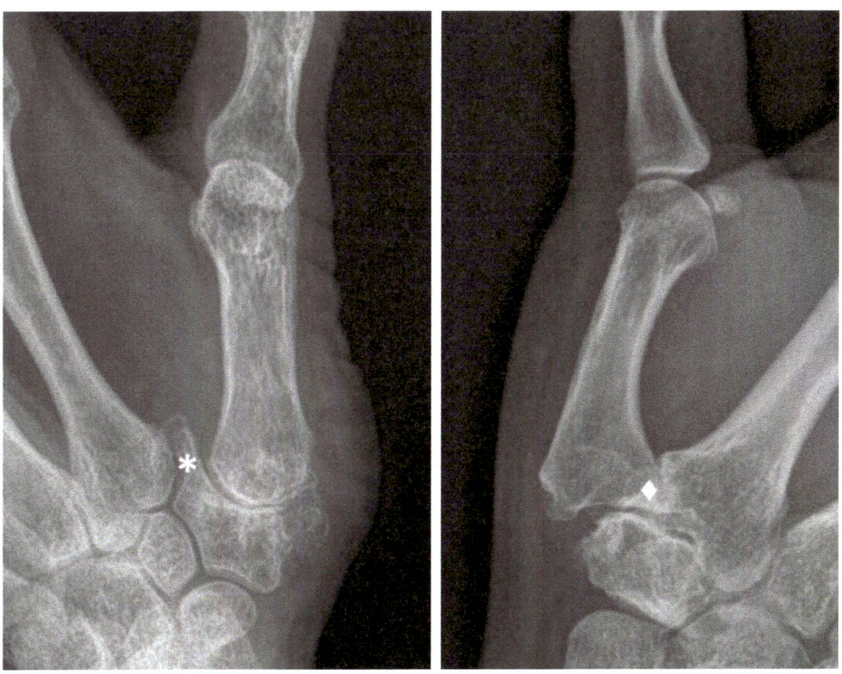

Figure 5 : Vues radiographiques d'une articulation trapézométacarpienne arthrosique. L'élargissement ostéophytique de la corne médiale du trapèze (*) et le bec palmaire à la base du métacarpien du pouce (•) sont marqués.

Les tiges

Pour les premiers implants de type rotule, la tige était droite et cimentée dans le premier métacarpien. Le ciment osseux est constitué de polyméthacrylate de méthyle (PMMA). Il se présente sous la forme de deux composants qui sont mélangés, afin de déclencher un processus de polymérisation exothermique par radicaux libres qui durcit le ciment. Ce ciment remplit l'espace libre entre la prothèse et l'os et doit fonctionner comme une zone de transition élastique entre les deux. Les examens à long terme des prothèses cimentées de De la Caffinière ont montré un descellement radiologique de la tige dans 8 % des cas après 16 à 26 ans de suivi [7].

Cela a conduit au développement de prothèses non cimentées avec un revêtement de titane poreux, d'hydroxyapatite (HAP), ou d'une combinaison des deux. Ces technologies de fixation osseuse ont besoin d'une stabilité initiale pour permettre la colonisation osseuse de la surface poreuse qui conduira à une stabilité secondaire permanente [8]. On ne connait pas le temps nécessaire pour que cette fixation osseuse se produise et on ne sait pas non plus s'il est nécessaire de décharger temporairement le pouce après la pose de l'implant. La stabilité primaire est améliorée lorsque la tige a une forme anatomique car elle dépend de la résistance rotationnelle et longitudinale aux micromouvements. La stabilité rotationnelle dépend du profil de la section transversale de la tige. Elle doit reproduire la forme triangulaire du métacarpe du pouce. Dans le sens longitudinal, la tige ne peut pas être stabilisée par une fixation en 3 points car le canal intramédullaire du premier métacarpien est en forme d'entonnoir. Initialement, il a été conseillé de placer une tige métacarpienne non cimentée avec contact cortical pour éviter l'enfoncement postopératoire [9]. Cependant, en raison des incréments de taille relativement importants, il n'est pas toujours possible d'obtenir ce contact. Perelli *et al.* ont démontré que l'os spongieux intramédullaire du premier métacarpien peut être impacté pour former une couche osseuse dense capable de résister à l'enfoncement d'une tige anatomique non cimentée à revêtement HAP [10] *(Fig. 6)*.

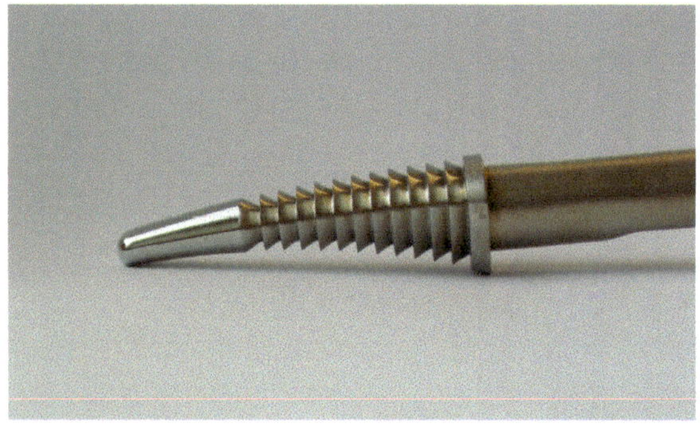

Figure 6 : Râpe pour la préparation de la cavité intramédullaire du métacarpien du pouce. L'orientation des ailettes assure l'impaction de l'os spongieux plutôt que son extraction.

Ce type de stabilisation dépend d'un ajustement serré et nécessite une tige légèrement plus grande que la cavité préparée pour l'obtention d'un effet « *press fit* ». Dans une série de 87 prothèses Maia seulement 23% des tiges avaient un contact cortical sur les radiographies postopératoires [10]. Il n'a pas été observé d'enfoncement de la tige après un an *(Fig. 7)*.

L'insertion de la tige sans contact cortical présente plusieurs avantages. Premièrement, elle peut théoriquement limiter le « stress-shielding ». Dans une analyse par éléments infinis, le placement de tiges métacarpiennes montre une perte osseuse dans la partie proximale du métacarpien [11]. En cas d'enclavement de la tige dans la zone corticale médio-diaphysaire l'effet de déviation de contraintes sera accentué. Par contre lorsque la tige n'est pas placée en contact cortical diaphysaire, la charge osseuse sera probablement répartie plus uniformément dans le métacarpien.

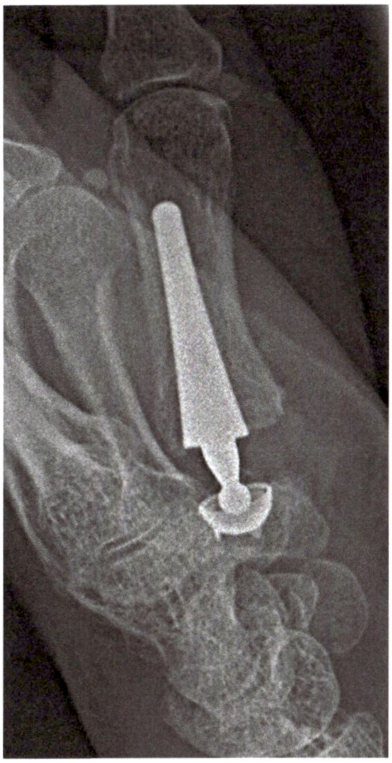

Figure 7 : Tige implantée dans le métacarpien du pouce sans contact cortical. Aucun signe radiologique de descellement ou d'enfoncement de la tige à 1 an de l'intervention.

Des études complémentaires sont nécessaires pour mieux comprendre les conséquences biologiques de ce phénomène. Un deuxième avantage est de rendre plus aisé le retrait éventuel de la tige s'il existe un certain espace entre la tige et la corticale pour permettre l'introduction de broches ou d'ostéotomes. Cela pourrait diminuer la nécessité d'une ostéotomie métacarpienne pour retirer une tige bien intégrée.

L'évolution vers une implantation sans ciment a considérablement réduit les taux de descellement aseptique de la tige. Dans une série de 216 prothèses Arpe® avec un suivi de plus de 10 ans, trois implants (1 %) ont présenté une radio-transparence partielle au niveau proximal, mais aucun descellement radiographique complet de la tige n'était présent [12]. Dans une autre série de 26 prothèses Ivory® avec un suivi de 10 ans, aucun signe de descellement de la tige n'a été observé [13].

Les différents types de cupules

Toutes les cupules disponibles ont la forme d'une cavité implantée dans le trapèze dans laquelle la tête prothétique vient s'articuler, sauf dans le cas de la prothèse Rubis® (3S Ortho, Lyon, France) qui est une prothèse inversée.

Fixation

Comme pour la tige, l'ancrage des premières cupules dans le trapèze dépendait de l'utilisation de ciment osseux. Les études histologiques post mortem de patients porteurs de prothèse totale de hanche et les études animales des cupules acétabulaires dans l'arthroplastie totale de la hanche (PTH) ont révélé dans la plupart des cas le développement d'une interface fibreuse entre l'os et le ciment [14, 15]. La formation de cette membrane est à l'origine d'un taux élevé de descellement de la cupule observé dans les études de suivi à long terme des anciennes prothèses cimentées [16, 17]. Dans le même ordre d'idées, les revues à long terme de prothèse trapézo-métacarpienne cimentée de De la Caffinière ont montré que le descellement radiologique de la cupule était présent dans 28 % des cas à 16-26 ans de suivi [7]. En conséquence, les cupules de prothèses totales de hanche et celles de l'articulation trapézo-métacarpienne de la génération suivante ont été conçues pour une implantation sans ciment. La fixation primaire d'une cupule sans ciment est assurée par vissage ou par effet *press-fit*.

Les résultats de la fixation par vissage des cupules dans le trapèze ont été décevants. La prothèse Elektra® (*Small Bone Innovations International*, ZA Les Bruyères, Péronnas, France) présentait un taux de révision de 24 % après 35 mois [18] et de 34 % après 54 mois [19] en raison d'un descellement aseptique du composant trapézien.

La cause du descellement était multifactorielle. Le filetage de l'os avant l'insertion de la cupule vissée Elektra ® affaiblissait la fixation primaire [20]. L'os était en outre dégradé par la métallose due au couple de frottement métal / métal [21].

La fixation par press-fit semble être plus fiable pour l'ancrage de la cupule dans le trapèze.

Elle implique une fixation par pression grâce aux différences d'élasticité entre l'os et la cupule métallique. Le diamètre de la cupule est légèrement plus grand que le diamètre d'alésage de l'os. Ce type de fixation est plus stable dans l'os cortical que dans l'os spongieux [22].

Par conséquent, il est conseillé de préserver si possible l'os sous-chondral central de la surface articulaire distale du trapèze. Seules les cornes médiale et latérale doivent être excisées.

Si l'os est très scléreux et dur, ou si la cavité créée par l'alésage est trop petite, il sera difficile pour la cupule d'entrer en contact avec le fond du lit osseux car son pôle ne peut atteindre la profondeur prédéterminée. Dans ces conditions, il persistera un «espace polaire» entre la cupule et l'os *(Fig. 8)*.

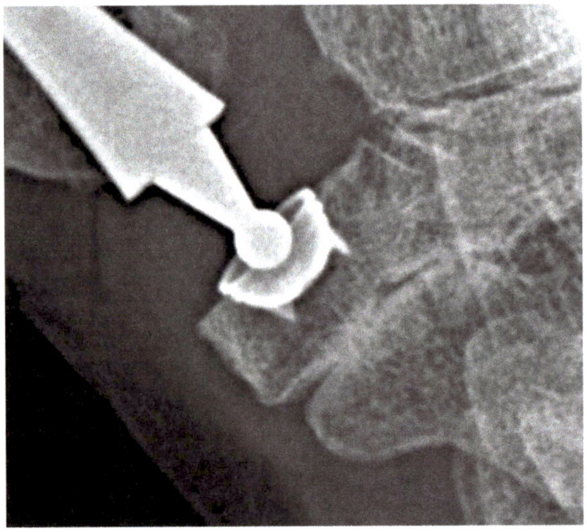

Figure 8 : Écart polaire supérieur résultant d'une impaction incomplète de la cupule dans le trapèze.

Dans ce cas, le fait d'impacter la cupule pour éviter de laisser un vide peut entraîner une fracture osseuse autour de la cupule [23]. Inversement, si le trou créé par l'alésage est plus grand que nécessaire, en particulier chez les patients âgés souffrant d'ostéoporose, on ne peut s'attendre à ce que la fixation primaire par *press-fit* assure une stabilité suffisante de la cupule. Dans le cas de la PTH, aucune relation n'a été trouvée entre l'écart polaire et les micromouvements ([24].

Dans la hanche, les espaces polaires vides finissent par se remplir d'os, bien qu'en cas d'espace important il y ait un risque plus élevé d'enfoncement précoce [25]. Ces espaces peuvent également accueillir du liquide articulaire et des débris d'usure, métallique et de polyéthylène, ce qui peut conduire à un descellement de la cupule [26].

Forme

Les cupules peuvent être hémisphériques ou coniques *(Fig. 9)*. À taille égale, les cupules coniques présentent une plus grande surface de contact pour l'ancrage osseux que les cupules hémisphériques. La distribution des contraintes autour des deux modèles de cupules de prothèses de hanche a été comparée à l'aide d'analyses par éléments finis. La forme conique de la cupule augmente les contraintes en compression et en traction par rapport à la forme hémisphérique de la cupule. Ces grandes forces de compression peuvent donner une bonne fixation primaire. D'un autre côté, ces forces de compression importantes peuvent également entraîner un remodelage osseux involontaire.

Pour les implants acétabulaires, une cupule hémisphérique engendrera une distribution des contraintes plus harmonieuse que les cupules coniques [27, 28].

Une autre étude, par éléments finis, a abouti aux mêmes conclusions pour les cupules insérées dans le trapèze *(Fig. 10)* [29].

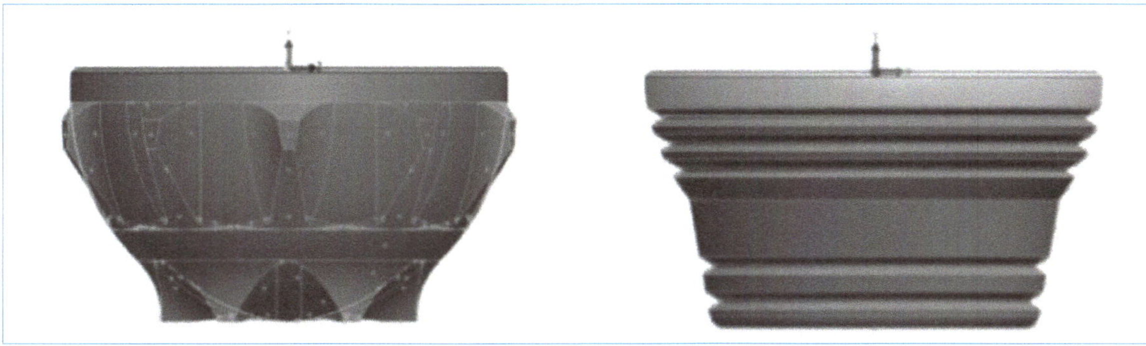

Figure 9 : Coupe hémisphérique (à gauche) et coupe conique (à droite).

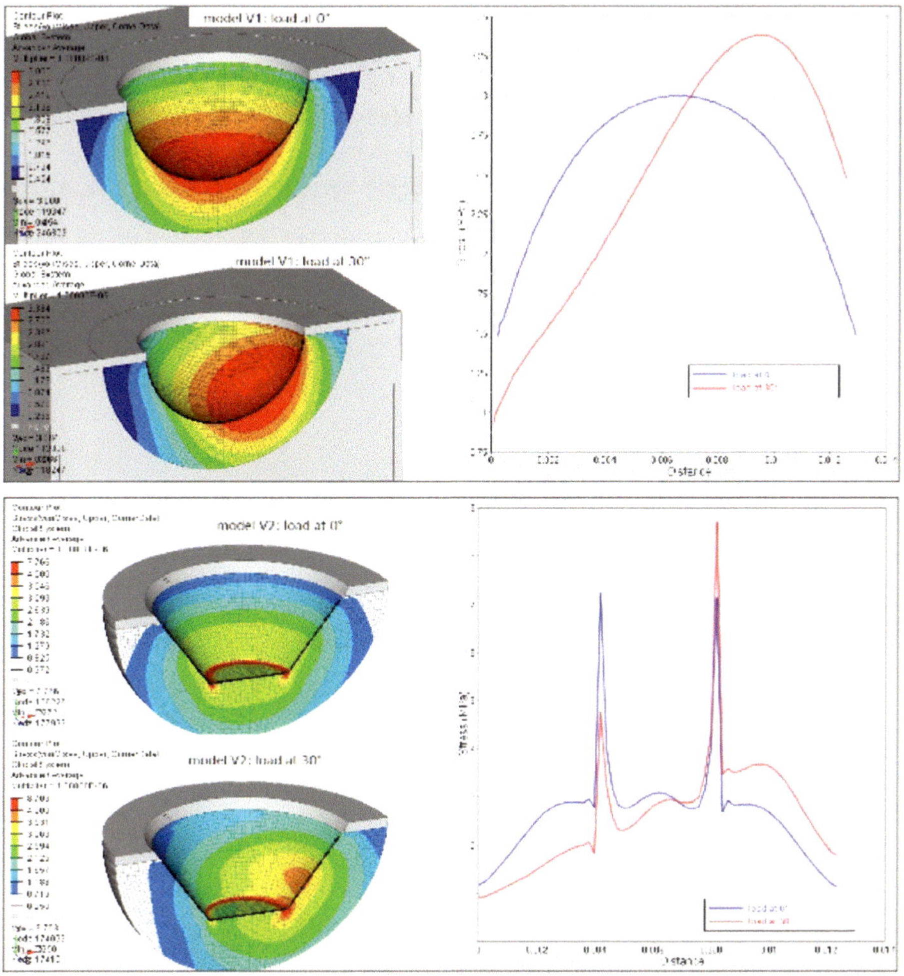

Figure 10 : Les analyses par éléments finis démontrent qu'un design de cupule hémisphérique présente une distribution plus homogène des contraintes à l'interface os-implant qu'une cupule conique *(avec l'autorisation de P. ledoux et B. Lussiez)*.

L'ancrage primaire des cupules peut être amélioré par plusieurs caractéristiques de conception, comme l'ajout de fentes équatoriales, de lames équatoriales, de pointes ou d'une couronne *(Fig. 11)*.

Une étude en laboratoire qui a comparé l'influence de ces caractéristiques sur la fixation primaire a déterminé qu'une surépaisseur équatoriale améliore l'effet press-fit avec une bonne résistance à la flexion et à la torsion. Le remplacement des points de fixation séparés au pôle par une couronne pourrait encore améliorer la résistance à la torsion [30].

Un inconvénient potentiel de l'ajout d'éléments dans la zone polaire d'une cupule est qu'il peut empêcher l'assise complète de la cupule si l'os est scléreux ou si le trapèze est de petite dimension.

Les performances cliniques des cupules hémisphériques et coniques ont été comparées par Lussiez [31] dans une série de suivi à moyen terme. Un descellement radiologique sans symptômes cliniques est apparu dans 16% des cupules coniques Ivory ®et dans aucun cas de cupule hémisphérique Maia®. Le suivi a été plus long dans le premier groupe que dans le second : 5,4 ans contre 3 ans.

Une cupule tronconique permet un positionnement mieux garanti une fois que l'alésage a été effectué correctement.

Une déviation de l'alignement de la cupule hémisphérique par rapport à l'angle cible peut être observée lors d'une impaction énergique à coups de marteau [32]. Ce phénomène sera moins probable lors de l'utilisation d'une cupule tronco-

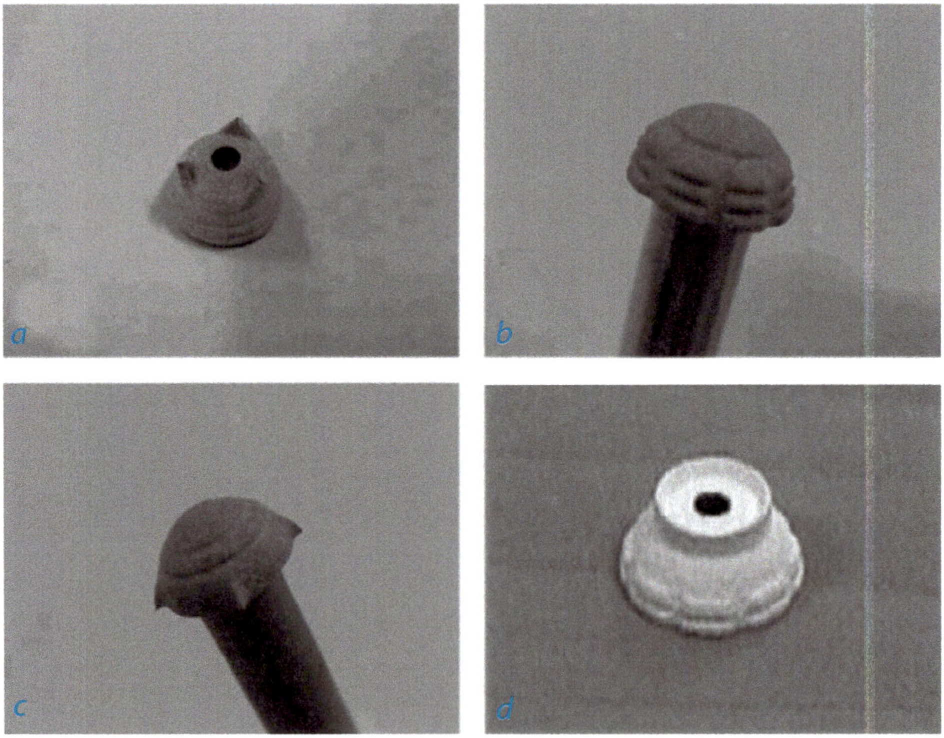

Figure 11 : Des éléments de conception peuvent être ajoutés à la cupule trapézienne pour améliorer la stabilité de la fixation primaire : a : pointes ; b : fentes équatoriales ; c : lames équatoriales ; d : couronne.

nique, tout simplement parce que la forme de la cupule ne permet pas de déviation dans la cavité osseuse préparée.

Par contre dans le cas d'une cupule hémisphérique il sera toujours possible de corriger un défaut d'orientation lors de l'implantation alors que pour les cupules tronconiques l'orientation déterminée par l'alésage du trapèze ne peut être modifiée.

Composition

Les cupules sont faites d'un alliage de titane, de chrome-cobalt ou d'inox et sont recouvertes d'hydroxyapatite, de titane poreux ou d'une combinaison des deux.

Tailles

La plupart des cupules sont disponibles avec un diamètre de 9 et 10 mm. La prothèse Elektra utilisait une cupule vissée non cimentée en chrome-cobalt de forme conique. Le diamètre des cupules disponibles était compris entre 6,5 et 8 mm. Une aussi petite taille était possible parce que les surfaces articulées métal sur métal rendaient inutile l'épaisseur supplémentaire d'un insert en polyéthylène. Cependant, de nombreux descellements aseptiques de la cupule nécessitant des reprises chirurgicales ont été à déplorer. Outre les problèmes liés au pas de vis et à la métallose, le petit diamètre de la cupule pourrait également avoir contribué à ces moins bons résultats [18, 19]. Une étude biomécanique sur un modèle osseux porcin imitant le trapèze humain a évalué la fixation mécanique des cupules trapézoïdales coniques. La stabilité de la cupule a été améliorée par l'utilisation du plus grand diamètre de cupule possible [22].

Les couples de frottement

Une tête en chrome- cobalt articulée avec une cupule en polyéthylène est la combinaison la plus ancienne et la plus répandue. Cette combinaison a été introduite avec succès par Sir John Charnley pour la PTH en 1960. Une décennie plus tard, elle a été adoptée par De la Caffinière et Aucouturier pour la première prothèse totale trapézo-métacarpienne à rotule [33].

L'usure détermine en fin de compte la longévité de tout implant, mais il a été démontré que les débris d'usure générés par ce polyéthylène conventionnel entraînent une défaillance plus précoce en raison d'une réaction biologique qui provoque une nécrose tissulaire, une ostéolyse et un descellement de l'implant [34]. Cela a conduit au développement de nouveaux couples de frottement présentant des taux d'usure moindre et des débris d'usure biologiquement inertes.

L'usure est influencée par de nombreuses variables, notamment les facteurs liés au patient (activité, âge), les facteurs liés au chirurgien (positionnement des composants, débris intra-articulaires), les facteurs liés à l'implant (matériau, géométrie, taille de la tête, couple de friction) et les facteurs *in vivo* (contact, lubrification, oxydation, corrosion/ usure de contact) [36].

En général, les matériaux durs présentent des taux d'usure plus faibles que les matériaux plus tendres en raison d'une plus faible granulométrie de surface et d'une moindre vulnérabilité aux forces de déformation. Parmi les exemples de matériaux durs, on peut citer le chrome- cobalt et les céramiques. Les matériaux plus tendres, comme le polyéthylène, ont une élasticité plus élevée et présentent donc une déformation plus importante sous l'effet de la contrainte [35, 37].

Le film liquidien qui occupe l'interface entre les surfaces en frottement peut affecter les taux d'usure en réduisant le contact entre les matériaux et en diminuant les forces de frottement [35, 37]. Les lubrifiants à film fluide sont les plus favorables car un contact minimal ou nul se produit entre les surfaces. Le film fluide absorbe la contrainte par l'intermédiaire des forces hydrodynamiques du fluide d'enrobage plutôt que par les surfaces de frottement, établissant ainsi une distribution uniforme de la contrainte sur la surface articulaire [37].

Les surfaces en polyéthylène ne sont pas très hydrophiles, la lubrification par recouvrement est donc beaucoup plus fine, ce qui cause un contact plus important entre les surfaces en frottement. Les recouvrements en métal et en céramique sont plus hydrophiles et peuvent donc plus facilement établir un régime de lubrification par film fluide. Les couples métal sur métal pour le resurfaçage et la PTH ont été introduits au cours de la première décennie du 21ᵉ siècle comme alternative au polyéthylène conventionnel. Leur utilisation a rapidement augmenté en raison de leur taux d'usure vraisemblablement plus faible. Ils ont également été adoptés dans le remplacement de l'articulation totale trapézométacarpienne dans les prothèses Elektra ®(Small Bone Innovations International, ZA Les Bruyères, Péronnas, France) et Rubis [38].

Cependant, ces implants peuvent entraîner des complications locales et systémiques dévastatrices liées aux débris métalliques [35].

Les implants en céramique ont été introduits dans la PTH dans les années 1970 [35], mais ils ne sont pas disponibles pour l'arthroplastie trapézométacarpienne.

La résistance à l'usure du polyéthylène a été progressivement améliorée. Le polyéthylène standard (SP) est irradié à des doses comprises entre 25 et 40 kGy. En l'irradiant à des doses de 50 à 100 kGy, le potentiel de réticulation entre les radicaux libres est augmenté et le polyéthylène réticulé (XLP) est généré [35]. Les radicaux libres restants sont activés pour s'engager dans une réticulation supplémentaire pendant une phase de traitement thermique, soit par recuisson, soit par refonte [35]. Le XLP recuit est chauffé en dessous de la température de fusion afin de préserver la structure cristalline.

Les liners XLP recuits et refondus présentent des taux d'usure réduits par rapport aux liners SP dans le cadre de la PTH [39]. De la vitamine E a également été incorporée dans le XLP, soit par mélange, soit par diffusion, pour neutraliser les radicaux libres et réduire l'oxydation. Cette méthode a été approuvée par la FDA américaine pour une utilisation dans les hanches en 2007, mais les conséquences cliniques à long terme de ce matériau sont inconnues. Le XLP à la vitamine E présente des taux d'usure comparables au XLP in vitro, mais avec une plus grande résistance à l'oxydation et de meilleures propriétés mécaniques [40]. Elle n'est pas encore disponible pour l'arthroplastie totale des articulations TMC.

Les données de laboratoire, cliniques et de registre dans le cadre de la PTH ont démontré que le XLP, le XLP à la vitamine E et les composites céramiques présentent des taux d'usure qui sont plus favorables que ceux des couples métal-polyéthylène standard. Le couple métal sur XLP a le suivi clinique le plus long dans la PTH et les résultats sont favorables.

Le polyéthylène et ses modifications

L'insert en polyéthylène peut être semi-rétentif ou non rétentif pour la tête et fixe ou mobile par rapport au métal back de la cupule. Les inserts en polyéthylène semi-rétentif ou non rétentif sont fixés au métal-back de la cupule. La plupart des cupules de prothèse à simple mobilité sont fabriquées en monobloc métal et polyéthylène. Le polyéthylène de la prothèse Maia ®est interchangeable, mais il n'est pas disponible séparément. Dans les modèles à double mobilité, le polyéthylène est mobile dans la cupule métallique. Il peut glisser non seulement par rapport à la tête prothétique métallique, mais aussi par rapport à la cupule. Le polyéthylène est la partie de la prothèse qui est destinée à s'user avec le temps. Il a été démontré que les taux d'usure varient au fil du temps, avec une usure initiale apparemment plus élevée au cours du premier million de cycles, appelée « rodage «, suivie d'un taux d'usure dit « stable « [41].

Plusieurs phénomènes peuvent conduire à une usure prématurée :

1. Les mises en charges élevées peuvent dépasser la limite d'élasticité du polyéthylène, ce qui entraîne sa détérioration par une usure accrue, un fluage ou une fissuration, suivie d'une défaillance de l'implant [42].

2. Les contacts entre le col métallique et le bord en polyéthylène de la cupule peuvent endommager le polyéthylène à la fois à l'endroit où le col entre en contact avec le bord du polyéthylène mais également à l'opposé, à l'endroit où la tête prothétique s'échappe de la cavité du polyéthylène [43] *(Fig. 12)*.

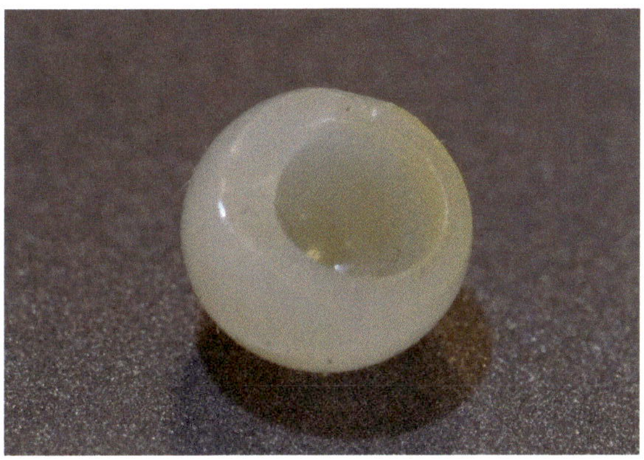

Figure 12 : Dommages au polyéthylène causés par le choc et les luxations répétées : encoche du col sur le rebord dans la partie gauche de l'image, amincissement du polyéthylène à l'opposé, dans la partie droite de l'image.

3. La bonne orientation de l'implant est un facteur critique pour minimiser l'usure. Un placement incorrect de la cupule peut entraîner une charge sur les bords. Cela perturbe le régime de lubrification et peut entraîner une répartition inégale des forces sur la surface de contact entre la tête et le polyéthylène [37, 38].

4. Les têtes d'implants plus grandes ont une plus grande surface de contact et ont démontré des taux d'usure volumétrique plus élevés [38]. C'est la raison pour laquelle les têtes métalliques plus petites combinées à des inserts en polyéthylène sont privilégiées pour minimiser les taux d'usure. En revanche, les têtes de plus grand diamètre ont l'avantage d'une stabilité supérieure et d'un taux de luxation plus faible. Dans le cas de la PTH, des études en laboratoire ont montré qu'il n'y a pas d'augmentation de l'usure lorsqu'une tête fémorale de grande taille est combinée à un polyéthylène XPL [45].

5. Une incongruence de la surface de contact peut être causée par des rayures.

6. Une usure excessive de l'insert en polyéthylène peut être causée par des particules interférentes comme des débris osseux.

La double mobilité

Le taux moyen de luxation des prothèses totales trapézométacarpiennes à simple mobilité d'environ 5 % reste une préoccupation importante [46]. Une technique chirurgicale appropriée est le facteur le plus important pour prévenir cette complication.

Le principe biomécanique de la double mobilité a été introduit dans la chirurgie de l'articulation trapézométacarpienne pour prévenir l'instabilité. Cette idée avait déjà prouvé sa valeur dans les arthroplasties totales de la hanche instables [47]. Une prothèse à double mobilité présente une première articulation entre une tête prothétique et un insert en polyéthylène semi-contraint, et une seconde articulation entre l'insert et une cupule métallique. Comme l'insert en polyéthylène s'articule avec la cupule, le rapport tête-col est plus élevé par rapport aux modèles standards. Il en résulte une plus grande amplitude de mouvement et une diminution du risque de conflit interne et de luxation [48].

De plus, le diamètre effectif plus important de la tête augmente la distance avant que le revêtement en polyéthylène ne sorte de la cupule lorsqu'une traction longitudinale est appliquée sur le pouce *(Fig. 13)*.

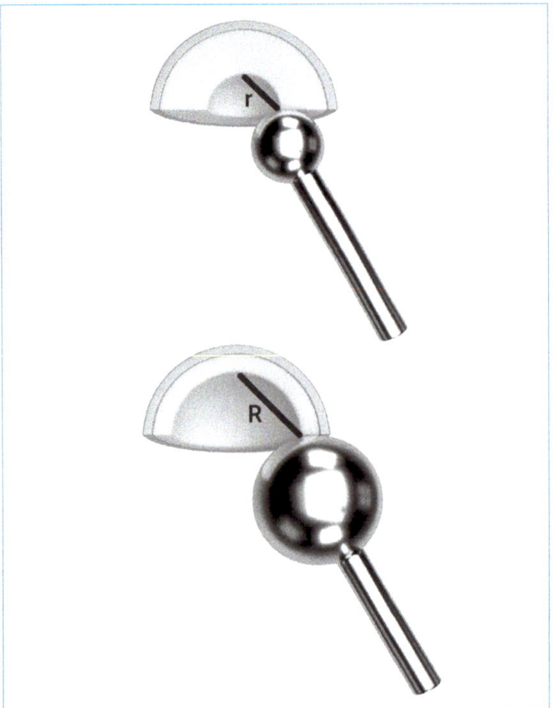

Figure 13 : Influence du diamètre de la tête sur la stabilité longitudinale d'une articulation à rotule. Une tête de plus petit diamètre (à gauche) aura besoin de moins de traction longitudinale avant la luxation qu'une tête de plus grand diamètre (à droite) lorsque R > r.

Théoriquement la répartition des contraintes mécaniques entre chaque interface de la prothèse et de l'os pourrait conduire à une diminution des contraintes sur l'interface cupule-os [49].

Les articulations à double mobilité peuvent également présenter des inconvénients. L'usure accrue du polyéthylène peut être un problème car la surface soumise aux forces de frottement est plus importante. Dans l'arthroplastie totale de la hanche, une étude rétrospective a rapporté que la pénétration initiale de la tête des prothèses à double mobilité dans le noyau de polyéthylène standard est plus importante que celle des noyaux XLP actuels, mais que ce taux d'usure atteint un état stable après deux ans [50].

En général, les PTH à double mobilité hautement XPL ne présentent pas une usure accrue par rapport aux prothèses standard [51-53].

L'une des complications spécifiques des implants à double mobilité est la dislocation intraprothétique : l'insert de polyéthylène se dissocie du col prothétique et se luxe. Ce phénomène a été signalé dans quelques cas avec l'implant Moovis® [54] et dans un cas post-traumatique avec l'implant Touch® [55]. Ce phénomène peut se manifester par des cliquetis subtils et par une position décentrée de la tête dans la cupule sur les radiographies *(Fig. 14)*.

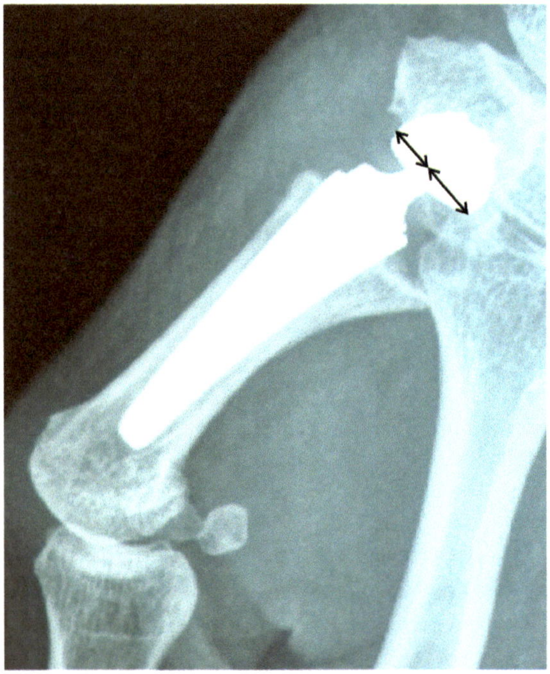

Figure 14 : Luxation intra-prothétique du revêtement d'un implant Touch à double mobilité avec une position excentrée de la tête prothétique dans la cupule

Dans l'articulation trapézométacarpienne, des études de suivi de 3 à 6 ans de l'implant Moovis® à double mobilité ont rapporté des résultats cliniques prometteurs, avec un faible taux de luxation, et de bons taux de survie [48, 49, 56, 57] .

Des études cliniques à long terme qui comparent la survie des implants à double mobilité et des implants standard sont nécessaires.

Conclusion

Le concept biomécanique consistant à remplacer la double selle de l'articulation trapézo-métacarpienne par une prothèse à rotule donne de bons résultats cliniques. Le chirurgien doit connaître les principes biomécaniques et les conséquences de ce concept sur l'amplitude des mouvements et la stabilité. Les implants actuels sont sans ciment et nécessitent une fixation primaire solide pour permettre l'intégration osseuse et la stabilité à long terme. Cela dépend de la forme et du type de revêtement de l'implant, de la qualité de l'os et de la préparation chirurgicale.

Références

[1] Grassia FS. Praetieal Parameterization of Rotations using the Exponential Map. *Journal of Graphics Tools*. 1998; 3(3): 29 - 48.

[2] Malik A, Maheshwari A, Dorr LD. Impingement with total hip replacement. *J Bone Joint Surg Am*. 2007; 89(8): 1832-42.

[3] Burroughs BR, Golladay GJ, Hallstrom B, Harris WH. A novel constrained acetabular liner design with increased range of motion. *J Arthroplasty*. 2001;8 Suppl 1: 31-6.

[4] Brauns A, Caekebeke P, Duerinckx J. The effect of cup orientation on stability of trapeziometacarpal total joint arthroplasty: a biomechanical cadaver study. *J Hand Surg Eur Vol*. 2019;44(7):708-713.

[5] Beaulé PE, Schmalzried TP, Udomkiat P, Amstutz HC. Jumbo femoral head for the treatment of recurrent dislocation following total hip replacement. *J Bone Joint Surg Am*. 2002; 84: 256-263.

[6] Geller JA, Malchau H, Bragdon C, Greene M, Harris WH, Freiberg AA. Large diameter femoral heads on highly cross-linked polyethylene: minimum 3-year results. *Clin Orthop Relat Res*. 2006; 447: 53-59.

[7] Johnston P, Getgood A, Larson D, Chojnowski AJ, Chakrabarti AJ, Chapman PG. De la Caffiniere thumb trapeziometacarpal joint arthroplasty: 16-26 year follow-up. *J Hand Surg Eur Vol*. 2012; 37(7): 621-4.

[8] Pilliar RM, Lee JM, Maniatopoulos C. Observations on the effect of movement on bone ingrowth into porous- surfaced implants. *Clin Orthop Relat Res*. 1986; 208: 108–113.

[9] Apard T, Saint-Cast Y. Results of a 5 years follow-up of Arpe prosthesis for the basal thumb osteoarthritis [Article in French] *Chir Main*. 2007; 26: 88–94.

[10] Duerinckx J, Perelli S, Caekebeke P. Cortical contact is unnecessary to prevent stem subsidence in cementless trapeziometacarpal arthroplasty. *J Hand Surg Eur* 2018;43:98–9.

[11] Ledoux P. Modelising of the behavior of a metallic implant in the first metacarpal. *Chir Main*. 2011; 30: S145–7.

[12] Martin-Ferrero M, Simón-Pérez C, Coco-Martín MB , Vega-Castrillo A, Aguado-Hernández H, Mayo-Iscar A. Trapeziometacarpal total joint arthroplasty for osteoarthritis: 199 patients with a minimum of 10 years follow-up. *J Hand Surg Eur Vol*. 2020; 45(5): 443-451.

[13] Vissers G, Goorens CK, Vanmierlo B, Bonte F, Mermuys K, Fils JF, Goubau JF. Ivory arthroplasty for trapeziometacarpal osteoarthritis: 10-year follow-up. *J Hand Surg Eur Vol*. 2019; 44(2): 138-145.

[14] Maloney WJ, Jasty M, Burke DW, O'Connor O, Zalenski EB, Bragdon C, Harris WH. Biomechanical and histologic investigation of cemented total hip arthroplasties: a study of autopsy-retrieved femurs after in vivo cycling. *Clin Orthop Relat Res*. 1989. 249: 129-140.

[15] Paul HA, Bargar WL: Histologic changes in the dog acetabulum following total hip replacement with current cementing techniques. *J Arthroplasty*. 1987; 2(1): 71-76.

[16] Welch RB, McGann WA, Picetti GD III. Charnley low-friction arthroplasty: a fifteen- to seventeen-year follow-up study. *Orthop Clin North Am*. 1988; 19(3): 551 – 555.

[17] Wroblewski BM: 15-21-year results of the Charnley low-friction arthroplasty. *Clin Orthop Relat Res*. 1986; 211: 30 – 35.

[18] Hansen TB, Snerum L. Elektra trapeziometacarpal prosthesis for treatment of osteoarthrosis of the basal joint of the thumb. *Scand J Plast Reconstr Surg Hand Surg*. 2008; 42(6), 316-319.

[19] Klahn A, Nygaard M, Gvozdenovic R, Boeckstyns MEH. Elektra prosthesis for trapeziometacarpal osteoarthritis: a follow-up of 39 consecutive cases. *J Hans Surg Eur Vol*. 2012; 37(7): 605-9.

[20] Hansen TB, Hengst D, Mortensen J, Amstrup AL. Fixation of trapezial implants in a trapeziometacarpal total joint prosthesis tested in a model of porcine bone. *J Plast Surg Hand Surg*. 2011; 45(6): 263-6.

[21] Froschauer SM, Holzbauer M, Hager D, Schnelzer R, Kwasny O, Duscher D. Elektra prosthesis versus resection-suspension arthroplasty for thumb carpometacarpal osteoarthritis: a long-term cohort study. *J Hand Surg Eur Vol*. 2020; 45(5):452-457.

[22] Thillemann JK, Dremstrup L, Hansen TB, Stilling M. The mechanical fixation of a cementless conical cup in cortical versus cancellous trapezial bone: an experimental study. *J Hand Surg Eur Vol*. 2021; 46(2): 146-153.

[23] Kim YS, Brown TD, Pedersen DR, Callaghan JJ. Reamed surface topography and component seating in press-fit cementless acetabular fixation. *J Arthroplasty*. 1995; 10: S14–S.

[24] O'Rourke D, Al-Dirini RM, Taylor M. Primary stability of a cementless acetabular cup in a cohort of patient-specific finite element models. *J Orthop Res*. 2018; 36(3): 1012-1023.

[25] Nakasone S, Takao M, Nishii T, Sakai T, Sugano N. Incidence and na-

tural course of initial polar gaps in Birmingham Hip Resurfacing cups. *J Arthroplasty.* 2012; 27(9): 1676-82.

[26] Schmalzried TP, Jasty M, Harris WH. Periprosthetic bone loss in total hip arthroplasty. Polyethylene wear debris and the concept of the effective joint space. *J Bone Joint Surg Am.* 1992; 74: 849–863.

[27] Effenberger H, Witzel U, Lintner F, Rieger W. Stress analysis of threaded cups. *Int Orthop.* 2001; 25: 228–35.

[28] Witzel U, Rieger W, Effenberger H. Three-dimensional stress analysis of threaded cups – a finite element analysis. *Int Orthop.* 2008, 32: 195–201.

[29] Ledoux P, Lussiez B. Apport de la modélisation par éléments finis dans la conception des cupules trapéziennes. *Hand Surgery Rehabil* 2017; 36: 451.

[30] Bruyère G, Dumas R, Rumelhart C, Comtet JJ. Comparaison de l'ancrage primaire de cupules trapézométacarpiennes par tests mécaniques. *Chir Main* 2001; 20: 55-62

[31] Lussiez B. Analyse radiologique de deux types de cupules trapéziennes. A propos de 50 cas. Chirurgie de la Main. 2011, 30: 86–90.

[32] Suksathien Y, Sueajui J, Piyapromdee U. Deviation of cup alignment from target angle during press-fit insertion. *Computer Assisted Surgery.* 2018; 23(1): 53-56.

[33] De la Caffinière JY. Total trapezo-metacarpal prosthesis [French]. *Rev Chir Orthop Reparatrice Appar Mot.* 1974; 60(4): 299-308.

[34] Harris WH. Wear and periprosthetic osteolysis the problem. *Clinical Orthopaedics and Related Research.* 2001; 393: 66–70.

[35] Campbell P, Shen FW, McKellop H: Biologic and tribologic considerations of alternative bearing surfaces. *Clin Orthop Relat Res.* 2004; 418: 98-111.

[36] Lachiewicz P, Kleeman LT, Seyler T. Bearing Surfaces for Total Hip Arthroplasty. *JAAOS.* 2018; 26(2): 45-57.

[37] Di Puccio F, Mattei L. Biotribology of artificial hip joints. World J Orthop. 2015; 6(1): 77-94. [38] Fisher J, Jin Z, Tipper J, Stone M, Ingham E: Tribology of alternative bearings. *Clin Orthop Relat Res.* 2006; 453: 25-34.

[39] Laterza-Leroy C, Dunaud JL, Matray L, Moughabghab M, Guériat F, Henry L, Benaissa L, Hornstein S. La prothèse trapézométacarpienne Rubis II®. Résultats à plus de dix ans à propos de 61 implantations. *Chir main.* 2011 ; 30: S70-S76.

[40] Kuzyk PR, Saccone M, Sprague S, Simunovic N, Bhandari M, Schemitsch EH. Cross-linked versus conventional polyethylene for total hip replacement: A meta-analysis of randomised controlled trials. *J Bone Joint Surg Br.* 2011; 93(5): 593-600

[41] Grupp TM, Holderied M, Mulliez MA, Streller R, Jäger M, Blömer W, Utzschneider S. Biotribology of a vitamin E-stabilized polyethylene for hip arthroplasty: Influence of artificial ageing and third-body particles on wear. *Acta Biomater.* 2014; 10(7): 3068-3078.

[42] Hammerberg EM, Wan Z, Dastane M, Dorr LD: Wear and range of motion of different femoral head sizes. *J Arthroplasty.* 2010; 25(6): 839-843.

[43] Usrey MM, Noble PC, Rudner LJ, Conditt MA, Birman MV, Santore RF, Mathis KB. Does neck/liner impingement increase wear of ultra-high-molecular-weight polyethylene liners? *J Arthroplasty.* 2006; 21 (6 Suppl 2): 65-71.

[44] Scifert CF, Noble PC, Brown TD, Bartz RL, Kadakia N, Sugano N, Johnston RC, Pedersen DR, Callaghan JJ. Experimental and computational simulation of total hip arthroplasty dislocation. *Orthop Clin North Am.* 2001; 32(4): 553-67.

[45] Muratoglu OK, Wannomae K, Christensen S, Rubash HE, Harris WH. Ex vivo wear of conventional and cross-linked polyethylene acetabular liners. *Clin Orthop Relat Res.* 2005; 438: 158-64.

[46] Bricout M, Rezzouk J. Complications and failures of the trapeziometacarpal Maia prosthesis: a series of 156 cases. *Hand Surg Rehabil.* 2016; 35: 190–8.

[47] You D, Sepehri A, Kooner S, Krzyzaniak H, Johal H, Duffy P, Schneider P, Powell P. Outcomes of total hip arthroplasty using dual mobility components in patients with a femoral neck fracture. *Bone Joint J.* 2020; 102-B(7): 811-82.

[48] Lussiez B, Falaise C, Ledoux P. Dual mobility trapeziometacarpal prosthesis: a prospective study of 107 cases with a follow-up of more than 3 years. *JHS(E)* 2021; 46: 961-967.

[49] Tchurukdichian A, Gerenton B, Moris V, See LA, Stivala A, Guillier D. Outcomes of Double-Mobility Prosthesis in Trapeziometacarpal Joint Arthritis With a Minimal 3 Years of Follow-Up: An Advantage for Implant Stability. *Hand (N Y).* 2021;16(3): 368-374.

[50] Deckard ER, Azzam KA, Meneghini MR. Contemporary dual mobility head penetration at five years: concern for the additional convex bearing surface? *J Arthroplasty.* 2018, 33 (7s): S280-S284

[51] Laura AD, Hothi H, Battisti C *et al.* Wear of dual-mobility cups: a review article. *Int Orthop.* 2017, 41: 625–33.

[52] Prudhon JL, Desmarchelier R, Hamadouche M, Delaunay C, Verdier R, SoFcot. Causes for revision of dual-mobility and standard primary total hip arthroplasty: matched case-control study based on a prospective multicenter study of two thousand and forty four implants. *Int Orthop.* 2017, 41: 455–9.

[53] Boyer B, Neri T, Geringer J, Di Iorio A, Philippot R, Farizon F. Long-term wear of dual mobility total hip replacement cups: explant study. *Int Orthop.* 2018, 42: 41–7.

[54] Dremstrup L, Thillemann JK, Kirkeby L, Larsen LP, Hansen TB, Stilling M. Two-year results of the Moovis trapeziometacarpal joint arthroplasty with focus on early complications. *J Hand Surg Eur Vol.* 2021; 46(2): 131-140.

[55] Van Royen K, Goubau J, Goorens CK. Traumatic intraprosthetic dislocation of a dual mobility trapeziometacarpal joint prosthesis: a case report. *Hand Surg Eur Vol.* 2021; 46(2): 193-195.

[56] Dreant N, Poumellec MA. Total thumb carpometacarpal joint arthroplasty: a retrospective functional study of 28 Moovis ®prostheses. *Hand (NY).* 2019, 14: 59–65.

[57] Martins A, Charbonnel S, Lecomte F, Athlani L. The Moovis® implant for trapeziometacarpal osteoarthritis: results after 2 to 6 years. *J Hand Surg Eur.* 2020, 45: 477–82

Examen clinique de l'articulation trapézo-métacarpienne

Pascal Ledoux, Bruno Lussiez

Nous sommes régulièrement confrontés à une discordance entre les données cliniques et la radiologie dans la rhizarthrose du pouce. Il n'est pas rare de se trouver face à un patient ayant des plaintes douloureuses et fonctionnelles importantes et des radiographies ne montrant que peu de signes d'arthrose. A l'inverse bon nombre de rhizarthroses sévères sur le plan radiologique sont peu gênantes voire asymptomatiques.

C'est donc essentiellement sur la clinique que se posera une éventuelle indication opératoire.

L'interrogatoire et l'examen clinique seront les premières étapes pour le diagnostic d'une rhizarthrose. Ils seront également indispensables pour établir la pertinence d'une éventuelle indication opératoire. Ils devront être systématiques et rigoureux.

Ces données sont également essentielles pour contextualiser l'atteinte arthrosique et pour servir de valeurs de départ pour le suivi post opératoire.

Enfin il est indispensable que ces données figurent au dossier d'un point de vue médico-légal puisque les preuves radiologiques de l'indication opératoire peuvent être insuffisantes.

Le nombre d'items étant important, l'idéal sera d'utiliser une fiche standardisée d'interrogatoire et d'examen, si possible intégrée au dossier informatisé.

L'interrogatoire

On notera l'âge, le sexe, le côté dominant, les antécédents professionnels, le statut actuel (actif/retraité), les activités de loisir et de sport et la situation familiale (patient isolé ou accompagné).

Les antécédents généraux du patient sont notés : présence d'une pathologie chronique (diabète, rhumatisme inflammatoire, pathologie goutteuse, intoxication tabagique, traitements).

On vérifiera les antécédents traumatiques au niveau du poignet, de la main et plus particulièrement du pouce (entorse TM, fracture de Rolando, fracture de Bennet, entorse MP seront systématiquement recherchés).

On questionnera le patient sur d'éventuelles allergies et plus principalement celles à certains métaux, ou aux bijoux.

On investiguera les interventions chirurgicales antérieures.

En rapport avec la rhizarthrose on approfondira l'ancienneté des troubles et les traitements déjà reçus (orthèses, infiltrations de corticoïdes et leur nombre, injections d'acide hyaluronique, de PRP, prise d'antalgiques et AINS).

On s'enquerra du type de gestes douloureux (QUICK-THUMB-FUNCTION)

La douleur sera évaluée selon l'échelle EVA (évaluation visuelle analogique de la douleur) notée de 0 à 10, permanente, ou intermittente, en activité et/ou au repos, entrainant des réveils nocturnes ou non.

Le patient sera invité à désigner le(s) siège(s) de ses douleurs (pouce, poignet).

L'examen

Inspection

On notera les déformations de la main : saillie dorsale de la base métacarpienne *(Fig. 1A)*, élargissement de la base métacarpienne *(Fig 1B)*, déformation en Z (coronal ou sagittal), présence d'autres arthroses digitales.

En cas de déformation en Z on précisera si elle est statique et/ou dynamique *(Fig. 1C et D)*.

On recherchera une éventuelle zone d'atrophie et de dépigmentation cutanée, stigmate d'infiltration(s).

On recherchera une éventuelle amyotrophie thénarienne et plus particulièrement du court abducteur du pouce. Cette atrophie peut se rencontrer dans les rhizarthroses évoluées en gardant à l'esprit qu'elle se rencontre également dans les canaux carpiens évolués. En cas d'amyotrophie il est donc prudent de faire un EMG pour ne pas ignorer un syndrome du canal carpien concomitant ayant une expression clinique frustre.

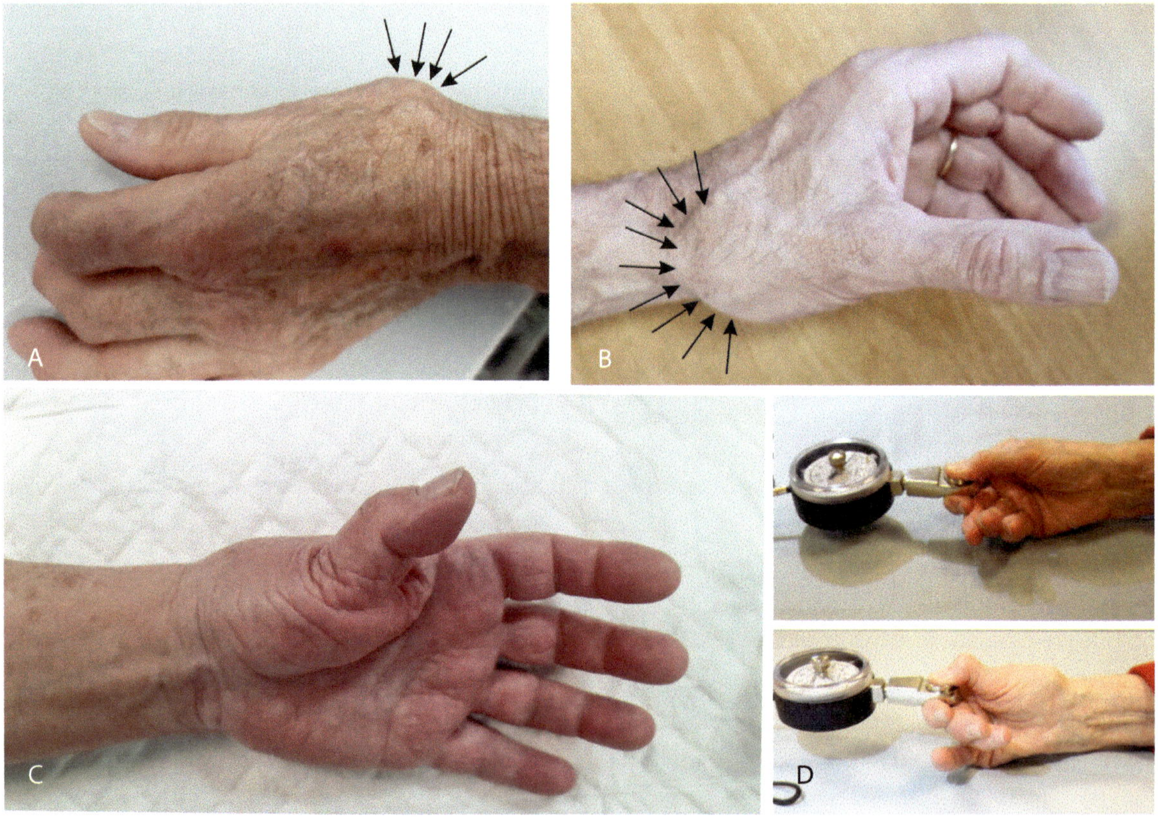

Figure 1 : A : saillie dorsale de la base du premier métacarpien, B : élargissement de la base du premier métacarpien, C : pouce en Z statique, D : pouce en Z dynamique : en haut, au repos le pouce est aligné. En bas lors d'un effort de préhension : déformation en Z.

On vérifiera si la main peut se poser bien à plat : en cas d'arthrose avancée la combinaison d'un flessum TM et d'un adductus du pouce peut l'empêcher. Ce déficit peut être gênant pour le patient.

La palpation

On étudiera le siège précis des douleurs à la pression parce qu'il permettra un bilan complet des structures impactées .

Les points douloureux peuvent être situés :

- Au dos de l'articulation TM pour l'articulation TM,
- Au niveau du pli de flexion distal du poignet dans le prolongement de la gouttière radiale pour l'articulation STT,
- Dans la partie distale de la tabatière anatomique pour l'articulation STT,
- Au dos et sur les faces latérales de l'articulation MP,
- À la pointe de la styloïde radiale et au niveau du premier compartiment en cas de tendinite de De Quervain. Le diagnostic de tendinite de De Quervain pourra être confirmé par le test d' Eichoff, souvent appelé également manœuvre de Finkelstein : Le patient fait un poing autour d'un pouce serré et l'examinateur dévie le poignet en direction ulnaire ce qui provoque la douleur,
- À la face palmaire de l'articulation TM, à la base de l'éminence thénar à la fois en cas de tendinite du FCR et d'arthrose TM,
- Sur le tendon FCR dans sa partie distale lors d'une flexion contre résistance du poignet en cas de tendinite du FCR.
- À la face palmaire de l'articulation MP en cas de pouce à ressaut. Un nodule mobile pourra éventuellement être palpé en amont de la poulie lors de la flexion extension active du pouce en cas de pouce à ressaut,
- Dans le corps de l'éminence thénar par pression sur le trajet du FPL lors d'une flexion de la P2 contre résistance en cas de tendinite du FPL.

Les tests de provocation

- Le **grind test** (ou *grinding test*) : il combine un mise en compression axiale de l'articulation avec une torsion longitudinale du premier métacarpien. Il est positif s'il déclenche une douleur, *(Fig. 2)*.
- Le **test de flexion TM** : l'examinateur exerce une pression dorsale sur la tête du métacarpien pour mettre l'articulation TM en flexion forcée. Le test est positif s'il déclenche la douleur *(Fig. 3)*.
- Le **test d'extension TM** : il s'agit du test inverse du précédent : le pouce est placé en extension forcée par pression sur la face antérieure de l'articulation MP. Le test est positif s'il déclenche la douleur *(Fig. 4)*.

Gelberman *et al.* ont réalisé une étude de sensibilité et de spécificité des tests Grind, Adduction (flexion) et Extension [1]. Ils concluent que les tests d'Adduction et d'Extension sont beaucoup plus sensibles que le Grind test. Les trois tests ont un très haut taux de spécificité. Ces auteurs concluent également que ces tests sont beaucoup plus spécifiques pour le diagnostic de la rhizarthrose du pouce que la recherche de points électivement douloureux à la pression.

Nous utilisons un **test de traction + cisaillement postéro antérieur** : Le pouce du patient est pris par les doigts longs de l'examinateur qui exerce une légère traction longitudinale visant à décoapter l'articulation TM. L'extrémité du pouce de l'examinateur appuie sur la face dorsale de la base métacarpienne en lui imposant un mouvement postéro-antérieur. Le test est positif s'il déclenche la douleur. La perception d'un rabot articulaire est le signe de lésions cartilagineuses sévères *(Fig. 5)*.

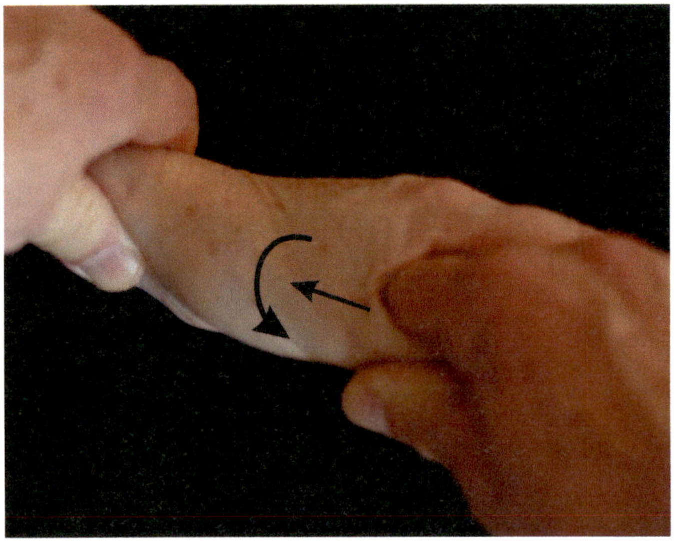

Figure 2 : Grind test : combinaison d'une impaction du métacarpien sur le trapèze et d'une torsion externe ou interne (seule la torsion externe est représentée).

Figure 3 : Test de flexion TM : flexion passive par appui dorsal sur la tête du premier métacarpien.

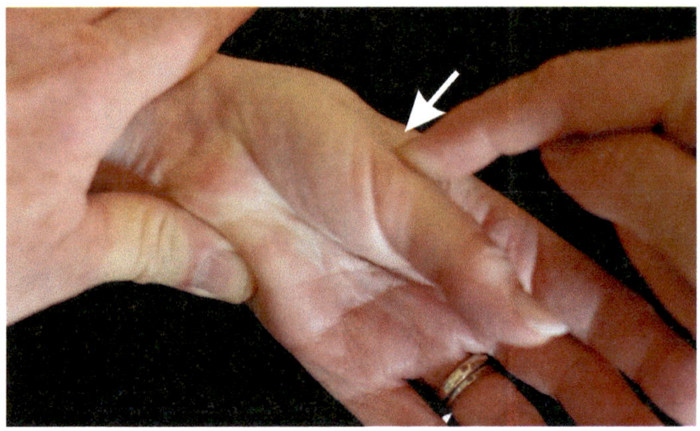

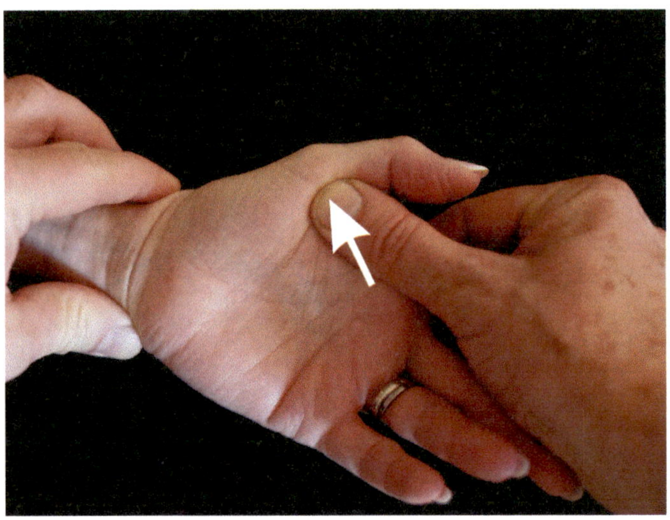

Figure 4 : Test d'extension TM : extension passive par appui palmaire sur la tête du premier métacarpien.

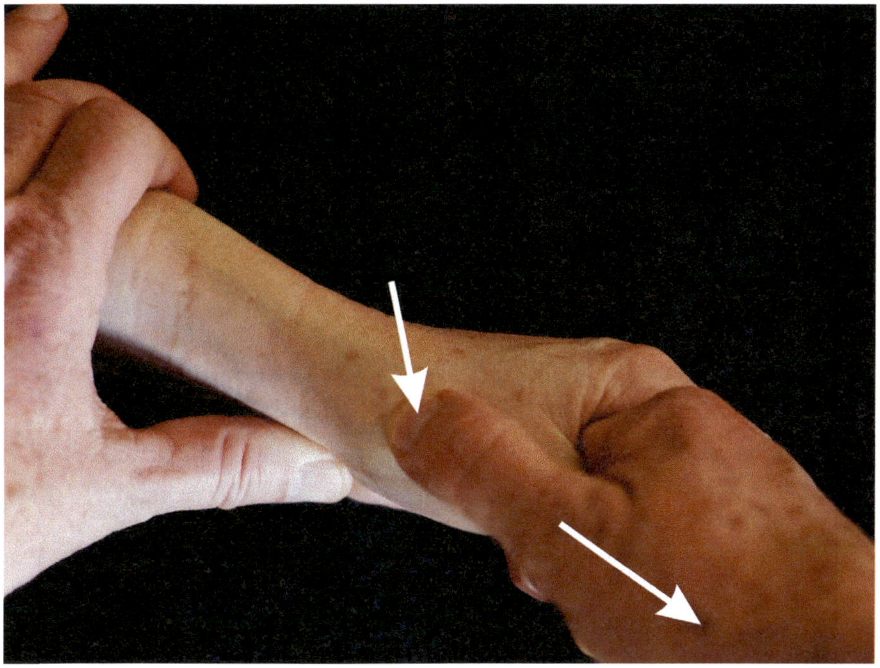

Figure 5 : Test de flexion traction-cisaillement : combinaison d'une traction axiale de décoaptation et d'une poussée postéro-antérieure sur la base métacarpienne exercée par le pouce de l'examinateur.

Il faudra rechercher une éventuelle hyperlaxité dorsale au niveau des articulations IPP des doigts longs. Si elle est présente le degré d'hyperlaxité du patient sera quantifiée avec le **score de Beighton** [2] :

1. Dorsiflexion passive des MP de l'auriculaires au-delà de 90° : 1 point pour chaque main
2. Apposition passive du pouce sur l'avant-bras : 1 point pour chaque pouce
3. Hyperextension *(recurvatum)* du coude au-delà de 10° : 1 point pour chaque coude
4. Hyperextension *(recurvatum)* du genou au-delà de 10° : 1 point pour chaque genou
5. Flexion du tronc vers l'avant avec les genoux complètement étendus de sorte que les paumes de main peuvent reposer à plat sur le sol : 1 point.

Le score sera de 0 à 9. Plus il est élevé plus le degré de laxité est important.

Après la pose d'une prothèse le risque de luxation augmente avec le score de Beighton.

Par ailleurs Hunter *et al.* [3] ont montré qu'une hyperlaxité s'accompagnait d'un risque plus élevé de développer une arthrose TM dans la mesure où l'hyperlaxité s'accompagne d'une tendance à la subluxation dorsale de la base métacarpienne comme l'ont montré Moriatis Wolf *et al.* [4].

Les mesures de mobilité et de force.

Elles sont comparatives par rapport à l'autre côté en gardant à l'esprit qu'il ne pourra être pris comme référence de normalité puisque la rhizarthrose du pouce est le plus fréquemment bilatérale.

Les **mobilités** de la colonne du pouce sont mesurées à l'aide d'un goniomètre :

Articulation TM

Il convient de bien repérer les axes osseux du premier et du deuxième métacarpien pour éviter les erreurs de mesure.

Abduction

la main est posée à plat et le pouce est placé en abduction maximale. La mesure angulaire est prise entre le premier et le deuxième métacarpien, La direction du deuxième métacarpien aura été bien identifiée en repérant le centre de la tête du 2e métacarpien et le centre de la diaphyse à sa base *(Fig. 6 A)*.

Antépulsion :

la main est posée sur le tranchant et le pouce est écarté en direction palmaire. La mesure se fait entre le dos de la main et l'axe bien identifiable de la face dorsale du 1er métacarpien *(Fig. 6 B)*.

Rétropulsion

La mesure se fait entre le plan de la table et la face palmaire du pouce *(Fig. 6 C)*.

Articulation MP

Mesure de la flexion/extension en notant et en quantifiant l'existence d'une hyper-extension.

Il faut noter si une hyperextension est présente au repos ou si elle survient lors d'un effort de préhension pollici-digitale (hyperextension statique et dynamique voir *Fig. 1*).

En présence d'une hyperextension statique il faut préciser si elle est réductible ou non.

Il faut rechercher une instabilité coronale et la quantifier si elle existe.

Articulation IP

Flexion/extension

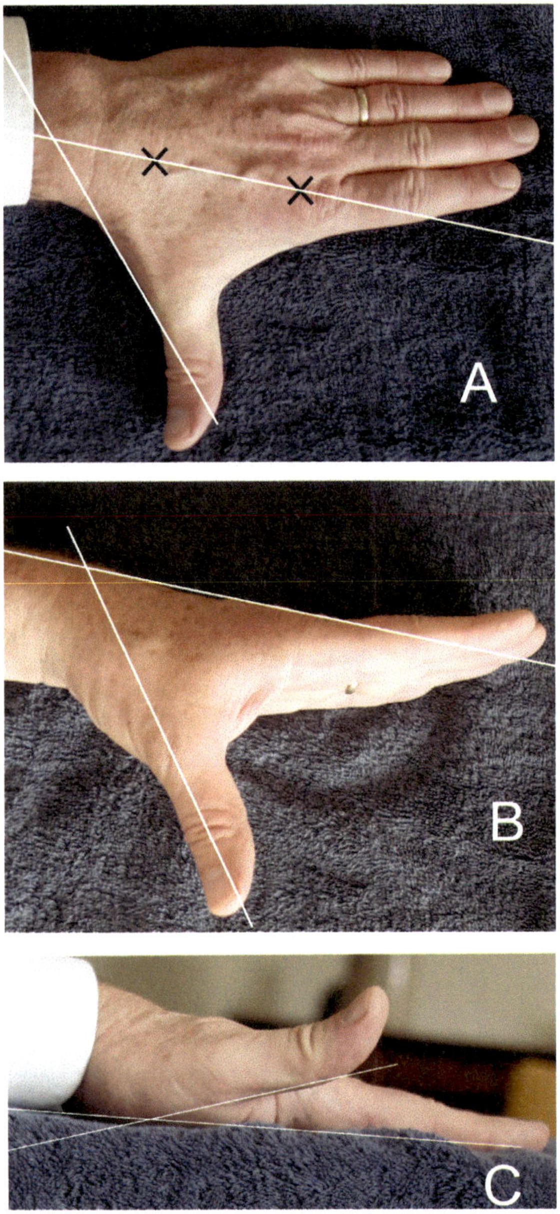

Figure 6 : Mesure des amplitudes articulaires : A : abduction. Les X montrent le repérage de l'axe du 2e métacarpien. B : antépulsion. C : rétropulsion.

Mobilité globale de la colonne du pouce :

Elle est bien décrite par L'indice d'opposition de Kapandji [5] Il est noté de 0 à 10 :

- 0 : la pulpe du pouce touche la face externe de la P1 de l'index
- 1 : la pulpe du pouce touche la face externe de la P2 de l'index
- 2 : la pulpe du pouce touche la face externe de la P3 de l'index
- 3 : la pulpe du pouce touche la pulpe de l'index
- 4 : la pulpe du pouce touche la pulpe du majeur
- 5 : la pulpe du pouce touche la pulpe de l'annulaire
- 6 : la pulpe du pouce touche la pulpe de l'auriculaire
- 7 : la pulpe du pouce touche le pli de flexion de l'IPD de l'auriculaire
- 8 : la pulpe du pouce touche le pli de flexion de l'IPP de l'auriculaire
- 9 : la pulpe du pouce touche le pli de flexion de digito-palmaire de l'auriculaire
- 10 : la pulpe du pouce touche le pli de flexion distal de la paume

Kapandji a également décrit un indice de contre-opposition [5] qui est peu utilisé :

La main examinée est posée à plat sur une table. L'autre main du patient est posée à côté reposant sur son bord ulnaire, paume située vers la main examinée. L'indice de contre-opposition est noté de 0 à 3 :

- 0 : le pouce ne peut s'élever au-dessus du plan de la table
- 1 : le pouce atteint le milieu de la P1 de l'auriculaire
- 2 : le pouce s'élève jusqu'à l'annulaire
- 3 : le pouce atteint le majeur

En fait cet indice de contre-opposition est une évaluation de la capacité de rétropulsion du pouce.

La **force** du Grasp et du Key-pinch est mesurée à l'aide d'un dynamomètre.

Lors de la réalisation du Key-pinch il faut noter s'il est douloureux et s'il déclenche une hyperextension MP (pouce en « Z » dynamique).

Le **Quick-DASH** sera rempli par le patient. Cet indice fonctionnel est imparfait pour l'évaluation spécifique d'une rhizarthrose en pré et en post-opératoire parce qu'il s'agit d'un indice évaluant le membre supérieur dans sa globalité. L'apparition post opératoire d'un problème du membre supérieur à un autre niveau que le pouce va modifier le score et ne permet donc pas un suivi spécifique du pouce.

Nous avons établi un indice fonctionnel dédié au pouce, le Quick-Thumb-function *(Tableau 1)*, sur le principe du Quick-DASH, excluant l'épaule, et prenant en compte les gestes de la vie courante moderne. Les questions analysent: force, douleurs, mobilité et précision des pinces pollici-digitales.

QUICK-THUMB-FUNCTION

Cotation en 11 questions, numérotées de 1 à 5 :

Q1 -Q9 : « aucune difficulté » à « impossible »

1 : aucune difficulté,

2 : difficulté légère,

3 : difficulté moyenne,

4 : difficulté importante,

5 : impossible

Q10 : « aucune » à « extrême »

1 : pas du tout,

2 : un peu,

3 : moyennement,

4 : très,

5 : j'ai tendance à cacher ma main

Q11 : » pas du tout » à « insomnie »

1 : pas du tout,

2 : un peu,

3 : moyennement,

4 : très,

5 : insomnie

Q1 : Dévisser un couvercle neuf ou serré

Q2 : Tourner une clef dans une serrure

Q3 : Porter un sac à provision, à main, un cartable

Q4 : Couper la nourriture avec un couteau

Q5 : Se brosser les dents, se coiffer, écrire

Q6 : Tenir une assiette, une casserole, un portable

Q7 : S'épiler, presser un tube (dentifrice, crème)

Q8 : Activités manuelles (tournevis, marteau, jardin, tricot..)

Q9 : Etes-vous limité dans votre travail, ou une activité journalière en raison de problèmes liés à votre pouce ?

Q10 : Etes-vous gêné esthétiquement par l'aspect de votre main ?

Q11 : Votre sommeil est-il perturbé par les douleurs de votre pouce ?

Cet examen clinique servira en outre de base pour évaluer les résultats cliniques de la prothèse, dans le suivi régulier de celle-ci : 1 mois, 3 mois, 1 an, 2 ans, 5 ans, 10 ans, puis tous les 5 ans.

Il existe d'autres scores comme le Michigan Hand Questionnaire qui fait 11 pages….

Dans ce score on demande en fin de questionnaire le niveau de revenus, la race et le niveau scolaire du patient, ce qui ne fait partie des usages en Europe. En outre le remplissage systématique des 11 pages du questionnaire paraît difficile à imaginer en pratique quotidienne.

Conclusion

À la lecture de ce chapitre, l'interrogatoire et l'examen clinique de la main peuvent paraître fastidieux mais ils sont de la première importance dans le cadre d'une rhizarthrose du pouce, même si le diagnostic paraît évident.

Il permet de bien identifier toutes les structures concernées par l'affection qui touche la base du pouce et de faire le point sur son retentissement sur les articulations sus et sous-jacentes. Il permet également d'avoir un point de départ de la situation du pouce qui va servir de référence pour le suivi de la prothèse.

Références

[1] Gelberman RH, Boone S, Osei DA, Cherney S, Calfee RP. Trapeziometacarpal arthritis: a prospective clinical evaluation of the thumb adduction and extension provocative tests. *J Hand Surg Am* 2015; 40: 1285e1291.

[2] Beighton P, Solomon L, Soskolne CL. Articular mobility in an African population. *Annals of the Rheumatic Diseases* 1973; 35: 413-418.

[3] Hunter DJ, Zhang Y, Sokolove J, Niu J, Aliabadi P, Felson DT. Trapeziometacarpal subluxation predisposes to incident trapeziometacarpal osteoarthritis (OA): the Framingham Stuy. *Osteoarthritis and Cartilage* 2005; 13: 953-957.

[4] Moriatis Wolf J, Schreier S, Tomsick S, Williams A, Petersen B. Radiographic Laxity of the Trapeziometacarpal Joint Is Correlated With Generalized Joint Hypermobility. *J Hand Surg Am* 2011; 36: 1165-1169.

[5] Kapandji A. Cotation clinique de l'opposition et de la contre-opposition du pouce. *Ann Chir Main* 1986; 5: 67-73.

Annexe : Modèle de fiche d'évaluation.

EXAMEN ET SUIVI RHIZARTHROSE				
Date :			Numéro dossier :	
Nom	**Prénom**	**Date de naissance**	**manualité**	**côté atteint**
			D / G	D / G

Profession : Non manuel ◯ Manuel léger ◯ Manuel Lourd ◯

staut familial Retraité ◯ Bricolage/jardinage ◯ Isolé ◯

ANTECEDENTS

Médicaux Diabète ◯ rhumatisme inflammatoire ◯ Goutte ◯ tabac ◯

Traumatismes Entorse TM ◯ Fracture Rolando ◯ Fracture Bennet ◯ entorse MP ◯

Allergies métaux ◯ bijoux ◯ iode ◯ antibiotiques ◯

Chirurgie antérieure :

Taitements AINS : ◯ Antalgiques : ◯ Orthèse ◯
Infltrations (nbre) : PRP ◯ Ac. Hyaluronique ◯

INTERROGATOIRE

Durée des plaintes (mois) :					
Douleur (EVA) :	Intermittent ◯	Permanente ◯	à l'activité ◯		
	Au repos ◯	Nocturne ◯			
Localisation de la douleur (désignée par le patient)	TM post ◯	TM ant ◯	STT ant ◯	DQ ◯	FCR ◯
Tabatière ◯	FPL thénar ◯	Poulie A1 ◯	MP pouce ◯		

EXAMEN

Siège de la douleur (point douloureux à la pression)	TM post ◯	TM ant ◯	STT ant ◯	DQ ◯	FCR ◯
Tabatière ◯	FPL thénar ◯	Poulie A1 ◯	MP pouce ◯		

Test Grind test ◯ Test flexion TM ◯ Test extension TM ◯ Traction cisaillement ◯

Hyperextension IPP index ◯ si > 0 : Score de Beighton :

Atrophie Thénar : ◯ **Atrophie court abducteur :** ◯

MOBILITE

TM	Abduction (Dr / G)	Antépulsion (Dr / G)	Rétropulsion (Dr / G)	Kapandji Dr / G
MP	Ext (Dr / G)	Flex (Dr / G)	Laxité latérale MP Dr ◯	
			Laxité latérale MP G ◯	

Si hyperextension MP Dynamique ◯ Statique ◯ réductible ◯

IP	Ext (Dr / G)	Flex (Dr / G)

Force (Kg)	KP droit :	Douloureux ◯	KP gauche :	Douloureux ◯
	Grasp Dr :	Grasp G :		

Q DASH

Q Dash :

QUICK-THUMB-FUNCTION

Q1 : Difficulté à dévisser un couvercle neuf ou serré

aucune ○ Légère ○ moyenne ○ importante ○ impossible ○

Q2 : Difficultés à tourner une clef dans une serrure

aucune ○ Légère ○ moyenne ○ importante ○ impossible ○

Q3 : Difficultés à porter un sac à provision, à main, un cartable

aucune ○ Légère ○ moyenne ○ importante ○ impossible ○

Q4 : Difficultés à couper la nourriture avec un couteau

aucune ○ Légère ○ moyenne ○ importante ○ impossible ○

Q5 : Difficultés à se brosser les dents, se coiffer, écrire

aucune ○ Légère ○ moyenne ○ importante ○ impossible ○

Q6 : Difficltés à tenir une assiette, une casserole, un portable

aucune ○ Légère ○ moyenne ○ importante ○ impossible ○

Q7 : Difficultés à vous épiler, à presser un tube (dentifrice, crème)

aucune ○ Légère ○ moyenne ○ importante ○ impossible ○

Q8 : Difficultés dans les activités manuelles (tournevis, marteau, jardin, tricot..)

aucune ○ Légère ○ moyenne ○ importante ○ impossible ○

Q9 : Difficultés dans votre travail, ou une activité journalière à cause de votre pouce ?

aucune ○ Légère ○ moyenne ○ importante ○ impossible ○

Q10 : Êtes vous gêné par l'aspect esthétique de votre pouce?

Pas du tout ○ un peu ○ moyennement ○ fortement ○ je le cache ○

Q11 : Votre sommeil est-il perturbé par les douleurs de votre pouce

Pas du tout ○ un peu ○ moyennement ○ fortement ○ insomnie ○

6

Techniques d'imagerie de la trapézo-métacarpienne

Renaud Duché, Adil Trabelsi

L'obliquité du trapèze rend impossible l'analyse radiologique fine des différents interlignes péri-trapéziens par les radiographies simples du poignet ou de la main. Nous décrirons par ordre chronologique les divers clichés et incidences proposés pour l'analyse de la TMC ainsi que leur intérêt pour le planning pré-opératoire de cette chirurgie.

1. Incidences radiologiques

- Incidence de Robert
- Incidence en « Stress View »
- Incidence de Kapandji
- Incidence de Bett
- Incidence péri-trapézienne de Shin
- Incidence de Duché

• Incidence de ROBERT

Paul Robert (1936) a été le premier à publier la description d'une vue précise de l'articulation TMC pour évaluer l'arthrose de la base du pouce [1]. Il a décrit l'anatomie du trapèze et proposé une position particulière de la main pour obtenir une bonne vue antéropostérieure (AP) de l'articulation TMC.

Il propose un positionnement en pronation complète du pouce, plus facile à réaliser qu'une supination complète, pour positionner le trapèze parallèlement à la plaque radiographique ; l'interphalangienne (IP) est en extension et l'ongle repose sur la table *(Fig.1)*, le rayon est perpendiculaire à la plaque, centré sur le trapèze *(Fig. 2)*, mais il peut être incliné proximalement de 15° comme l'a suggéré Lewis en 1988 [2] pour créer une meilleure projection des limites articulaires distales palmaires et dorsales du trapèze.

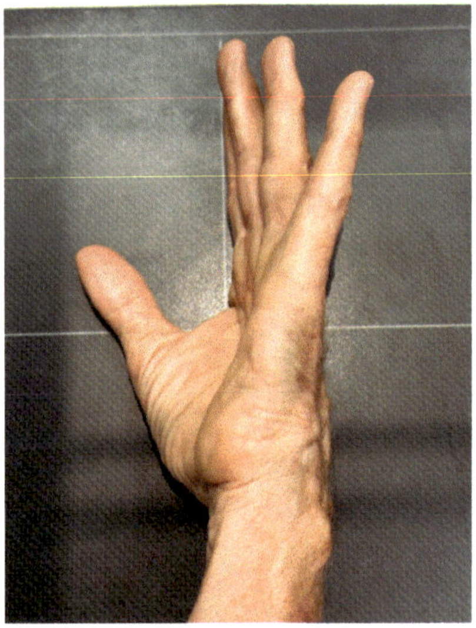

Figure 1 : Incidence de Robert.

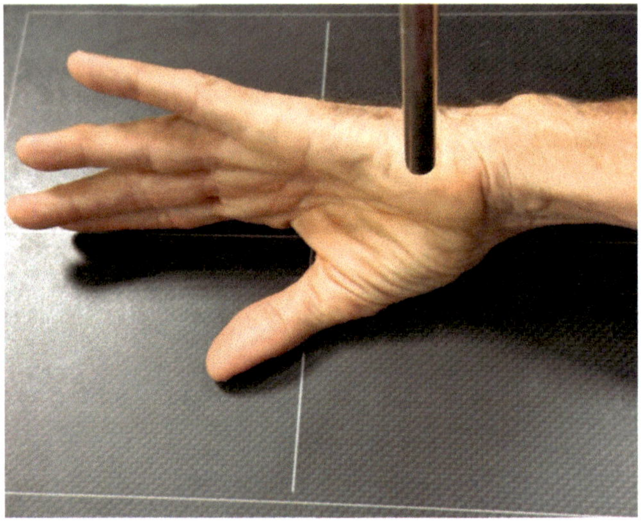

Figure 2 : Orientation du rayon incidence de Robert.

POINTS FORTS de ce cliché (cases colorées) *(Fig. 3)*

TRAPÈZE	M1	OSTÉOPHYTES	
HAUTEUR AP	BASE	ANTÉRIEUR	TRAPÈZE / M2
LARGEUR MÉDIO-LATÉRALE	BEC ANTÉRIEUR	DORSAL	TRAPÈZE /TRAPÈZOÏDE
PROFONDEUR	EXCENTRATION MÉDIALE	LATÉRAL	STT
CORNES	SUBLUXATION DORSALE	MÉDIAL	

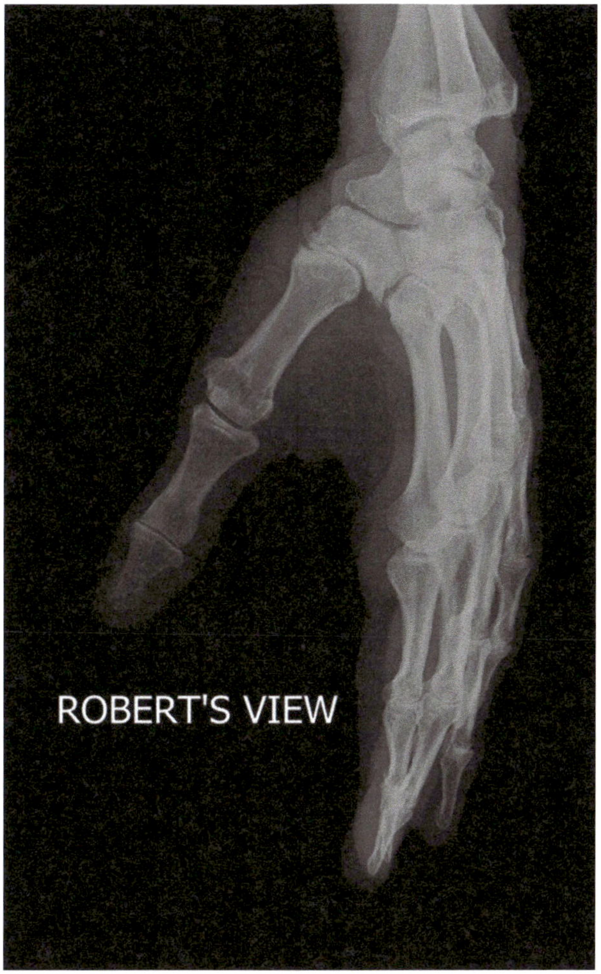

Figure 3 : Radiographie : incidence de Robert.

Incidence en « Stress-view »

Eaton et Littler ont décrit ce cliché pour la première fois en 1973 [3] soit neutre, soit en stress associant les 2 pouces. Ce cliché a été proposé pour rechercher une laxité métacarpo-trapézienne dans l'étude des instabilités.

Clancey (1989) a noté que la vue avait été prise en projection PA (et non AP comme décrit précédemment) [4]. En effet, il est physiquement impossible d'obtenir une vue AP des deux pouces côte à côte. Wolf *et al.* (2009) ont optimisé la position préconisée grâce à un support de main en mousse [5].

Ce cliché est obtenu avec les coudes fléchis à 90°, une pronation de 45°, la MP neutre voire à 10° de flexion et les articulations IP en extension ; les pulpes radiales des 2 pouces s'opposant et se touchant. Le cliché est neutre sur une position tenue et en stress si les 2 pouces se font contre-appui. Le rayon est centré sur le trapèze et est oblique par rapport à la plaque de 25° pour être perpendiculaire à l'interligne trapézo-métacarpien *(Fig. 4 et 5)*.

Ce cliché permet par ailleurs de visualiser la MP de face et son éventuelle instabilité médio-latérale.

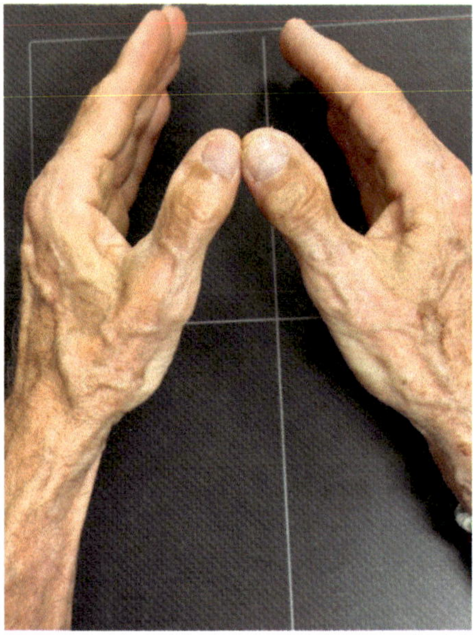

Figure 4 : Incidence en stress view.

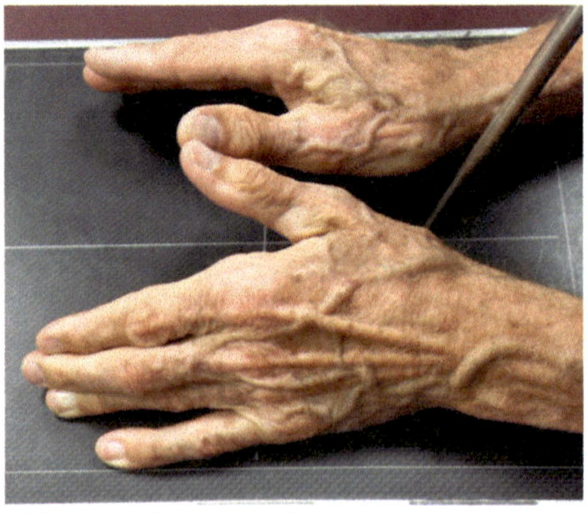

Figure 5 : Rayon incidence en stress view.

POINTS FORTS de ce cliché *(Fig. 6)*

TRAPÈZE	M1	OSTÉOPHYTES	
HAUTEUR AP	BASE	ANTÉRIEUR	TRAPÈZE / M2
LARGEUR MÉDIO-LATÉRALE	BEC ANTÉRIEUR	DORSAL	TRAPÈZE /TRAPÈZOÏDE
PROFONDEUR	EXCENTRATION MÉDIALE	LATÉRAL	STT
CORNES	SUBLUXATION DORSALE	MÉDIAL	

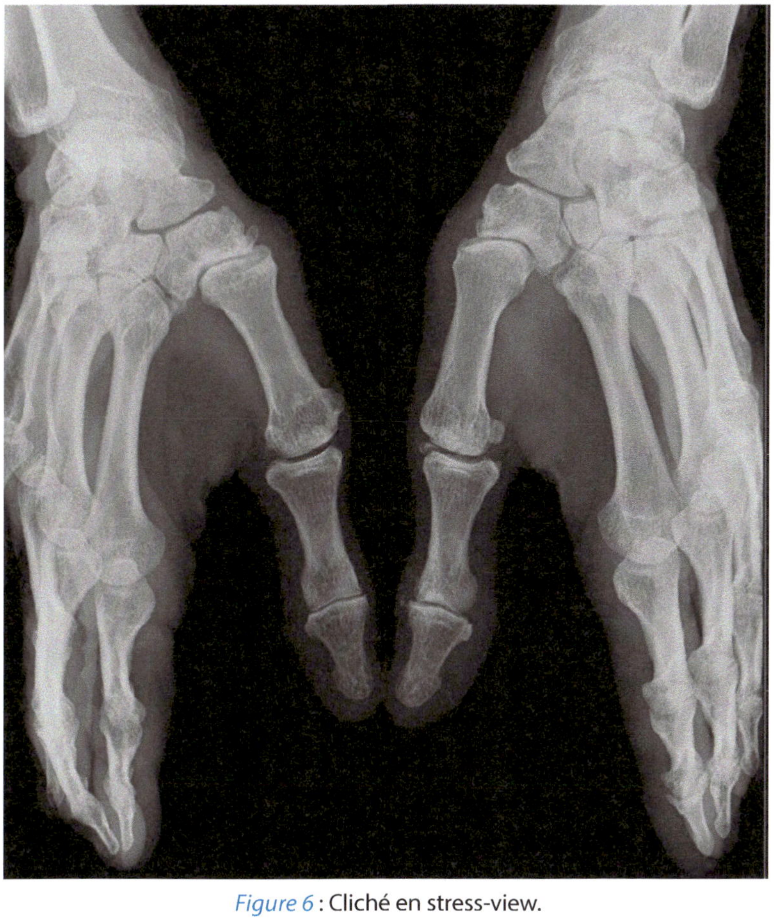

Figure 6 : Cliché en stress-view.

Incidence de Kapandji

Kapandji *et al.* (1980) ont apporté une réelle avancée dans l'imagerie TMC [6]. Sa vue latérale est en effet le premier cliché permettant d'apprécier le bec antérieur de M1, si importante dans le futur développement des chirurgies prothétiques. Cette **vue latérale** permet d'explorer la courbure convexe du trapèze et l'axe de flexion-extension des articulations MP et IP.

Pour cette vue latérale, le poignet est en pronation complète et en extension de 20°, ce qui est plus simple pour positionner la colonne du pouce en abduction de 20° de sorte que le pouce soit dans la continuité de l'avant-bras ; le pouce repose ainsi sur la plaque et l'ongle lui est perpendiculaire. Le rayon est perpendiculaire à la plaque, centré sur la MP *(Fig. 7 et 8)*. Un bon cliché obtient une superposition correcte des deux condyles de M1 et des sésamoïdes. Il est possible de réaliser des clichés dynamiques en flexion et en extension complète de la colonne du pouce.

L'hyper-extension de la MP sera au mieux appréciée sur ce cliché.

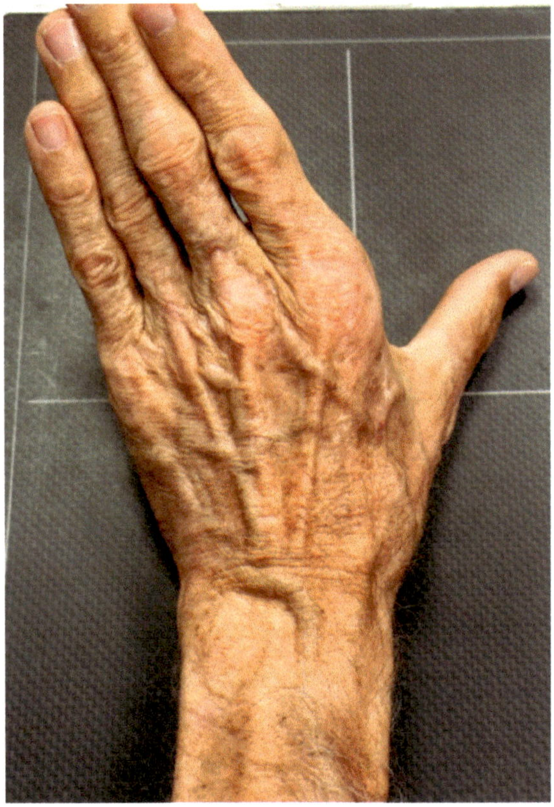

Figure 7 : Vue latérale de Kapandji.

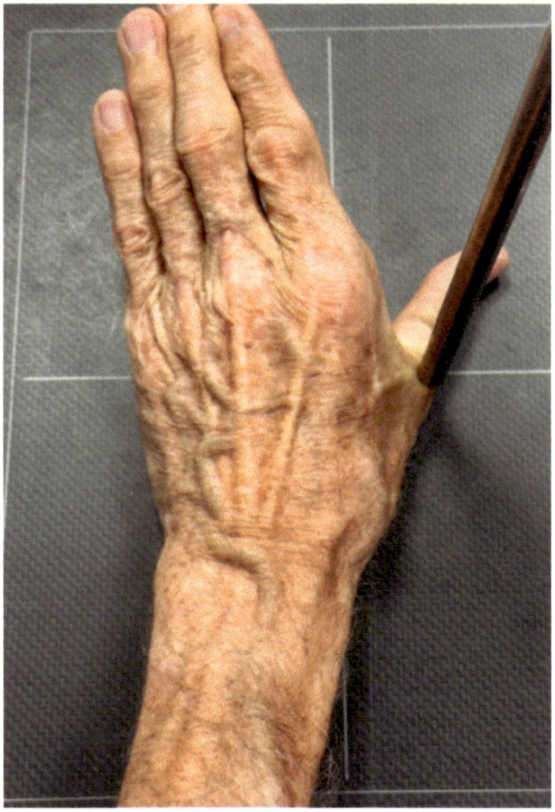

Figure 8 : Rayon incidence latérale de Kapandji.

POINTS FORTS de ce cliché *(Fig. 9)*

TRAPÈZE	M1	OSTÉOPHYTES	
HAUTEUR AP	BASE	ANTÉRIEUR	TRAPÈZE / M2
LARGEUR MÉDIO-LATÉRALE	BEC ANTÉRIEUR	DORSAL	TRAPÈZE /TRAPÈZOÏDE
PROFONDEUR	EXCENTRATION MÉDIALE	LATÉRAL	STT
CORNES	SUBLUXATION DORSALE	MÉDIAL	

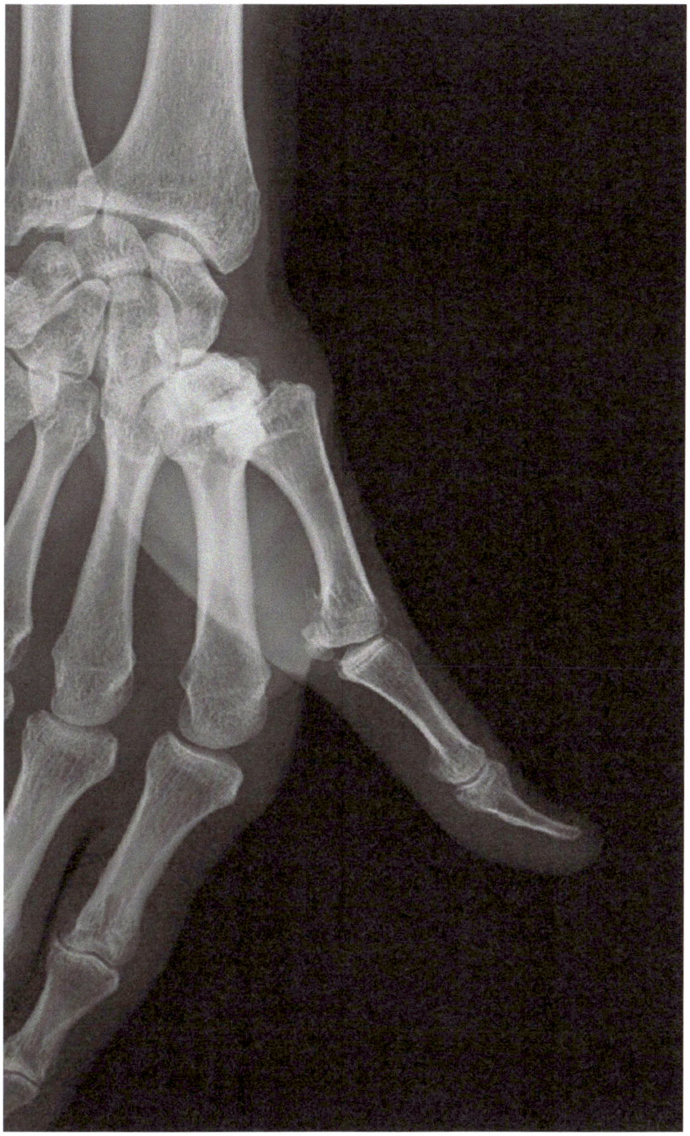

Figure 9 : Cliché incidence latérale de Kapandji.

La **vue postéro-antérieure** (PA) explore la courbure concave du trapèze et l'axe d'anté/rétropulsion de la colonne du pouce.

Pour cette vue PA, le poignet est en pronation discrète et en inclinaison ulnaire de 10°, le pouce est en position de repos, l'ongle parallèle à la plaque.

Le rayon est centré sur l'articulation MP et incliné proximalement de 30° pour enfiler l'interligne trapézo-métacarpien *(Fig. 10 et 11)*. Le cliché est jugé correct si les sésamoïdes coïncident avec la tête métacarpienne. Il est également possible de faire des clichés dynamiques en antépulsion (éloignement maximal du pouce) et en rétropulsion (rapprochement de la colonne du pouce vers l'index) à la condition de toujours garder le plan de l'ongle parallèle à la plaque. Ceci nous montre le déplacement de la base de M1 comme dans les recherches d'instabilité dans les vues en stress.

Ce cliché simule par ailleurs parfaitement la position opératoire du pouce pour ceux qui utilisent une voie d'abord dorso-latérale.

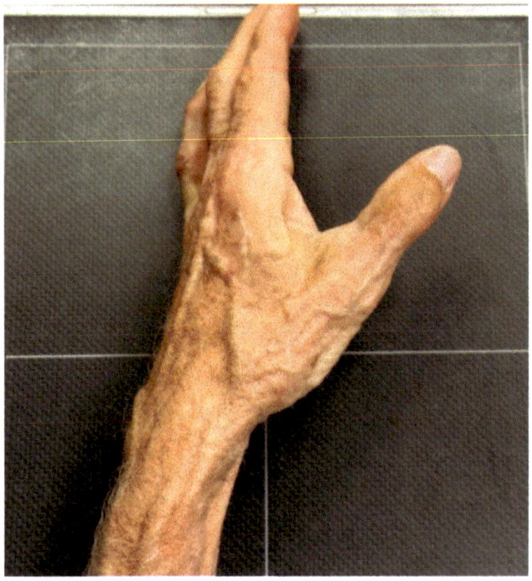

Figure 10 : Vue postéro-antérieure de Kapandji.

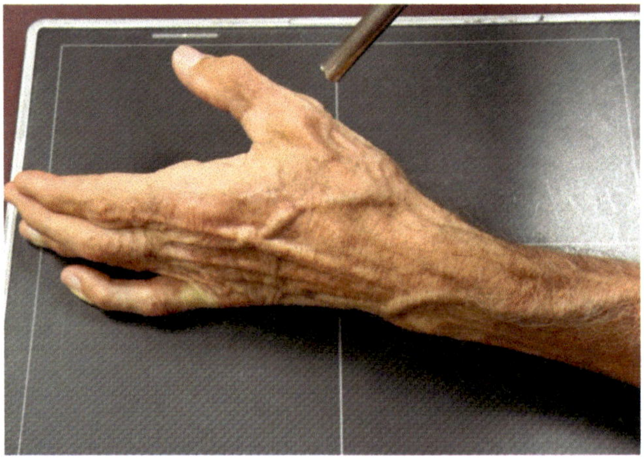

Figure 11 : Rayon incidence postéro-antérieure de kapandji.

POINTS FORTS de ce cliché *(Fig. 12)*

TRAPÈZE	M1	OSTÉOPHYTES	
HAUTEUR AP	BASE	ANTÉRIEUR	TRAPÈZE / M2
LARGEUR MÉDIO-LATÉRALE	BEC ANTÉRIEUR	DORSAL	TRAPÈZE /TRAPÈZOÏDE
PROFONDEUR	EXCENTRATION MÉDIALE	LATÉRAL	STT
CORNES	SUBLUXATION DORSALE	MÉDIAL	

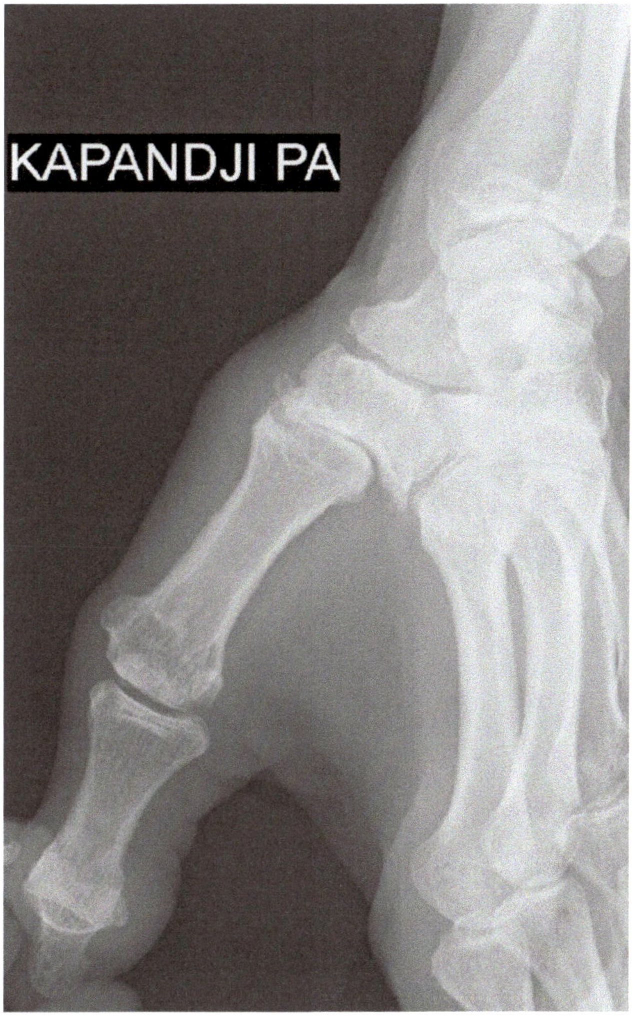

Figure 12 : Cliché postéro-antérieur de Kapandji.

Incidence de Bett

Cette incidence permet d'isoler le trapèze des os environnants et dégage les rapports précis avec la base de M2, le trapézoïde et le pôle distal du scaphoïde [7]. Il visualise au mieux l'ostéophyte médial du trapèze.

L'avant-bras est surélevé par rapport à la plaque, le poignet en position neutre, le pouce est alors positionné en abduction et en extension. Le faisceau est centré sur l'articulation STT perpendiculairement à la plaque *(Fig. 13 et 14)*.

Wollstein *et al.* ont décrit en 2005 une modification [8] avec le poignet positionné en extension et en déviation ulnaire, afin d'obtenir une meilleure exposition du côté ulnaire de l'articulation STT, articulation également explorée différemment par Brown en 2020.

Van Royen *et al.* (2023) ajoutent une vue PA du poignet en déviation ulnaire et radiale pour évaluer le rétrécissement dynamique de l'articulation STT [9].

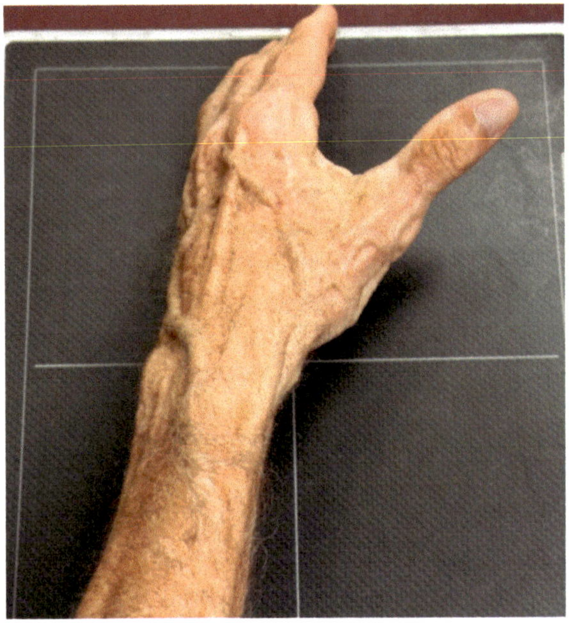

Figure 13 : Incidence de Bett.

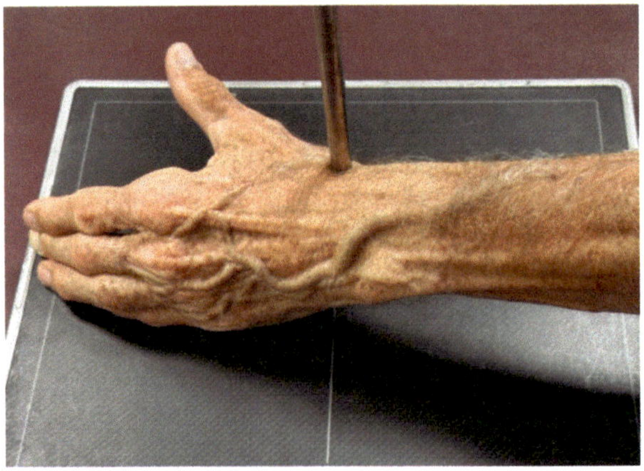

Figure 14 : Rayon incidence de Bett.

POINTS FORTS de ce cliché *(Fig. 15)*

TRAPÈZE	M1	OSTÉOPHYTES	
HAUTEUR AP	BASE	ANTÉRIEUR	TRAPÈZE / M2
LARGEUR MÉDIO-LATÉRALE	BEC ANTÉRIEUR	DORSAL	TRAPÈZE /TRAPÈZOÏDE
PROFONDEUR	EXCENTRATION MÉDIALE	LATÉRAL	STT
CORNES	SUBLUXATION DORSALE	MÉDIAL	

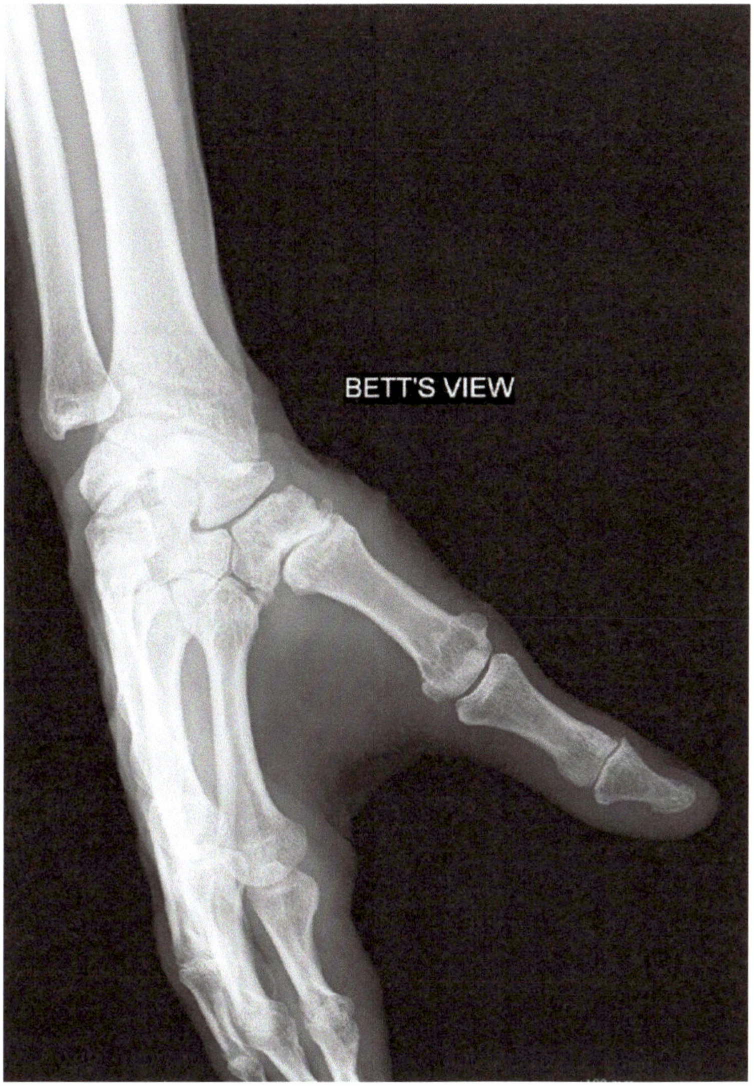

Figure 15 : Cliché incidence de Bett.

Incidence péri-trapézienne de Shin

Shin *et al* ont proposé en 2018 [10] un nouveau cliché explorant toutes les faces péri-trapéziennes. Ce cliché est néanmoins difficile à réaliser et la position n'est pas facile à tenir pour le patient.

C'est la raison pour laquelle ils ont utilisés un moule 3D pour guider la position de la main *(Fig. 16)*. Cette position associe un poignet à 60° de flexion, 30° d'inclinaison ulnaire plutôt en discrète pronation. Le pouce est en abduction de 30 à 40° et en pronation de 10°, le rayon est centré sur la STT *(Fig. 17)*. Comparée à l'incidence de Robert, la vue péritrapézienne s'est avérée avoir une meilleure fiabilité inter et intra-observateur pour l'articulation trapézo-métacarpienne et l'articulation trapézo-trapézoïdale mais dans notre expérience, ce cliché n'apporte pas plus de renseignements que l'incidence de Bett bien effectuée.

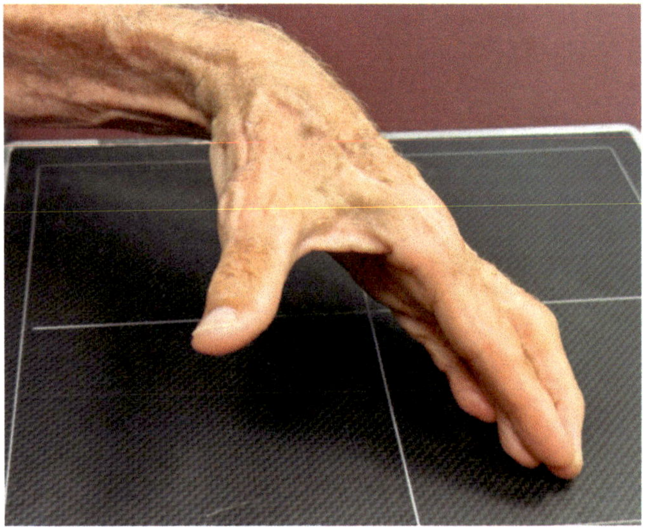

Figure 16 : Incidence de Shin.

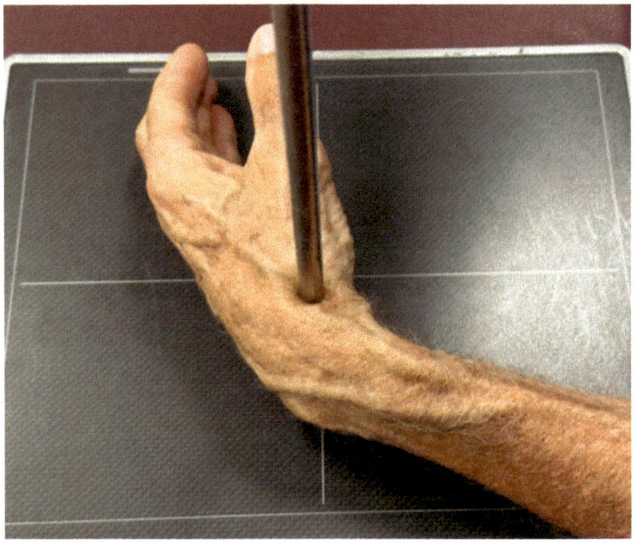

Figure 17 : Rayon incidence de shin.

POINTS FORTS de ce cliché *(Fig. 18)*

TRAPÈZE	M1	OSTÉOPHYTES	
HAUTEUR AP	BASE	ANTÉRIEUR	TRAPÈZE / M2
LARGEUR MÉDIO-LATÉRALE	BEC ANTÉRIEUR	DORSAL	TRAPÈZE /TRAPÈZOÏDE
PROFONDEUR	EXCENTRATION MÉDIALE	LATÉRAL	STT
CORNES	SUBLUXATION DORSALE	MÉDIAL	

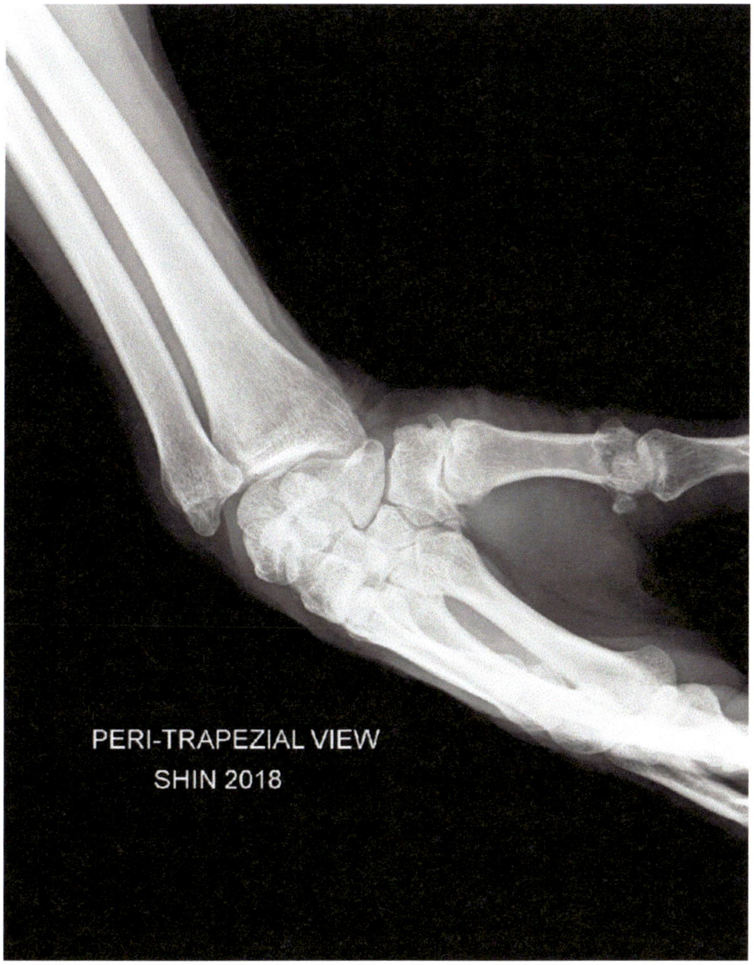

Figure 18 : Cliché incidence de Shin.

Incidence de Duché

Duché *et al.* ont proposé en 2022 [11] une radiographie postéro-antérieure (PA) de la main et du poignet posés à plat sur la plaque avec une abduction de 45° de la colonne du pouce par rapport à l'index, dernier étant dans l'axe de l'avant-bras *(Fig. 19)*. Le rayon est perpendiculaire à la plaque et centré sur le poignet.

L'analyse des deux lignes passant par le bord médial du premier métacarpien (M1) et le bord latéral du deuxième métacarpien (M2) montre qu'elle se rejoignent au niveau des bases M1-M2 juste en aval des ligaments intermétacarpiens *(Fig. 20)*.

Ceci définit le concept d'arche M1/M2 encore dénommé cintre métacarpien. Cette arche existe depuis la naissance et se maintient tant qu'elle n'est pas altéré par une pathologie dégénérative ou traumatique de l'articulation trapézo-métacarpienne. Elle est le reflet exact de la longueur anatomique de la colonne du pouce et traduit indirectement la tension physiologique des muscles et tendons du pouce.

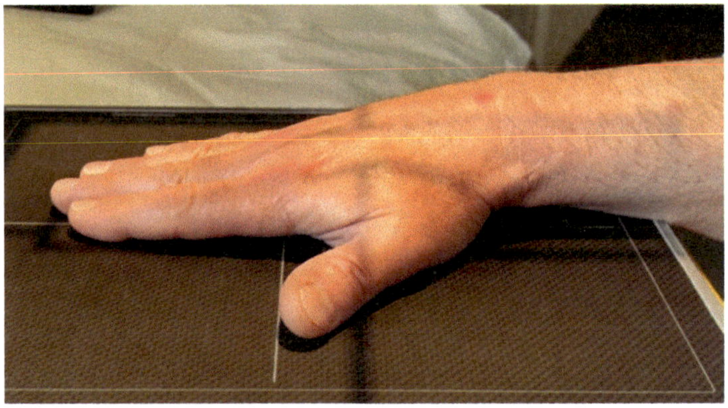

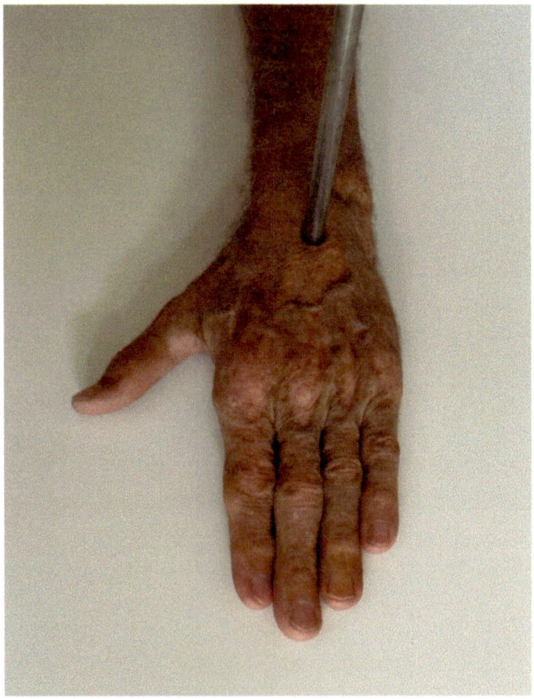

Figure 19 : Incidence de Duché.

POINTS FORTS de ce cliché

- ARCHE M1 M2 et longueur de la colonne du pouce
- Subluxation de M1 / Augmentation de l'écart M1 M2
- Ostéophyte externe du Trapèze

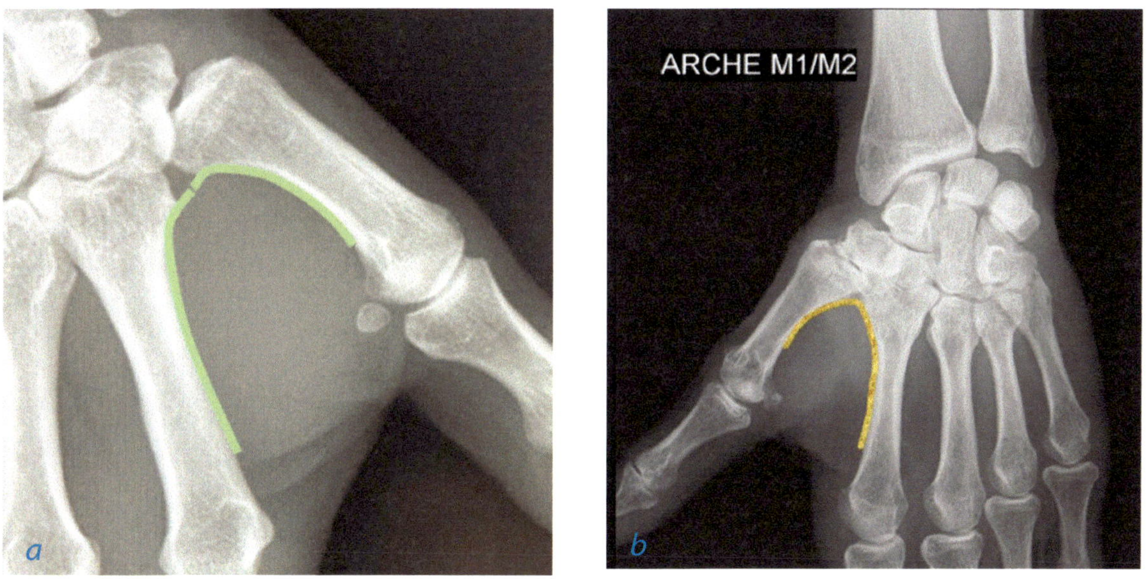

Figure 20 : Cliché arche M1/M2 de Duché. a : arche M1 M2 physiologique ; b : arche M1 M2 conservée sur une rhizarthrose centrée.

Références

[1] Robert P. La radiographie de l'articulation trapézo-métacarpienne. Les arthroses de cette jointure. *Société de Radiologie Méd de France,* Bulletins. 1936, 24: 687–9.

[2] Lewis S. New angles on the radiographic examination of the hand. II. *Radiogr Today.* 1988, 54: 29.

[3] Eaton RG, Littler JW. Ligament reconstruction for the painful thumb carpometacarpal joint. *J Bone Joint Surg Am.* 1973;55:1655–1666.

[4] Clancey GJ. Radiograph assessment of the basal thumb joint. *Orthop Nurs.* 1989, 8: 58–9.

[5] Wolf JM, Oren TW, Ferguson B, Williams A, Petersen B. The carpometacarpal stress view radiograph in the evaluation of trapeziometacarpal joint laxity. *J Hand Surg Am.* 2009, 34: 1402–6.

[6] Kapandji A, Moatti E, Raab C. La Radiographie spécifique de l'articulation trapézo-métacarpienne. Sa technique. Son intérêt. *Ann Chir.* 1980, 34: 719–26.

[7] Taleisnik J. The Wrist, 1st Edn. New York, Churchill Livingstone, 1985: 95–6.

[8] Wollstein R, Wandzy N, Mastella DJ, Carlson L, Watson HK. A radiographic view of the scaphotrapezium-trapezoid joint. *J Hand Surg Am.* 2005, 30: 1161–3.

[9] Van Royen K, Van Royen A, Vanmierlo B, Goorens CK, De Vos J, Goubau J. Radiological imaging of the trapeziometacarpal joint: a historical and clinical perspective. *J Hand Surg Eur* Vol. 2023 Feb;48(2):90-100.

[10] Shin YH, Kim J, Baek GH. The peritrapezial view: new radiograph for evaluating joints around trapezium. *J Orthop Surg (Hong Kong).* 2018, 26: 1

[11] Duché R, Trabelsi A. The concept of first metacarpal M1-M2 arch. New interest in trapezio-metacarpal prostheses. *Hand Surg Rehabil.* 2022 Apr;41(2):163-170

[12] Duerinckx J, Caekebeke P. Trapezium anatomy as a radiographic reference for optimal cup orientation in total trapeziometacarpal joint arthroplasty. *J Hand Surg Eur Vol.* 2016 Nov;41(9):939-943.

2. Planning pré-opératoire

Idéalement, tous les clichés radiographiques pré-opératoires doivent être réalisés à taille réelle ; ceci permet d'utiliser les calques de prothèses mis à disposition par les fabricants.

La voie d'abord est affaire d'habitude chirurgicale et conditionnera l'exposition préférentielle du trapèze [1].

1er métacarpien

La forme de la base de M1 importe peu puisqu'elle est amenée à être réséquée quelle que soit la technique ou la prothèse.

Le niveau de coupe de M1 peut être déterminé radiologiquement par l'utilisation d'un calque prothétique complet de la prothèse choisie *(Fig. 21)*. L'incidence de Duché [2] est idéale pour ce test et permet en outre d'apprécier l'arche M1/M2 *(Fig. 22)*.

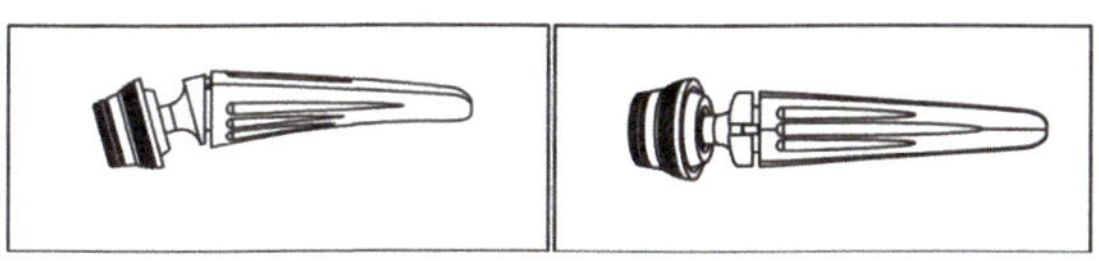

Figure 21 : Calques prothèse TM : Profil-Face.

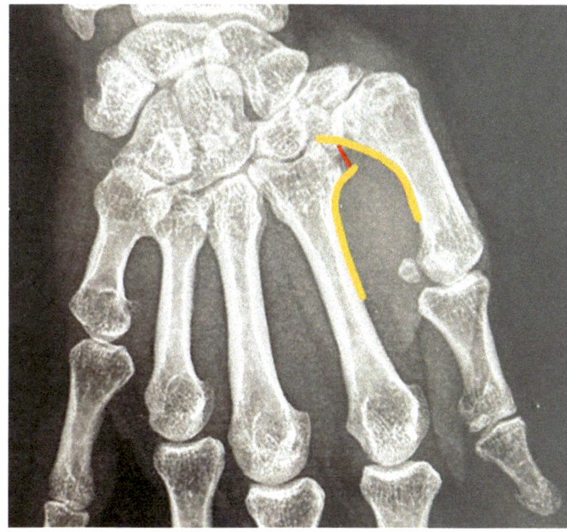

Figure 22 : Arche M1/M2 [2].

Si l'on positionne la cup trapézienne en position chirurgicale sur le trapèze (fond de cupule parallèle à la surface articulaire proximale du trapèze = PAST) *(Fig. 23)* [3], cela nous donne le niveau de coupe exact sur la base de M1 qui peut être mesurée en mm sur un cliché à taille réelle *(Fig. 24)*. Cette notion est fondamentale car les fabri-

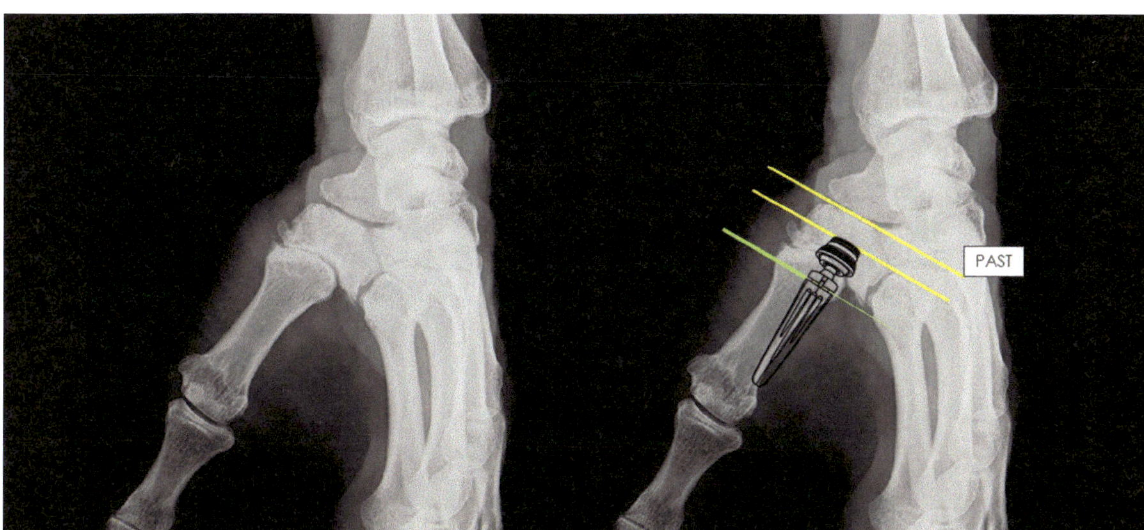

Figure 23 : Niveau de coupe proximale de M1 (Face).

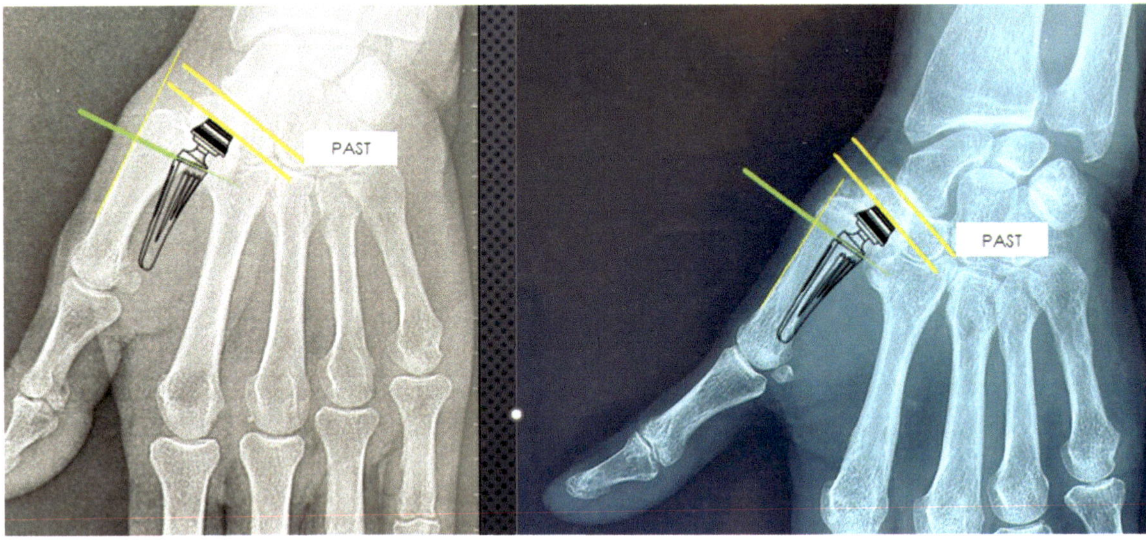

Figure 24 : Niveau de coupe proximale de M1 (Profil).

cants proposent en règle générale dans leur ancillaire de pose un instrument unique permettant de calculer la résection de base de M1. Or, ceci est illogique puisque la taille de résection sera totalement différente chez une patiente de 1,50 m et chez un homme de 1,90 m.

Il faut ensuite bien appréhender le bec antérieur de M1. C'est le cliché latéral de Kapandji qui en donne la meilleure image. Cette pointe de M1 est responsable de l'éculement de la partie supérieure dorsale du trapèze dans les formes subluxées dorsales importantes ; Sa résection telle que dessinée en jaune hachuré *(Fig. 25)* est nécessaire pour :

- Faciliter le déplacement antérieur de M1 après le *release* interne et antérieur afin d'exposer le trapèze de manière optimale.
- Supprimer le risque d'effet came en flexion.

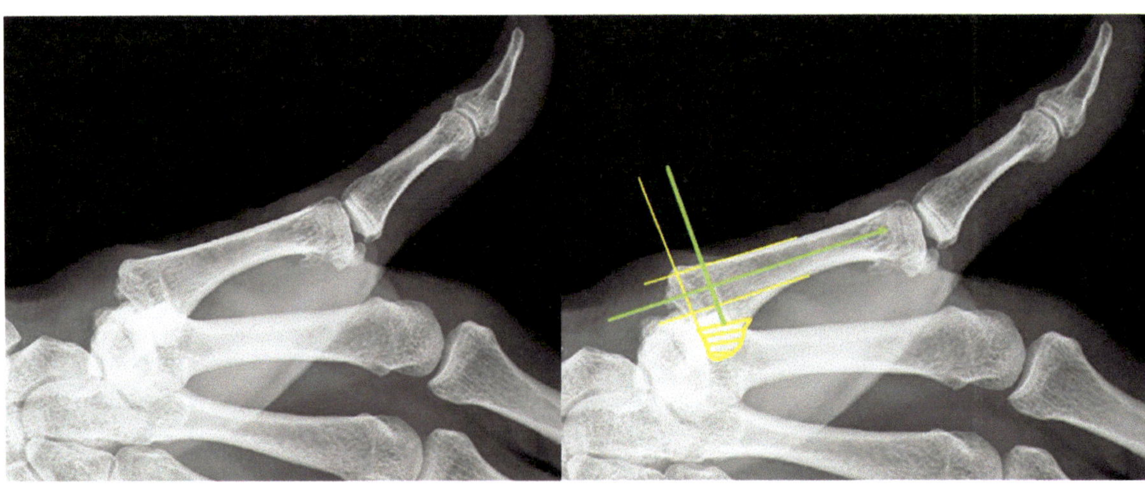

Figure 25 : *Volar beak* de M1 [4].

La taille de la tige prothétique peut aisément être déterminée par les calques de prothèses. Cependant, ces calques vont nous donner la taille maximale possible. En fonction de la qualité de l'os spongieux, il n'est pas forcément nécessaire de placer la plus grosse tige, mais la première qui aura une tenue mécanique évidente. La recherche d'un contact cortical n'est donc plus obligatoire ce que soulignent Duerinckx *et al.* [5]. Il y aurait moins de risque de stress shielding à long terme et l'ablation d'une tige prothétique en cas de reprise serait plus aisée, en permettant le passage des broches tout autour de la tige pour la libérer plus facilement.

Trapèze

Il faut différencier les éléments apportés par les divers clichés radiographiques et ce dont nous avons besoin en vue d'une chirurgie prothétique.

L'angle de dévers a été défini par Kapandji [6] en 1993 puis comme « *Trapezial tilt* » par Bettinger en 2001 [7]. Il est défini par l'angle formé entre l'axe du 2e métacarpien et la surface articulaire distale du trapèze (DAST) sur un cliché PA de Kapandji *(Fig. 26)*, ce qu'il dénommait « ligne de la selle ».

Cet angle peut varier avec la position du pouce selon Garcia-Elias *et al.* [8].

L'angle de dévers moyen est de 129° à 135° et un angle supérieur à 140° définira le trapèze dysplasique [9-10].

L'angle d'inclinaison du trapèze proposé par Van Royen *et al.* [11-12] serait un meilleur moyen d'apprécier la dysplasie du trapèze car les surfaces articulaires sont dans le même plan. Cet angle est de 8° à 10° et le trapèze dysplasique se définit à partir d'un angle de 16° sur un cliché en vue péri-trapézienne *(Fig. 27)*.

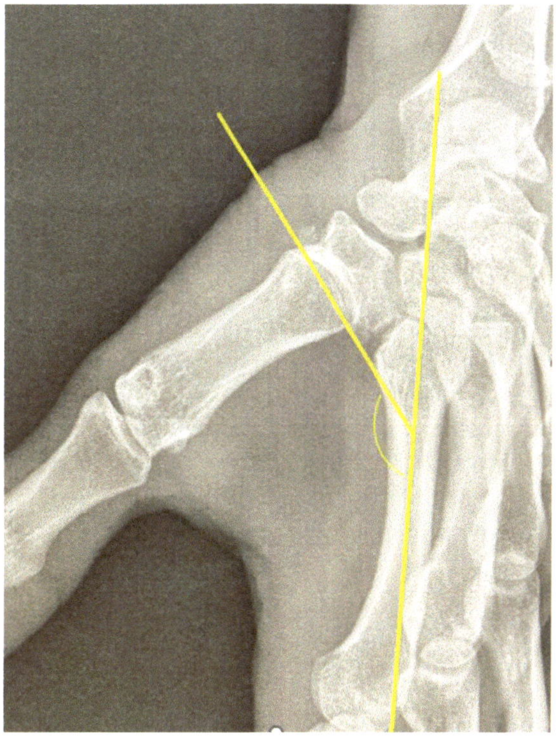

Figure 26 : Angle de dévers.

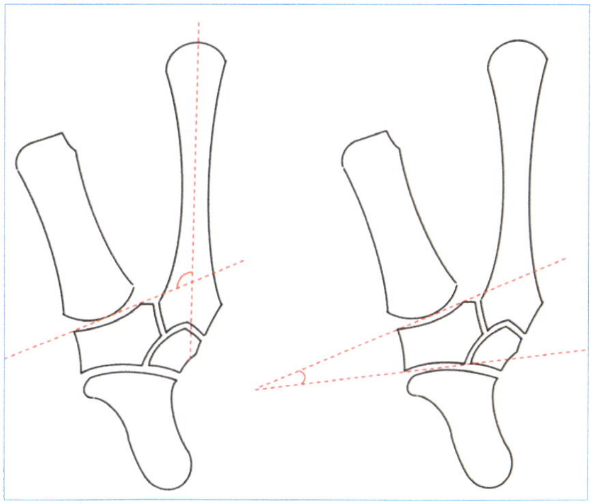

Figure 27: Angle de dévers/Angle d'inclinaison du trapèze [11].

Cette mesure ne sera pas applicable sur un trapèze arthrosique en raison de la modification de la DAST par les ostéophytes ou de la PAST par une arthrose STT associée. Mais les coupes réalisées sur le trapèze vont chercher à normaliser cet angle, voire le ramener à 0° puisque l'on recherche un positionnement du fond de cupule parallèle à la PAST et l'équateur de la cupule parfaitement alignée sur la DAST [3-4].

Outre la forme du trapèze, le bilan d'une chirurgie prothétique doit s'attacher à recueillir la largeur médio-latérale, l'épaisseur antéro-postérieure et la profondeur du trapèze afin de préciser si l'implantation d'une cupule est possible.

Il nous semble plus logique d'utiliser les clichés radiographiques centrés sur le trapèze pour mesurer au mieux ces éléments. Nous préférons donc utiliser l'incidence de Robert, de Bett *(Fig. 28)* ou de Shin pour apprécier la largeur médio-latérale et la profondeur du trapèze.

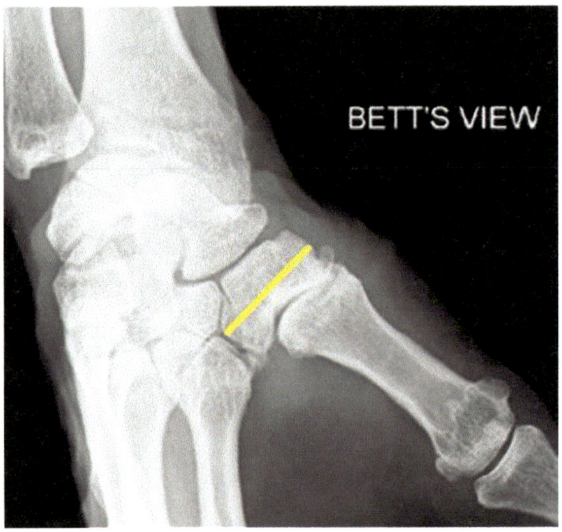

Figure 28 : Incidence de Bett : largeur du trapèze.

Largeur médio-latérale

Le diamètre des cupules disponibles sur le marché est de 9 ou 10 mm. Il est donc admis qu'un trapèze de 15 mm de largeur permettra de conserver un mur spongieux médial et latéral d'au moins 2 à 3 mm. Loisel [13] rapporte dans une étude sur 20 spécimens cadavérique que les dimensions moyennes d'un trapèze sont de 22,8 en largeur, 15,5 en épaisseur et 15,2 mm en profondeur. Il faut cependant ne prendre en compte que le corps du trapèze puisque cette largeur peut être faussée par un volumineux ostéophyte latéral comme on peut le voir sur le cliché suivant *(Fig. 29)*.

La profondeur / hauteur du trapèze (H) peut être mesurée sur un trapèze de face ou sur un profil de Kapandji *(Fig. 30 et 31)*. Cette profondeur est un élément très important car elle est au centre d'une discussion actuelle sur la profondeur minimale nécessaire pour envisager une arthroplastie prothétique. Il est bien évident que par rapport aux mesures cadavériques rapportées par Loisel, le trapèze arthrosique va voir sa profondeur diminuer à mesure de l'évolution de la pathologie ce qui est authentifié par le ratio Thumb OA de Ladd *et al.* [16]. Pour Decot *et al.*, la limite chirurgicale serait de 8 mm [17] d'après les mesures effectuées sur des trapèzes arthrosiques en se référant à la classification d'Eaton-Littler. La profondeur des cupules disponibles sur le marché est de 4 à 5 mm. Certaines cupules (tronconiques) peuvent être posées suspendues selon les habitudes des chirurgiens. Nous pensons donc qu'il est possible d'implanter une cupule jusqu'à une profondeur de trapèze de 6 mm pour laisser un stock osseux minimal de 2 mm en fond de cupule et ce, sans entrer dans le débat entre cupule sphérique et tronconique.

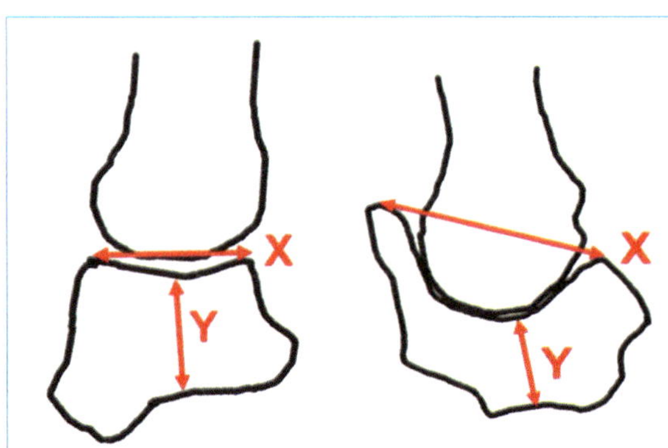

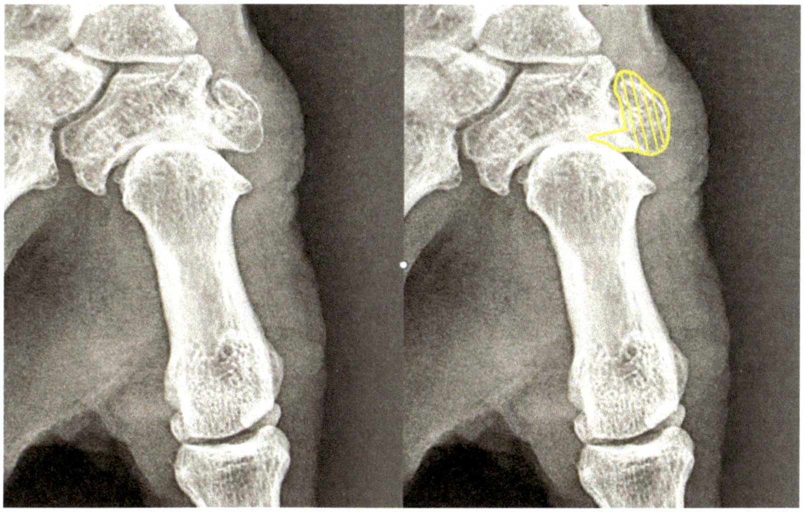

Figure 29 : Ostéophyte latéral du trapèze.

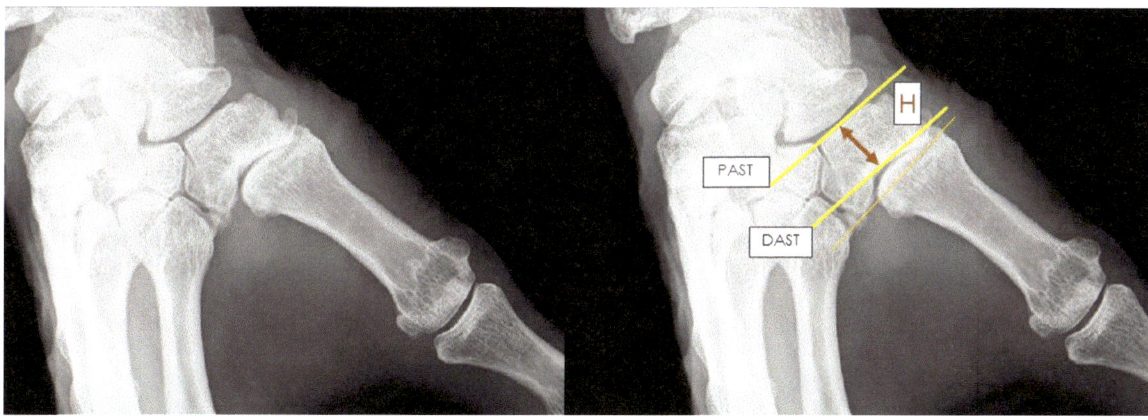

Figure 30 : Mesure de la hauteur du trapèze (Face).

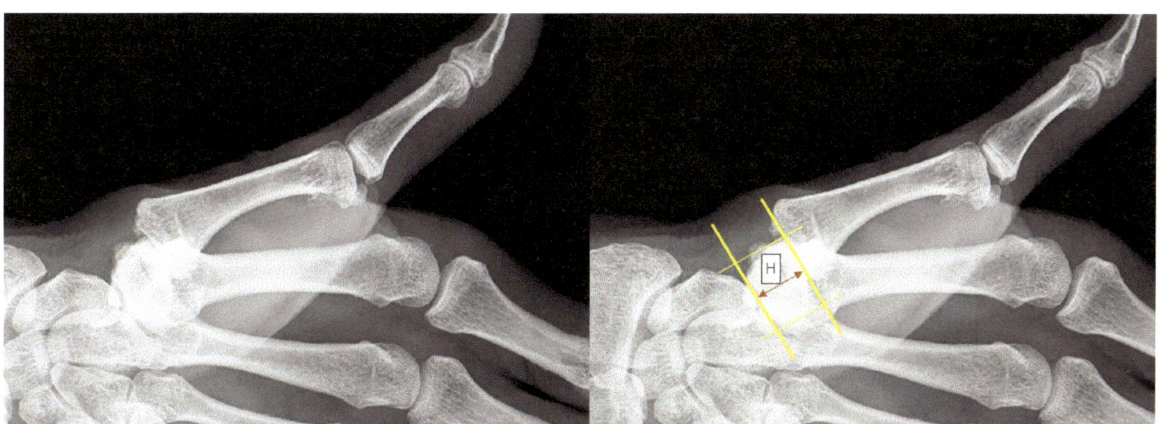

Figure 31 : Mesure de la hauteur du trapèze (Profil).

L'épaisseur antéro-postérieure du trapèze est plus difficile à voir sur les clichés radiographiques. On peut essayer de l'appréhender sur le cliché latéral de Kapandji mais les superpositions du trapézoïde et de la base du 2e métacarpien sont gênantes. Dès lors que les dimensions du trapèze ont été parfaitement appréhendées sur ces divers clichés radiographiques, le travail préparatoire peut continuer avec la visualisation des surfaces articulaires proximales et distales du trapèze. Le dessin de ces lignes montre le travail qui doit être réalisé sur les cornes médiales et latérales du trapèze *(Fig. 32)*, le but étant de positionner la cupule strictement parallèle à la surface articulaire distale du trapèze avec un fond de cupule parallèle à la surface articulaire proximale tel que défini par Lajoinie [3], Duerinckx [18], Brauns [19] et Lussiez [20]. L'analyse du niveau de coupe prend en référence la partie centrale du trapèze qui servira de guide fiable en per-opératoire.

Toute erreur de positionnement de la cupule entraînera d'une part un risque d'instabilité prothétique induisant un risque de luxation et d'autre part un risque augmenté d'effet came intra prothétique préjudiciable parce que facteur d'usure et également facteur de luxation *(Fig. 33)*.

Reste la question essentielle du centrage optimal de la cupule qui conditionne la réussite d'une chirurgie prothétique. Les travaux d'Athlani *et al.* [21] ont souligné l'importance de la résection des cornes médiales et latérales du trapèze.

L'absence de résection de la corne médiale entraîne automatiquement une erreur de centrage avec une cupule trop latérale.

La préparation d'un centrage idéal requiert l'utilisation d'une broche guide qui permettra d'assurer le fraisage le plus précis possible. De nombreux auteurs [2, 3, 16, 17, 18] conseillent l'utilisation de l'amplificateur de brillance, surtout en période de courbe d'apprentissage, pour contrôler le positionnement de cette broche-guide. Il faut utiliser une vue de Robert ou de Bett pour le centrage de face et une vue latérale de Kapandji pour le centrage de profil. Un centrage optimal permet de conserver un stock osseux équivalent de part et d'autre de la cupule [18], ce qui favorise certainement la tenue et l'intégration de la cupule à long terme.

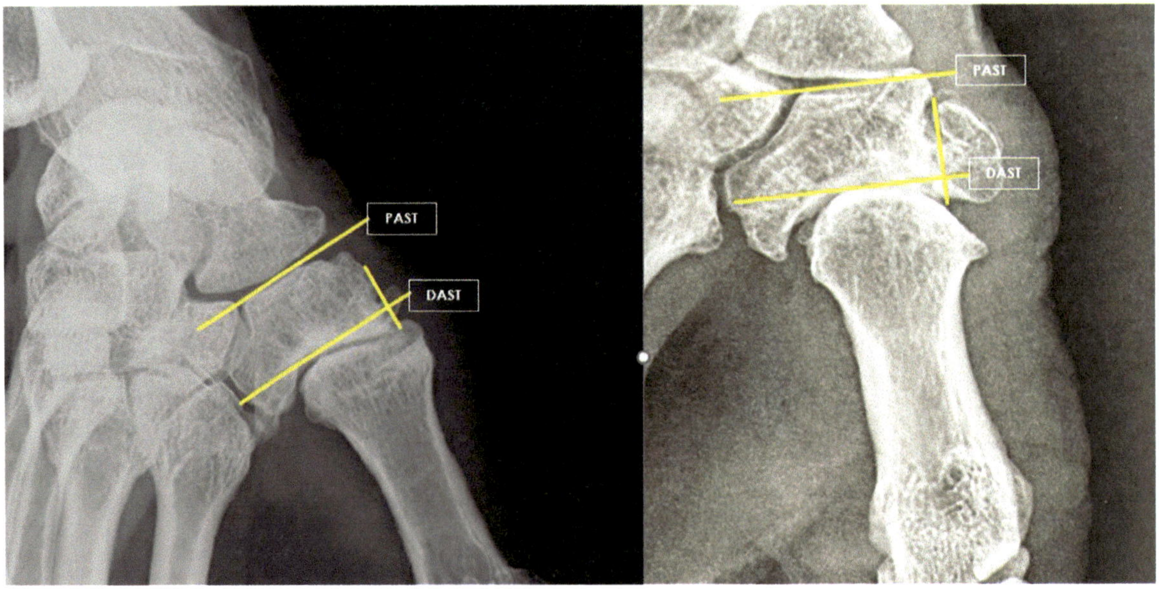

Figure 32 : Tracés préparatoires trapéziens.

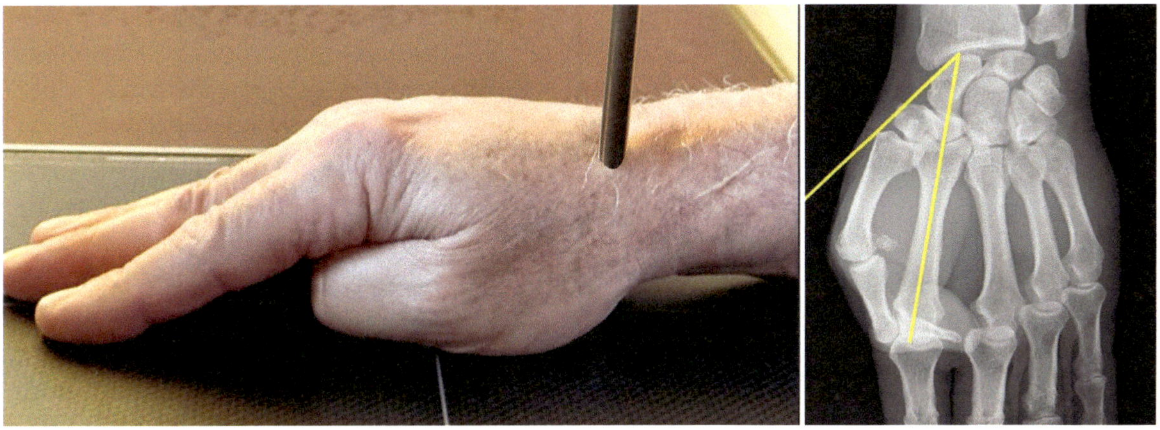

Figure 33 : Ratio de subluxation radiale [14].

Il en est de même pour le ratio de subluxation radiale rapporté par Wolff [14] sur un cliché en stress view, puis par Kurosawa [15] En effet, la libération articulaire associée à la coupe de la base de M1 a pour but de replacer le 1er métacarpien exactement en face du trapèze quand la cupule est parfaitement centrée.

Ce ratio témoigne essentiellement de la subluxation du 1er métacarpien dans les dysplasies et de la laxité ligamentaire associée *(Fig. 33)*.

Références

[1] Tchurukdichian A, Lussiez B. Surgical approaches to the trapeziometacarpal joint for the insertion of implants and prostheses (non-arthroscopy). *Hand Surgery and Rehabilitation* 202140SS29–S32.

[2] Duché R, Trabelsi A. The concept of first metacarpal M1-M2 arch. New interest in trapezio-metacarpal prostheses. *Hand Surg Rehabil.* 2022 Apr;41(2):163-170.

[3] Lajoinie L, Barbary S. Total trapeziometacarpal prosthesis: Radio-clinical advice on cup implantation. *Hand Surg Rehabil.* 2023 May 12:S2468-1229(23)

[4] Duerinckx J, Verstreken F. Total joint replacement for osteoarthritis of the carpometacarpal joint of the thumb: why and how? *EFORT Open Rev.* 2022 May 31;7(6):349-355.

[5] Duerinckx J, Huijs S, Caekebeke P, Driesen R, Corten K. Cortical contact is not necessary to prevent stem subsidence in cementless trapeziometacarpal arthroplasty: A follow-up study. *Hand Surg Rehabil.* 2022 Dec;41(6):707-708.

[6] Kapandji TG, Kapandji AI. New radiologic data on the trapezo-metacarpal joint. The results of 330 cases. *Ann Chir Main Memb Super.* 1993, 12: 263–74.

[7] Bettinger PC, Linscheid RL, Cooney WP3rd, An KN. Trapezial tilt: a radiographic correlation with advanced trapeziometacarpal joint arthritis. *J Hand Surg Am.* 2001, 26: 692–7.

[8] Garcia-Elias M, Orsolini C. Relationship between thumb laxity and trapezium kinematics. *Chir Main.* 2011, 30: 224–7.

[9] Kapandji AI, Heim UF. L'ostéotomie de réorientation de la selle trapézienne. Reorientation osteotomy of the trapezial saddle. *Chir Main.* 2002, 21: 124–33.

[10] Van Royen K, Gevers M, Vanmierlo B, Scheerlinck T, Goubau J. Radiological measurement of trapezial dysplasia - variation of trapezial tilt and trapezial inclination. *Hand Surg Rehabil.* 2021 Feb;40(1):44-50.

[11] Van Royen K, Scheerlinck T, Van Royen A, De Keyzer PB, Baetslé A, Goubau J. Defining trapezial dysplasia – analysis of trapezial inclination in a normal population. *J Hand Surg Eur.* 2022, 47: 618–25.

[12] Van Royen K, Van Royen A, Vanmierlo B, Goorens CK, De Vos J, Goubau J. Radiological imaging of the trapeziometacarpal joint: a historical and clinical perspective. *J Hand Surg Eur Vol.* 2023 Feb;48(2):90-100.

[13] Loisel F, Chapuy S, Rey PB, Obert L, Parratte B, Tatu L, Lepage D. Dimensions of the trapezium bone: a cadaver and CT study. *Surg Radiol Anat.* 2015 Sep;37(7):787-92.

[14] Wolf JM, Oren TW, Ferguson B, Williams A, Petersen B. The carpometacarpal stress view radiograph in the evaluation of trapeziometacarpal joint laxity. *J Hand Surg Am.* 2009, 34: 1402–6.

[15] Kurosawa K, Tsuchiya I, Takagishi K. trapezial-metacarpal joint arthritis radiographic correlation between first metacarpal articular tilt and dorsal subluxation *J Hand Surg* 2013;38A:302-308.

[16] Ladd AL, Messana JM, Berger AJ, Weiss AP. Correlation of clinical disease severity to radiographic thumb osteoarthritis index. *J Hand Surg Am.* 2015 Mar;40(3):474-82.

[17] Decot B, Manon J, Lambeaux G, Mathieu D, Barbier O, Libouton X. Trapeziometacarpal total joint replacement as an alternative to trapeziectomy depends on trapezium height: Retrospective study of 67 patients. *Hand Surg Rehabil.* 2020 Apr;39(2):113-119.

[18] Duerinckx J, Caekebeke P. Trapezium anatomy as a radiographic reference for optimal cup orientation in total trapeziometacarpal joint arthroplasty. *J Hand Surg Eur Vol.* 2016 Nov; 41(9):939-943

[19] Brauns A, Caekebeke P, Duerinckx J.The effect of cup orientation on stability of trapeziometacarpal total joint arthroplasty: a biomechanical cadaver study. *J Hand Surg Eur Vol.* 2019 Sep; 44(7):708-713

[20] Lussiez B. Analyse radiologique de deux types de cupule trapézienne. A propos de 50 cas. *Chir Main* 2011; 30: S86-S89.

[21] Athlani L, Auberson L, Motte D, Moissenet F, Beaulieu JY. Com¬parison of two radiographic landmarks for centering the trapezial component in total trapeziometacarpal arthroplasty. *Hand Surg Rehabil*, 40 (2021), pp. 609-613

3. Les classifications

Plusieurs classifications radiologiques ont été proposées pour analyser l'arthrose trapézo-métacarpienne [1-9] *(Tableau 1)*. Elles ont pour vocation d'uniformiser la parole et l'écrit scientifique, de standardiser nos descriptions de la pathologie et de tenter d'uniformiser des groupes de patients dont la comparaison serait ainsi facilitée. Elles sont la base, après l'examen clinique, de la discussion sur l'indication thérapeutique : le quoi faire, comment faire et quand le faire.

La comparaison des différentes classifications et le point de vue du chirurgien seront développés dans le chapitre suivant.

La STT : Crosby 1978 [4] / Goubier 2006 [5].

Scaphoid-trapezoid-trapezium OA grading according to Crosby (left), modified by Goubir (right).		
Stage 0	Normal joint space	
Stage 1	50% STT narrowing	
Stage 2	STT joint space completely gone	a : without malignment b : with malalignment
Stage 3	Erosion, sclérosis, irregular joint space	a : without malignment b : with malalignment

La trapézo-métacarpienne : Eaton-Littler 1973 [1] et Eaton-Glickel 1987 [2].

Eaton-Littler[4] et Eaton-Glickel [5]. Classifications schemes

Stage	1973 Eaton - Littler [4]	1987 Eaton -Glickel [5]
X-ray	Multiple, variable	Latéral
0	—	—
I	Slight joint widening, < 1/3 subluxation, normal articular contours	Slight joint widening
II	Small bone/calcific fragments > 2 mm volar or dorsal ≥ 1/3 subluxation	Slight joint narrowing, minimal subchondral scleloris, joint debris (osteophytes or loose bodies) < 2mm
III	> 1/3 subluxation, fragments > 2 mm volar and/or dorsal, slight joint narrowing	Marked narrowing/obliteration joint space, cystic changes, sclerotic bone, varying degrees of dorsal subluxation, joint debris > 2mm
IV	Advanced changes applicable to rheumatoid arthritis, major subluxation, very narrow joint space, cystic sclerotic subchondral bone, lipping and osteophyte trapezial formation erosion dorsoradial facet.	Stage III deterioration + scaphotrapezial joint narrowed with sclerosis and cystic changes.

Modified Eaton Classification

Stage	Modified Eaton
X-ray images	PA, Lateral, Robert (15-18), stress view (13)
0	No evidence of any arthritis
1	Minimal joint narrowing (compared to adjacent joints), minimal contour changes, no debris, minimal or no subluxation
2	Joint narrowing, debris < 2 mm, subchondral sclerosis, contour changes ± joint subluxation
3	Marked narrowing or no joint space remaining, contour changes ± subluxation of joint, debris/osteophytes > 2mm
4	Stage 3 + additional joints, including scaphotrapezial and pantrapezial arthritis

Classification de Dell 1978 [3]

Trapeziometacarpal osteoarthritis grading according to Dell	
Stage 1	Narrowing of the joint space or subchondral sclerosis but without subluxation and osteophytes
Stage 2	Subluxation <1/3 of the joint surface. Clinically reducible subluxation. Small osteophytes
Stage 3	Subluxation <1/3 of the joint surface, irreductible. Big osteophytes. Some patients have thumb-Z deformity.
Stage 4	No joint space left, ankylosis and subchondral bone cyst.

Classification de Comtet [6]

Trapeziometacarpal osteoarthritis grading according to Eaton-Littler (left) and Comtet (right)			
Stage I	Slight widening of the joint space due to effucion or laxity	Stage 0	No cartilage damage, no osteophytes. Reductible TMC subluxation
Stage II	Small narrowing of TMC joint space, subchondral sclerosis. Loose foreign bodies or osteophytes are < 2 mm .Moderate wear. No STT GA	Stage I	Isolated TMC OA: irreductible subluxation and/or narrowing of joint space and/or osteophytes No MCP or STT OA
Stage III	Severe TMC cartilage damage with subluxation, bone sclerosis ans intraosseous cysts. Osteophytes are > 2 mm. No STT OA.	Stage II	TMC OA + reductible MCP Hyperextension
Stage IV	STT OA with osteophytes	Stage III	TMC OA + irreductible hyperextension MCP
		Stage IV	TMC and STT with o without MCP OA
TMC: trapeziometacarpal; STT: scaphoid-trapezium; MCP: metacarpophalangeal; OA: osteoarthritis			

Classification d'Allieu [7]

TRAPEZIO-METACARPAL JOINT SPACE	
TMA 0	No joint narrowing
TMA 1	Start of narrowing less than 50 %
TMA 2	Marked narrowing over 50 %
TMA 3	Disappearance of joint space, bone erosion
TRAPEZIO-METACARPAL JOINT INSTABILITY/SUBLUXATION	
TMI 0	Reductible subluxation, painful and unstable joint
TMI 1	Reductible subluxation with incomplete reintegration
TMI 2	Non reductible subluxation les than 1/3
TMI 3	Subluxation over 1/3 of the joint area
CONDITION OF THE STT (Crosby criterium for isolated STT)	
STT 0	TMC joint arthritis with no alteration of STT joint
STT 1	Anatomical alteration or decrease half or less of joint space
STT 2	Joint space is scarcely visible
STT 3	Presence of erosion, sclerosis and irregularities

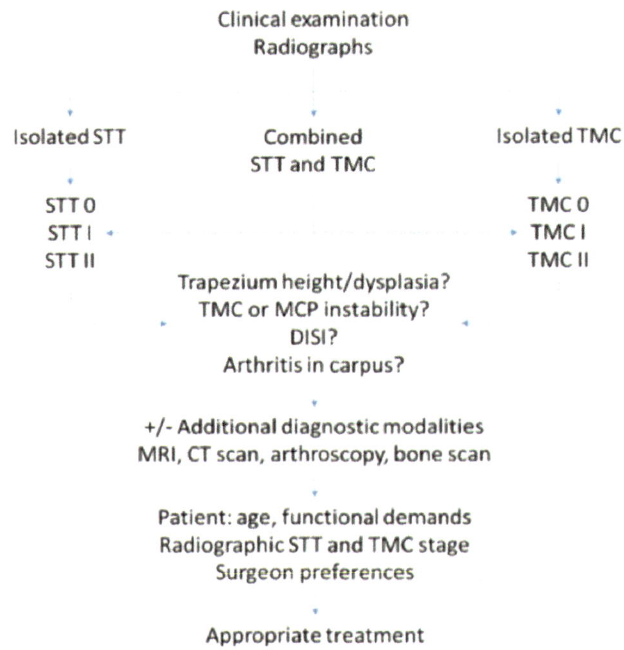

Fig. 2. Decision tree and diagnostic rationale.

Laronde et al. : STT et TM [8]

Classification system for scaphoid-trapezoid-trapezium and trapeziometacarpal osteoarthritis and treatment options.

TMC \ STT	STT 0: Normal joint space	STT I: Narrowing <50 % space or <50 % of surface area	STT II: Narrowing >50% space or >50 % surface area Complete narrowing Sclerosis, erosion (D+)
TMC 0: Only ligaments affected No cartilage damage, No osteophytes, Reducible TMC subluxation	OS M1 and/or trapezium Ligament reconstruction APL tenotomy Arthroscopic debridement Denervation ATC graft	STT joint fusion Resection distal tip scaphoid with or without interposition	
TMC I: Irreducbible subluxation or partially reducible and/or Narrowing <50 % and/or Osteophytes, subchondral sclerosis	OS M1 and/or trapezium ATC graft Partial (or total) TZ Pyrocarbon implant TMC arthroplasty TMC joint fusion	OS M1 and/or trapezium or ATC graft + resection distal tip scaphoid +/- interposition TMC arthroplasty + pyrocarbon implant STT "Burger" = pyrocarbon STT and TMC Total trapeziectomy +/- interposition	
TMC II (MP+): Joint space narrowing >50 % or Complete narrowing or Ankylosis	TMC arthroplasty Pyrocarbon implant Partial TZ (or total) TMC joint fusion	TMC arthroplasty + STT pyrocarbon implant "Burger" = STT and TMC pyrocarbon Total TZ +/- interposition	

TMC: trapeziometacarpal; *STT*: scaphoid-trapezoid-trapezium; *OS*: Osteotomy; *M1*: first metacarpal; *APL*: abductor pollicis longus tendon; *TZ*: trapeziectomy; *ATC*: autologous chondrocytes.

Lalonde et al. : MCP

Classification system for metacarpophalangeal instability (MCP+) and treatment options		
Valgus	Reductible valgus instability	Reconstruction UCL
Stage 0	HE < 30° intraop	No treatment
Stage 1	HE > 30° intraop in case of TZ HE > 45° intraop in case of prothesis	MCP palmar capsulodesis
Stage 2	MCP OA multidirectional instability stiffness	MCP arthrodesis (contraindicated with TMC arthroplasty)
HE: hyperextension; T2: trapeziectomy. UCL: ulnar ollateral ligament; MCP: metacarpophalangeal; TM: trapeziometacarpal; OA: osteoarthritis		

Références

[1] Eaton EG, Littler JW. Ligament reconstruction for the painful thumb carpometacarpal joint. *J Bone Joint Surg Am* 1973 ; 55:1655–66.

[2] Eaton EG, Glickel SZ. Trapeziometacarpal osteoarthritis: staging as a rationale for treatment. *Hand Clin* 1987 ; 3 :455–71.

[3] Dell PC, Brushart TM, Smith RJ. Treatment of trapeziometacarpal arthritis: results of resection arthroplasty. *J Hand Surg Am* 1978 ; 3:243–9.

[4] Crosby EB, Linscheid RL, Dobyns JH. Scaphotrapezial trapezoidal arthritis. *J Hand Surg Am* 1978 ; 3:223–34

[5] Goubier JN, Bauer B, Alnot JY, Teboul F. Scapho-trapezio-trapezoidal arthrodesis for scapho-trapezio-trapezoidal osteoarthritis. *Chir Main* 2006 ; 25 :179–84.

[6] Comtet JJ, Gazarian A, Fockens W. Definition and classification of basal joint osteoarthritis. A critical analysis and proposals. Treatment options. *Chir Main.* 2001 Feb ;20(1):5-10.

[7] Allieu Y. Anatomically based radiological classification of the thumb basal joint arthritis. *Hand Surg Rehabil* 2021 ;40S : S15–20.

[8] Laronde , Duriez P, Oca V, d'Almeida M-C , Hustin C. Thumb basal joint arthritis : new classification, diagnostic and therapeutic algorithm. *Hand Surgery Rehabil* 2022; 41: 419-425.

[9] Goubau J. Radiological imaging of the trapeziometacarpal joint: a historical and clinical perspective. *J Hand Surg Eur Vol.* 2023 Feb;48(2):90-100.

4. L'articulation métacarpo-phalangienne

L'analyse radiologique de l'articulation MP sera réalisée sur les incidences trapézo-métacarpienne de Kapandji de face et de profil. Il est utile en cas de suspicion de lésion de l'articulation MP de compléter ce bilan par des clichés de face, postéro-antérieurs, en stress latéral avec 30° de flexion de la MP pour rechercher les instabilités dans le plan frontal qui viendraient s'ajouter à la classique hyper-extension MP.

Références

[1] Ambruster EJ, Tan V. Carpometacarpal joint disease: addressing the metacarpophalangeal joint deformity. *Hand Clin* 2008 ; 24:295–9.

[2] Degeorge B, Chiche L, Coulet B, Lazerges C, Chammas M. Metacarpophalangeal joint instability in trapeziometacarpal osteoarthritis: a systematic review. *Hand Surg Rehabil* 2021 ; 40S : S126–34.

5. Suivi radiologique des PTM

La radiographie est la base de la surveillance post opératoire. Il faut obtenir des radiologues de fournir des films argentiques. La tendance actuelle du film papier (coût, éco-conception) s'accompagne d'une perte importante de définition pouvant faire apparaître de fausses images de liserés ou de descellements *(Fig. 34)*.

Une surveillance radiologique régulière est nécessaire et outre le contrôle post opératoire immédiat nous conseillons un bilan radiographique à :

- 1 mois post-opératoire.
- 1 an pour bilan précoce.
- Puis tous les 2 ou 3 ans selon les habitudes personnelles de chaque chirurgien.

Pour Lussiez [1], le suivi préconisé pour une étude scientifique sérieuse sur un implant est de 1, 3, 5, 10 et 15 ans.

Bien évidemment, en cas de problème suspecté, les contrôles seront obligatoirement plus rapprochés pour corréler l'évolution radiologique à la clinique.

5.1 Problèmes intra prothétiques

5.1.1 L'usure du polyéthylène (PE)

Ce phénomène mécanique est lié au couple de

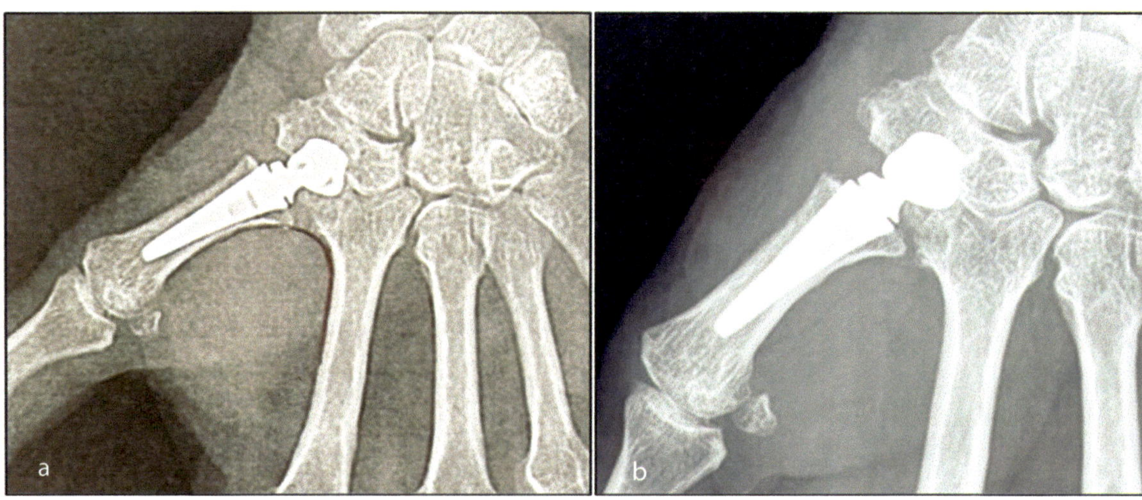

Figure 34 : a : film papier : doute sur un liséré métacarpien et trapézien. b : film argentique : aucun liseré.

frottement. L'évolution actuelle tend à remplacer les anciens PE standard par des PE « cross-linked » dont la résistance à l'usure est supérieure.

L'usure du PE a deux conséquences : d'une part une libération de particules d'usure libres pouvant venir altérer la fixation osseuse entre implants et os et, d'autre part, une modification physique de la surface portante du PE tendant vers une ovalisation et un aplatissement du pôle supérieur du PE.

Toutes les incidences de cupule (Robert, Bett, Kapandji, Stress, Shin) vont mettre en évidence une image typique en » battant de cloche » *(Fig. 35)*. La tête prothétique n'est plus exactement centrée par rapport aux limites latérales de la cupule. Cela suggère une usure asymétrique du PE et va modifier la mécanique de l'implant.

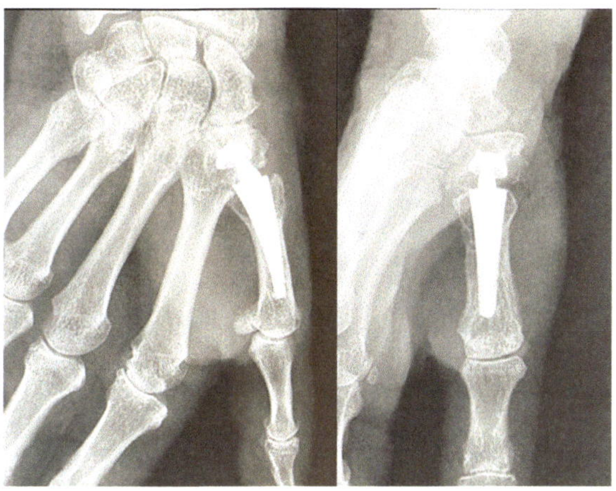

Figure 35 : Usure complète du PE sur prothèse ARPE® de 26 ans. Tête excentrée et au fond de la cupule. Changement simple de PE.

La surveillance s'impose et la décision de reprise chirurgicale sera obligatoire en cas de douleurs ou en cas d'évolution vers une luxation. Certaines prothèses à simple mobilité (Maïa) permettent le changement isolé de l'insert en PE *(Fig. 36)*.

Pour les prothèses à double mobilité un suivi régulier s'impose également pour procéder au remplacement du col avant une éventuelle perforation du PE pour éviter l'altération de la cupule par le contact avec la tête métallique ce qui imposerait de devoir desceller la cupule pour pouvoir la remplacer.

L'usure, associée aux ossifications péri-prothétiques, peut aboutir à la luxation *(Fig. 37)*. Ces luxations se produisent le plus souvent sur un mécanisme de rétropulsion et extension forcée (appui de la main sur une table par exemple).

5.1.2 Le déclipsage du PE

Il peut être suspecté après un traumatisme devant une excentration de la tête sur le cliché de face et sur un décalage venant empiéter sur le bord de la cupule sans pour autant avoir un aspect de luxation.

5.2. Problèmes de cupules

La tenue de la cupule est l'élément-clé pour la longévité d'une arthroplastie trapézo-métacarpienne.

Il faut différencier 2 types d'évènements évolutifs :

- Les géodes et/ou les ostéolyses affleurant la cupule.
- Les enfoncements et/ou les inclinaisons.

En 2011, Lussiez [1] comparait les radiographies à 3 et 5,4 ans de recul respectivement pour des cupules Maia (hémisphériques) et Ivory (tronconiques). Il soulignait que les erreurs de pose et/ou de centrage étaient fréquentes pour les 2 types de cupules et que cela appelait une technique chirurgicale plus rigoureuse. Il avait retrouvé des liserés, géodes ou enfoncements sur 6/25 cupules tronconiques.

Semere *et al* [2]. avaient proposé en 2015 une classification en 4 stades (0 à 3) à partir d'images radiologiques de la prothèse Roseland® obtenues sur les clichés PA de Kapandji.

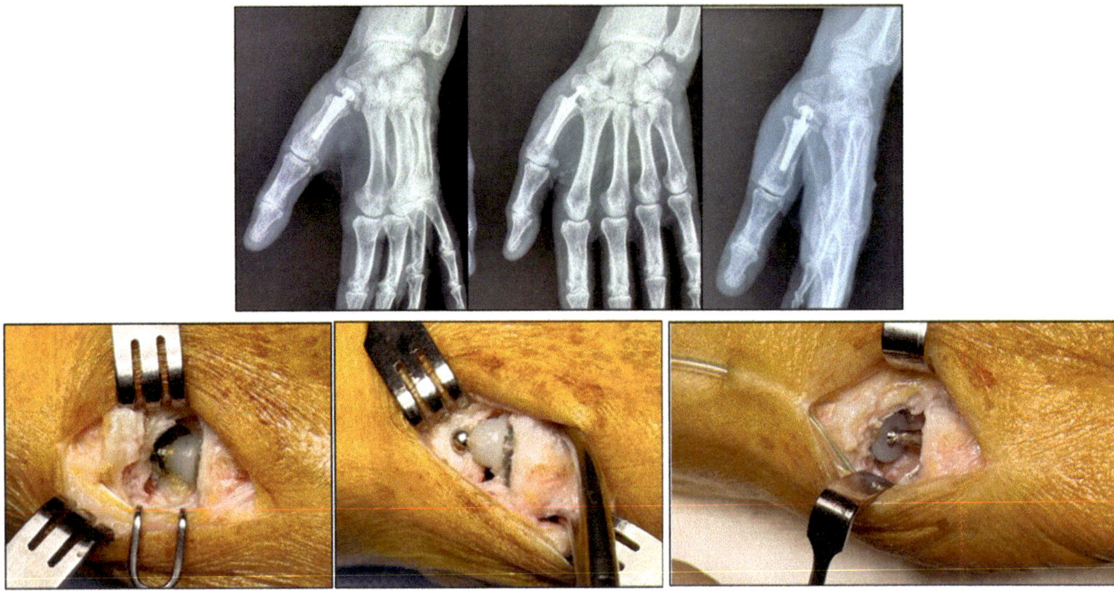

Figure 36 : Prothèse MAIA® simple mobilité à 8 ans. Perforation du PE par la tête. Changement simple de PE.

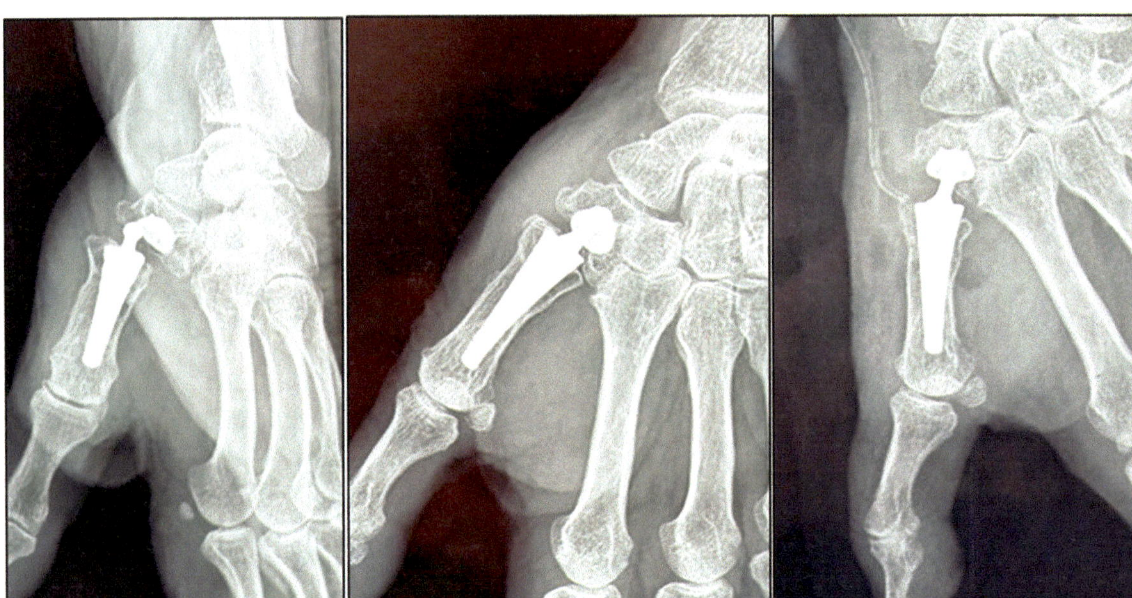

Figure 37 : Luxation de prothèse MAIA® à simple mobilité à 10 ans par usure de PE. Changement de PE et du col.

Cette classification a été adaptée par Lussiez *et al.* en 2021 [3] *(Fig. 38)*.

5.3. Problèmes de métacarpien

Globalement, les tiges prothétiques ne posent que peu de problèmes grâce aux progrès des revêtements assurant la bio-intégration et la fixation osseuse. Les images recherchées sont essentiellement des liserés, des géodes et une densification osseuse. Ces modifications ont été expliquées par Ledoux en 2011 [6] comme étant la résultante de la déviation de contraintes *(Fig. 39)*. En cas d'arthroplastie prothétique, les contraintes mécaniques sont reportées en bout de tige, ce qui explique la densification osseuse à ce niveau parallèlement à une perte de densité osseuse par la décharge de contraintes osseuses dans la partie proximale de la tige *(Fig. 40)*.

La classification utilisée par Lussiez *et al.* en 2021 [3] (adaptée de Semere *et al.* 2015 [2]) permet la surveillance du descellement ou de l'enfoncement de la tige dans le métacarpien *(Fig. 38)*.

5.4. Problèmes d'ossifications

Ce phénomène biologique est fréquemment constaté après la mise en place d'un implant prothétique quelle que soit l'articulation.

Les ossifications hétérotopiques (OH) observées après implantation d'une prothèse trapézo-métacarpienne (PTM) peuvent être à l'origine d'une diminution des amplitudes articulaires ou d'un effet-came susceptible de favoriser la luxation prothétique.

Plusieurs facteurs peuvent expliquer ces ossifications :

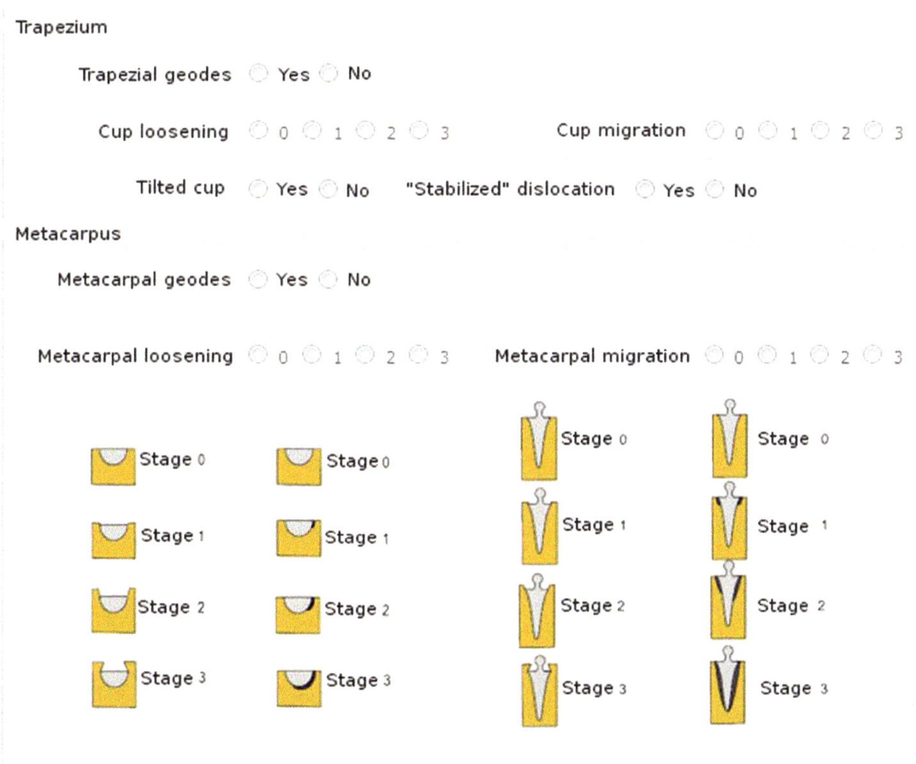

Figure 38 : Classification liserés et enfoncement cupule et tige métacarpienne.

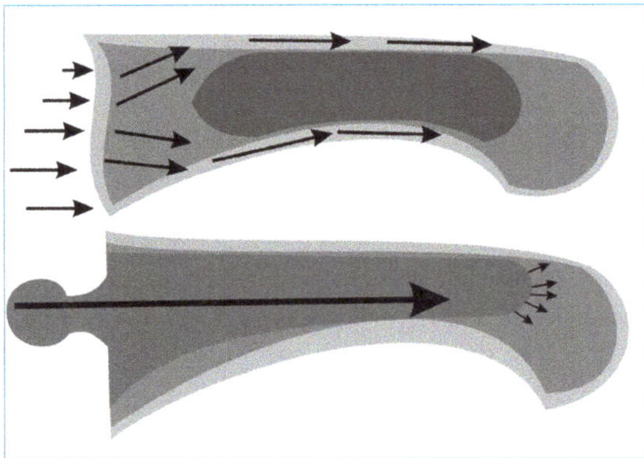

Figure 39 : Contraintes métacarpiennes sur PTM.

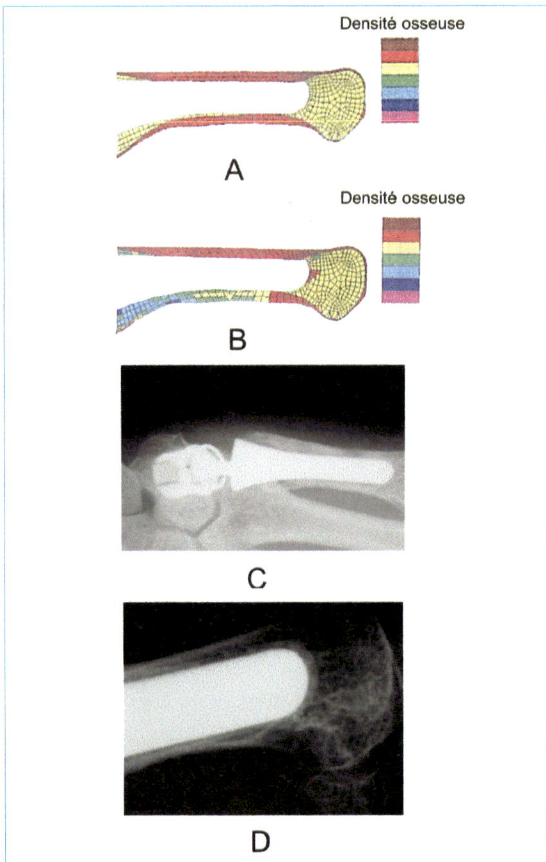

Figure 40 : A et B : modélisation informatique par élément fini du comportement os/prothèse. L'échelle colorimétrique indique la densité osseuse. A : modèle osseux de départ. B : simulation après prothèse : diminution de la densité osseuse en zone proximale et densification osseuse à l'extrémité distale de la tige. C : lyse osseuse proximale. D : densification osseuse distale. *Avec l'autorisation de P. Ledoux.*

- L'agression des parties molles et cela est parfaitement connu pour les prothèses de hanche.
- Les coupes osseuses laissant des zones d'os spongieux métacarpien ou trapézien exposé dans l'articulation.
- Les désinsertions capsulaires et/ou tendineuses, en particulier sur l'APL, dont on sait, en traumatologie, qu'elles cicatrisent fréquemment en s'ossifiant.
- Les modifications de transmissions de contraintes au niveau de l'articulation TM occasionnées par la transformation d'une articulation en double selle en une articulation « ball and socket ».
- Une prédisposition biologique personnelle du patient ainsi que son activité.

Ces ossifications semblent plus fréquentes dans notre expérience chez les travailleurs manuels lourds *(Fig. 41)*. Elles sont le plus souvent bipolaires tant sur le trapèze que sur le métacarpien.

Le *tableau 2* ci-après résume les diverses ossifications observées et leurs conséquences potentielles :

Ces ossifications (toutes tailles confondues) varient entre 1% pour Cootjans 2017 [4] et 59% pour Ledoux 2017 [7]. Il est probable que des taux aussi disparates soient liés à la recherche systématique ou non de ces ossifications. Une moyenne de 30% entre 5 et 10 ans nous semble proche de la réalité.

Dans l'étude de Semere *et al.*, avec un recul de 12,5 ans on retrouve 38% d'ossifications [2]. Tant qu'elles restent minimes, elles n'ont aucune incidence sur la biomécanique de la PTM, seules les plus volumineuses viendraient compromettre la mobilité prothétique et induiraient un risque de luxation.

Ossification	Risque	Ossification
Trapèze interne	Luxation antérieure en rétropulsion et extension	Métacarpien interne
Trapèze externe	Luxation interne en abduction	Métacarpien externe sur APL
Trapèze dorsal	Luxation antérieure en extension	Métacarpien dorsal sur capsule

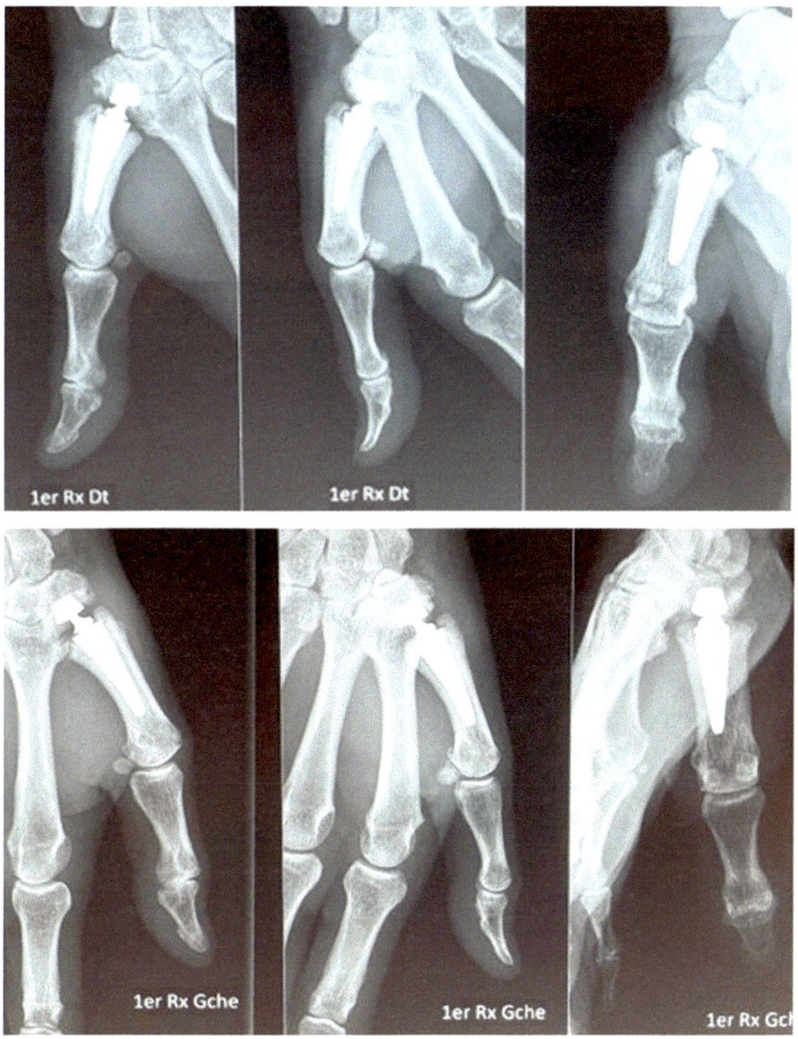

Figure 41 : Patient de 57 ans. Déménageur. PTM droite +2,5 ans. PTM gauche + 2ans. Ossifications dorsales et externes du métacarpien. Indolence totale et mobilité normale.

5.5. Longueur de la colonne du pouce

La perte de longueur due à l'évolution de la rhizarthrose ou aux conséquences tardives d'une trapézectomie aboutit à une déformation de la colonne du pouce, à une perte de force liée à la douleur ressentie, mais surtout à la diminution des moments d'action des effecteurs moteurs.

Un léger excès de longueur a été prôné par certains auteurs utilisateurs de prothèses trapézo-métacarpienne à simple mobilité. Elle était nécessaire à leurs yeux pour stabiliser ces prothèses [8] et pour pallier l'instabilité générée par la résection capsulaire [9].

Dès 1990, Goffin et Saffar [10] soulignent l'intérêt de mesurer la hauteur de la loge trapézienne sur un cliché de face, PA, tel que défini par Kapandji. C'est le début de l'analyse du collapsus de la loge après trapézectomie.

En 1996, Kadiyala *et al.* [11] décrivent le ratio d'espace trapézien (Trapezial space ratio) pour définir le volume occupé par le trapèze *(Fig. 42)*. La mesure est effectuée sur un cliché radiographique PA de la main et du poignet analogue à l'incidence de Duché pour l'arche M1 M2. Pour supprimer l'effet d'agrandissement, la hauteur de la première phalange est prise pour référence avec la hauteur du trapèze depuis le pôle distal du scaphoïde jusqu'à la partie sous chondrale de la base de M1. Ce ratio est en moyenne de 0,47 pour un pouce normal ; 0,37 pour les arthroses TMC et 0,27 pour les patients ayant bénéficié d'une trapézectomie. Les auteurs concluent que la trapézectomie, même associée à une ligamentoplastie d'interposition ne permet pas de restaurer l'espace trapézien et donc à fortiori la longueur du pouce.

Ce point est confirmé en 1998 par Yang et Weiland [12], qui constatent un recul du premier métacarpien amputant 21% de la loge trapézienne, et 10,5% supplémentaires en dynamique lors d'une prise pulpo-latérale *(key-pinch)*.

En 2001 De la Caffiniére *(Fig. 43)* décrit un index scapho-trapézien (au numérateur la distance entre le pôle supérieur du scaphoïde et l'extrémité distale de la tête du 1er métacarpien et au dénominateur la distance entre le pôle supérieur du scaphoïde et l'extrémité distale du 2e métacarpien) pour surveiller les longueurs de colonne du pouce [13]. Il précisait déjà l'importance du rétablissement de la longueur de la colonne du pouce pour l'équilibre conjugué des deux articulations TM et MP.

Pour s'affranchir des éventuels biais liés à des pathologies associées du poignet de type SLAC ou SNAC wrist / arthrose STT, Ledoux décrit en 2017 le Ratio M1/M2 sur un cliché PA de la main et du poignet [14]. Ce ratio divise la longueur du premier rayon de la partie proximale du trapèze à la tête de M1 par longueur du deuxième rayon de la partie proximale du trapézoïde à la tête de M2 *(Fig. 44)*. Ce ratio, qui s'affranchit des conditions d'agrandissement et d'incidence radiologiques, est en moyenne de 0,73 pour le groupe patients sains, 0,68 pour le groupe arthrose TMC et 0,74 pour le groupe prothèses TMC. Ce ratio objective la récupération de la longueur de la colonne du pouce après chirurgie prothétique.

Ces mesures ne sont pas utilisables au bloc opératoire pendant la réalisation d'une chirurgie trapézo-métacarpienne. Ce sont des indicateurs de suivis et d'évolution qui ne permettent pas en per-opératoire d'évaluer la restitution de la longueur optimale de la colonne du pouce.

C'est la raison pour laquelle nous avons décrit en 2022 [15] l'arche M1/M2 ou cintre métacarpien dont la restitution peropératoire permet de retrouver exactement la longueur physiologique de la colonne du pouce.

Cette arche est présente dès les premières années de vie et se maintient tant qu'elle n'est pas modifiée par une arthrose ou un traumatisme *(Fig. 45)*.

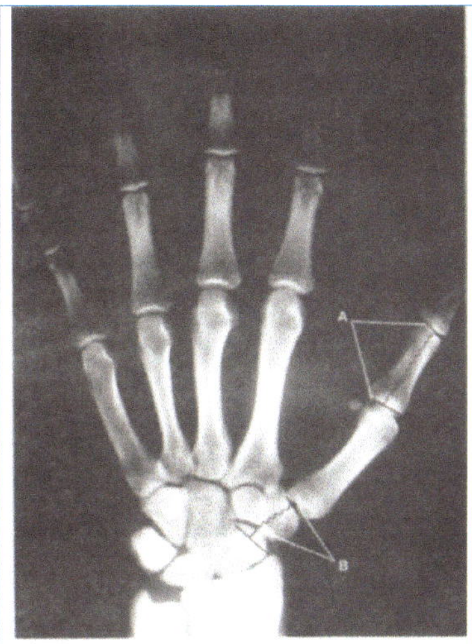

Fig 1 Radiograph showing the trapezial space and proximal phalangeal height. The double hashed lines indicate the proximal phalangeal height (A) and the trapezial space (B). The trapezial space is measured from the distal articular surface of the scaphoid to the subchondral surface of the thumb metacarpal base. The proximal phalangeal height is measured from the subchondral surface of the thumb proximal phalangeal base to the tip of the phalangeal condyles. The trapezial space is divided by the proximal phalangeal height to obtain the trapezial space ratio. See text for detailed explanation.

Figure 42 : Index de Kadiyala.

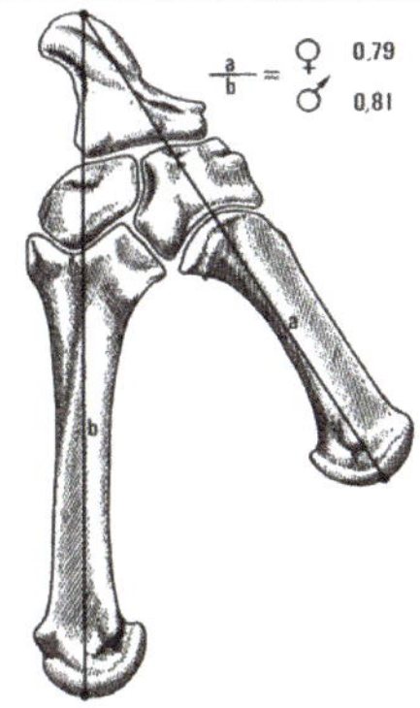

Figure 3. Il existe un rapport constant (avec de faibles variations selon le sexe) entre les distances carpométacarpiennes de deux premiers rayons. Cette mesure est utile pour rétablir la longueur normale du premier rayon, principe fondamental de la reconstruction prothétique.

Figure 43 : Index de De la Caffinière.

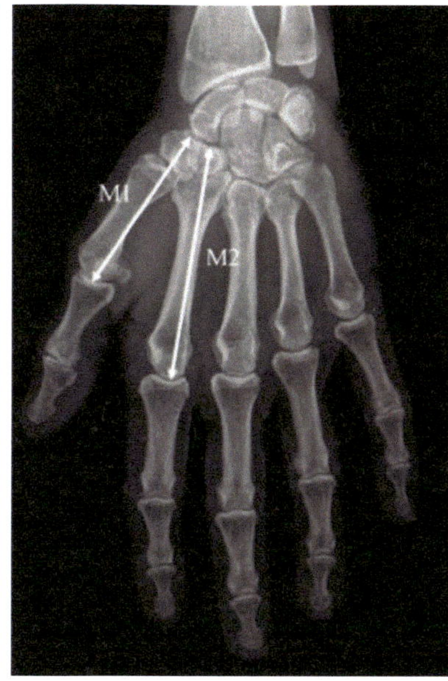

Figure 44 : Ratio M1 M2 (Ledoux).

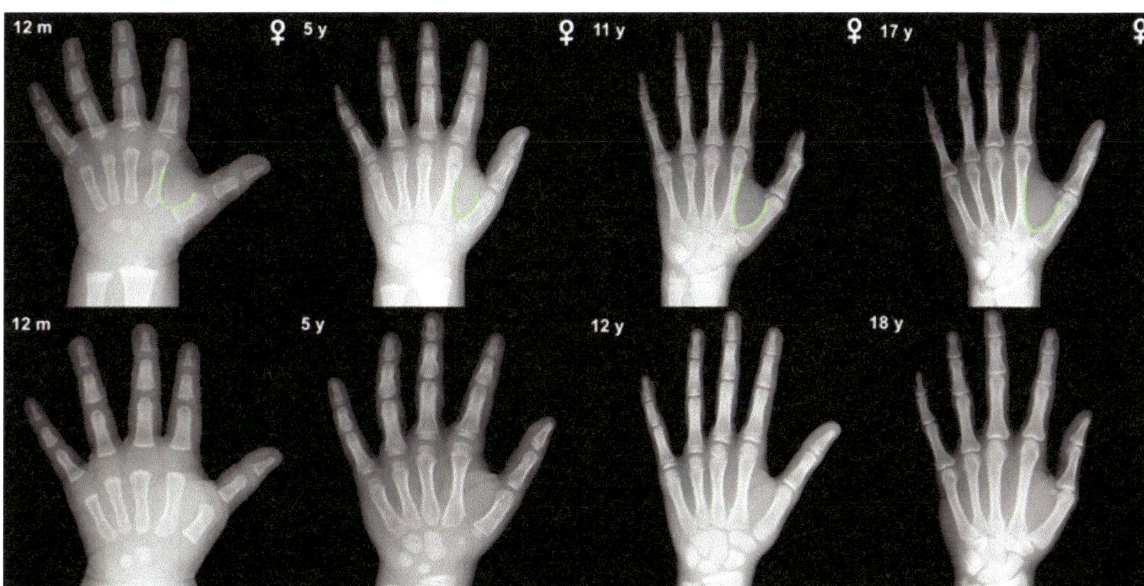

Figure 45 : Arche M1 M2.

Elle peut être respectée dans les rhizarthroses centrées ou être rompue de 1 à 5 mm dans les rhizarthroses avec composante de subluxation avancée de la base de M1 *(Fig. 46)*. Cette arche M1 M2 est également rompue dans les dysplasies trapéziennes *(Fig. 47)*.

L'arche M1 M2 est le premier critère objectif, utilisable par tous les chirurgiens [15], permettant un ajustement préopératoire par le choix adéquat de la bonne longueur de col.

L'arche M1/M2 prend tout son sens avec l'avènement des prothèses à double mobilité qui ne nécessitent plus, de par leur biomécanique propre, de tendre les prothèses pour les stabiliser comme le demandaient les prothèses à simple mobilité [8, 9].

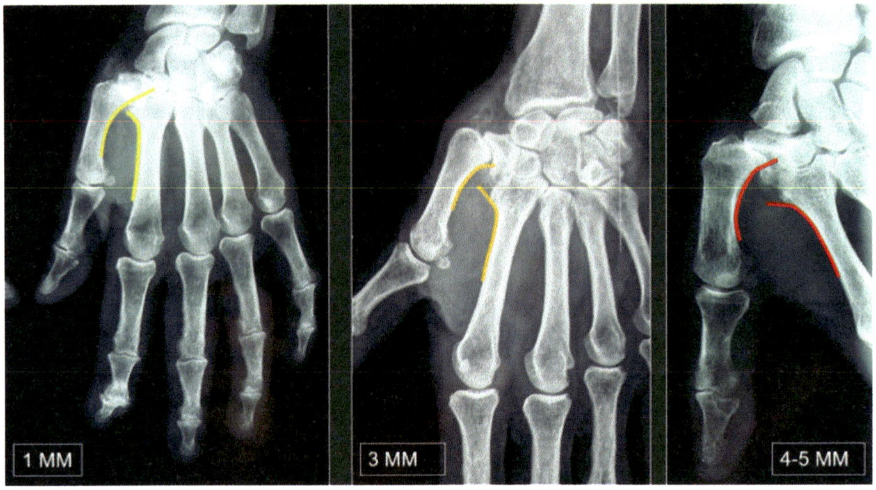

Figure 46 : Arches M1 M2 rompues de 1 à 5 mm selon la forme de rhizarthrose.

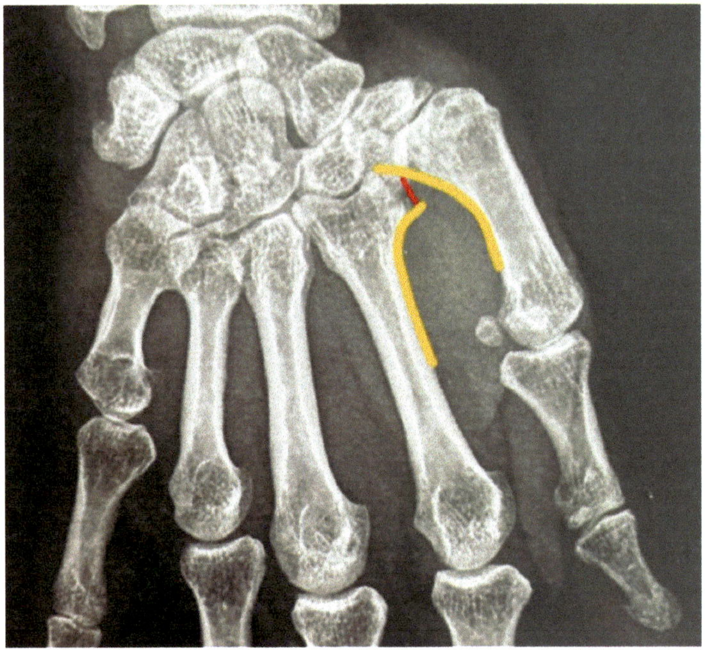

Figure 47 : Arche M1/M2 rompue de 3 MM sur dysplasie. Noter que les 45° d'abduction de la colonne du pouce ne sont pas toujours réalisables par le patient.

Références

[1] Lussiez B. Analyse radiologique de deux types de cupules trapéziennes. A propos de 50 cas. *Chir Main.* 2011, 30 :86-90

[2] Semere A, Viuillerme N, Corcella D, Forli A, Moutet F. Results with the Roseland® HAC trapeziometacarpal prosthesis after more than 10 years. *Chir Main.* 2015, 34: 59-66.

[3] Lussiez B, Falaise C, Ledoux P. Dual mobility trapeziometacarpal prosthesis: a prospective study of 107 cases with a follow-up of more than 3 years. *JHS(E)* 2021; 46: 961-967.

[4] Cootjans K, Vanhaecke J, Dezillie M, Barth J, Pottel H, Stockmans J. Joint survival analysis and clinical outcome of total joint arthroplasties with the ARPE implant in the treatment of trapeziometacarpal osteoarthritis with a minimal follow-up of 5 years. *J Hand Surg Am.* 2017, 42: 630-8.

[5] Duerinckx J, Verstreken F. Total joint replacement for osteoarthritis of the carpometacarpal joint of the thumb: why and how? *EFORT Open Rev.* 2022 May 31;7(6):349-355.

[6] Ledoux P. Modélisation du comportement os-prothèse. *Chir Main* 2011. 30 S1; 145-47.

[7] Ledoux A, Ledoux P. Évolution radiologique des prothèses trapézo-métacarpiennes. *Hand Surgery Rehabil* 2017; 36: 458.

[8] Goubau J, Goubau L, Goorens CK, van Hoonacker P, Kerckhove D, Vanmierlo B, Berghs B,. De Quervain Tenosynovitis Following Trapeziometacarpal Ball-and-Socket Joint Replacement. *J Wrist Surg* 2015; 4: 35-42.

[9] Van Hove, I. Degreef, J. Duerinckx, The effect of capsular release on stability in trapeziometacarpal total joint arthroplasty. *J Hand Surg Eur,* 2020, 45; 872-874

[10] Goffin D, Saffar P. A radiological technique for measurement of the height of the trapezial cavity. *Ann Chir Main* 1990; 9: 364-368.

[11] Kadiyala RK, Gelberman RH, Kwon B. Radiographic assessment of the trapezial space before and after ligament reconstruction and tendon interposition arthroplasty. *J Hand Surg Br.* 1996 Apr ;21(2):177-81.

[12] Yang SS, Weiland AJ. First metacarpal subsidence during pinch after ligament reconstruction and tendon interposition basal joint arthroplasty of the thumb. *J Hand Surg Am.* 1998, 23: 879–83.

[13] de la Caffinière J Y. Facteurs de longévité des prothèses totales trapézométacarpiennes. Chir Main 2001; 20: 63-67.

[14] Ledoux P. M1/M2 ratio for radiological follow-up of trapezio-metacarpal surgery. *Hand Surgery Rehabil* 2017; 36: 146-147.

[15] Duché R, Trabelsi A. The concept of first metacarpal M1-M2 arch. New interest in trapeziometacarpal prostheses. *Hand Surgery Rehabil* 2022; 41: 163-170.

rayons X.

5.6. Les autres mesures

En 2013, Goubau *et al.* [1] ont proposé l'analyse de l'enfoncement de la cupule et de la tige métacarpienne par la comparaison de mesures effectuées sur un profil de Kapandji *(Fig. 48)*. La valeur a correspond à la distance entre le fond de cupule et l'interligne STT : a1 est la mesure post-opératoire immédiate et a2 la mesure au moment du suivi. Il en est de même pour la valeur b correspondant à la distance extrémité de tige et la tête de M1.

L'enfoncement de cupule est mesuré par la différence a1-a2 et l'enfoncement de tige par b1-b2. Une arthrose STT ou MP peut cependant venir dégrader les repères fixes quelques années après et rendre la mesure imprécise. Ces valeurs peuvent également varier en fonction de l'incidence des rayons X.

En 2015, Tandara *et al.* [2] ont utilisé le logiciel informatique EBRA appliqué à l'analyse de 102 prothèses De La Caffinière *(Fig. 49)*. Le logiciel analyse tant la migration de la cupule que son enfoncement ou son inclinaison. Pour ces auteurs, c'est un outil valable pour prédire l'évolution d'une prothèse mais il ne semble pas avoir été diffusé largement auprès de la communauté scientifique.

Plus récemment, Van Vliet [3] a décrit 2 nouveaux indices de surveillance des PTM *(Fig. 50)*. Issus d'une étude monocentrique multi-observateurs, l'index métacarpien se calcule sur l'analyse d'une radiographie postéro-antérieure de Kapandji tandis que l'index trapézien est basé sur un profil de Kapandji. La force de ces index réside

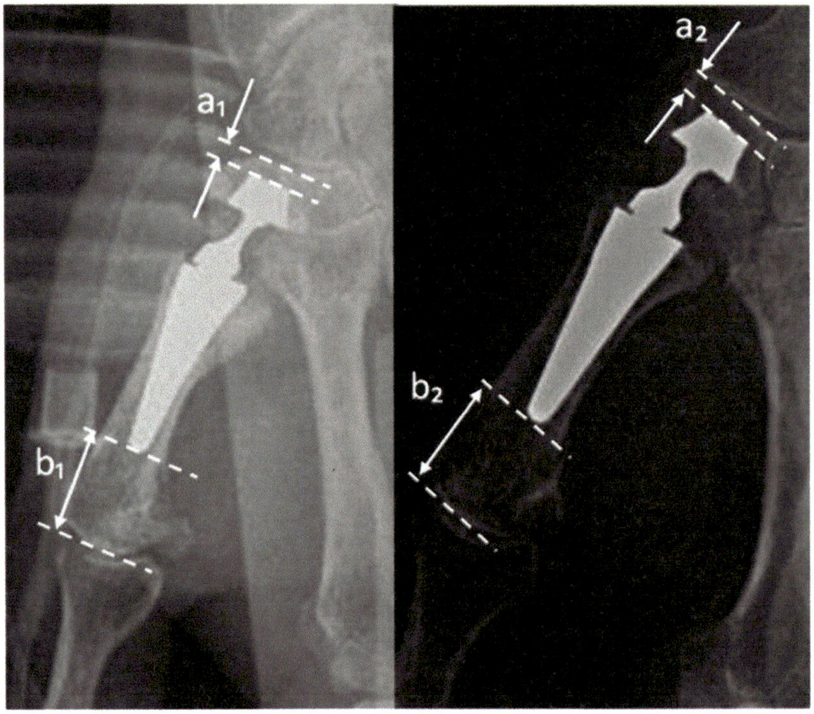

Figure 48 : Quantification de l'enfoncement prothétique par la mesure de la distance entre l'extrémité prothétique et l'extrémité osseuse pour la cupule et la tige.

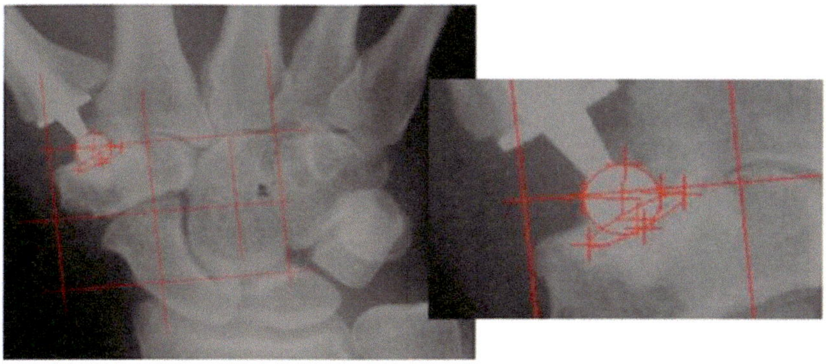

Figure 49 : Analyse de l'enfoncement et de la modification d'orientation de la cupule par logiciel informatique.

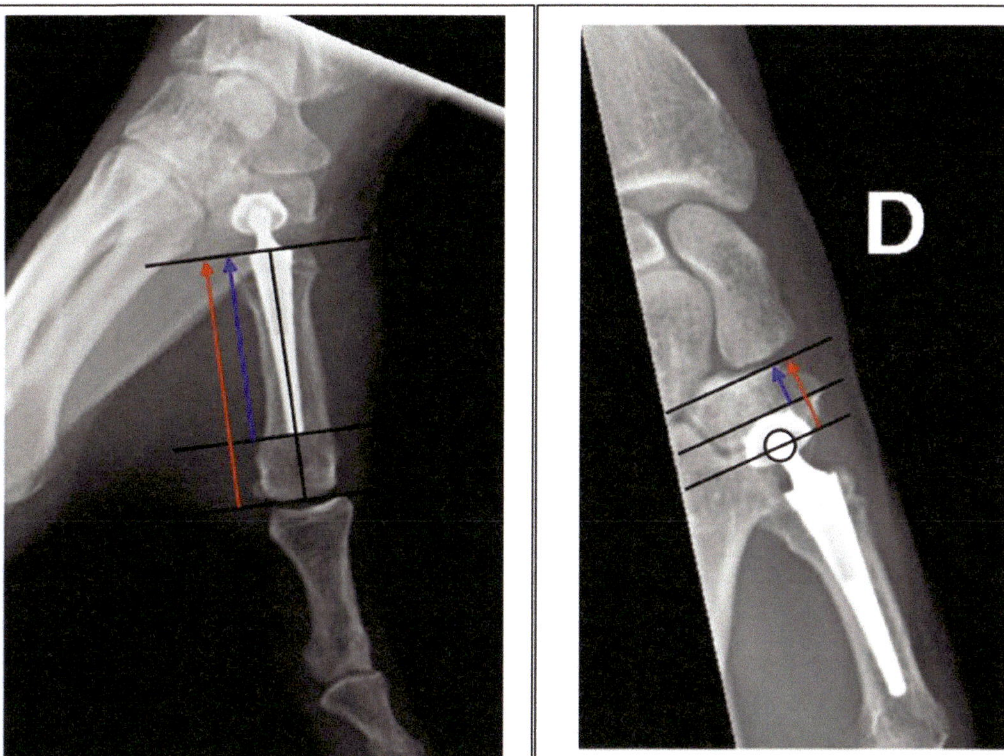

Fig. 1. Metacarpal index measure.
A line perpendicular to the base of the stem cutting the end of the stem into two equal portions and ending at the end of the metacarpal is drawn. The distance from the base of the stem to the end of the stem (blue arrow) is then plotted against the distance from the base of the stem to the distal end of the metacarpal (red arrow).

Fig. 2. Trapezial index measure.
A line parallel to the scapho-trapezial joint and tangent to the trapezium is drawn. A perpendicular to this line passing through the center of the prosthetic head is drawn. The distance from the base of the trapezium to the center of the prosthetic ball (red arrow) and from the base of the trapezium to the proximal end of the cup (blue arrow) is plotted to obtain the index.

Figure 50 : Rapport de longueur entre la tige ou la cupule et la longueur du métacarpien ou du trapèze pour le suivi d'un éventuel enfoncement prothétique

dans une analyse de 20 prothèses Maia à 7 ans de recul minimum, avec une excellente corrélation intra et inter-observateurs.

Si l'index métacarpien est stable dans le temps, il n'en est pas de même avec l'index trapézien qui perd significativement 8,74% de hauteur au terme de l'analyse.

Conclusion

Le suivi radiologique des prothèses est fondamental pour apprécier la survie des implants prothétiques. Il devra être constamment corrélé à l'examen clinique et aux éventuelles plaintes de nos patients.

Il faut privilégier les films argentiques pour éviter les faux positifs des films papiers et si possible, toujours obtenir des clichés à taille réelle.

Une anomalie radiologique sera surveillée en rapprochant les radiographies de contrôle et en recourant éventuellement au scanner ou à l'IRM.

Il faut enfin rappeler qu'il n'y a pas de parallélisme radio-clinique entre l'aspect radiographique et la satisfaction du patient.

Références

[1] Goubau JF, Goorens KC, Van Hoonacker P, Berghs B, Kerckhove D, Scheerlinck T. Clinical and radiological outcomes of the Ivory arthroplasty for trapeziometacarpal joint osteoarthritis with a minimum of 5 years of follow-up: a prospective single-centre cohort study. JHS(E) 2013; 38: 866-874.

[2] Tandara AA, Capeller LJ, Jarczok MN, Mayrhofer P, Jung M, Daecke W. A software tool for prediction of prosthesis failure at the carpometacarpal joint of the thumb. J Hand Surg Eur 2015;40:364–9.

[3] Van Vliet A, Léon M, Rattier S, Haddad B, David E. New radiographic monitoring indices for total trapeziometacarpal prostheses. Hand Surg Rehabil. 2023 Sep;42(4):310-317.

[4] Hickman SE, Woitek R, Le EPV, Im YR, Mouritsen Luxhøj C, Aviles-Rivero AI, Baxter GC, MacKay JW, Gilbert FJ. Machine Learning for Workflow Applications in Screening Mammography: Systematic Review and Meta-Analysis. Radiology. 2022 Jan;302(1):88-104.

6. Apport de la TDM

Le scanner n'est pas un examen de première intention dans le bilan radiologique de la rhizarthrose, néanmoins il peut être très utile dans certaines situations.

6.1 Apport de la TDM en pré-opératoire

Face à un écrasement arthrosique du trapèze dans la rhizarthrose, le scanner sera utile pour en quantifier la profondeur résiduelle. Ceci permet de confirmer la possibilité d'implantation d'une cupule trapézienne, voire d'en choisir la forme en cas de trapèze peu profond. En effet, il existe sur le marché des cupules de formes différentes, sphériques ou tronconiques. Les cupules tronconiques peuvent rester un peu « perchée » ce qui nécessite une profondeur moindre de trapèze.

Il en est de même en cas de dysplasie du trapèze.

La TDM permet de surcroit de visualiser l'ensemble de l'ostéophytose, et en particulier un éventuel ostéophyte palmaire difficile à déceler sur les incidences radiologiques standard *(Fig. 51)*.

6.2 Apport de la TDM en post-opératoire

Dans le cadre du suivi des prothèses trapézo-métacarpiennes, le scanner se révèle utile pour visualiser un descellement trapézien ou métacarpien qui n'est pas toujours visible sur les clichés radiographiques *(Figs. 52a-b)*. Devant la persistance d'un doute, la scintigraphie au Technétium 99 peut apporter une confirmation avec une meilleure sensibilité mais une spécificité moindre *(Fig. 53)*.

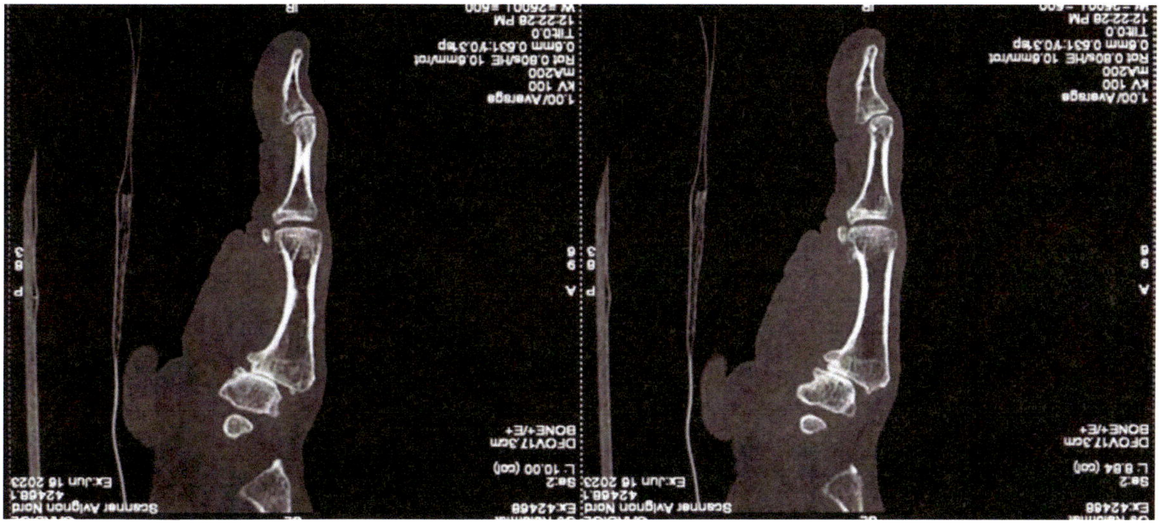

Figure 51 : Visualisation scanographique de l'ostéophytose.

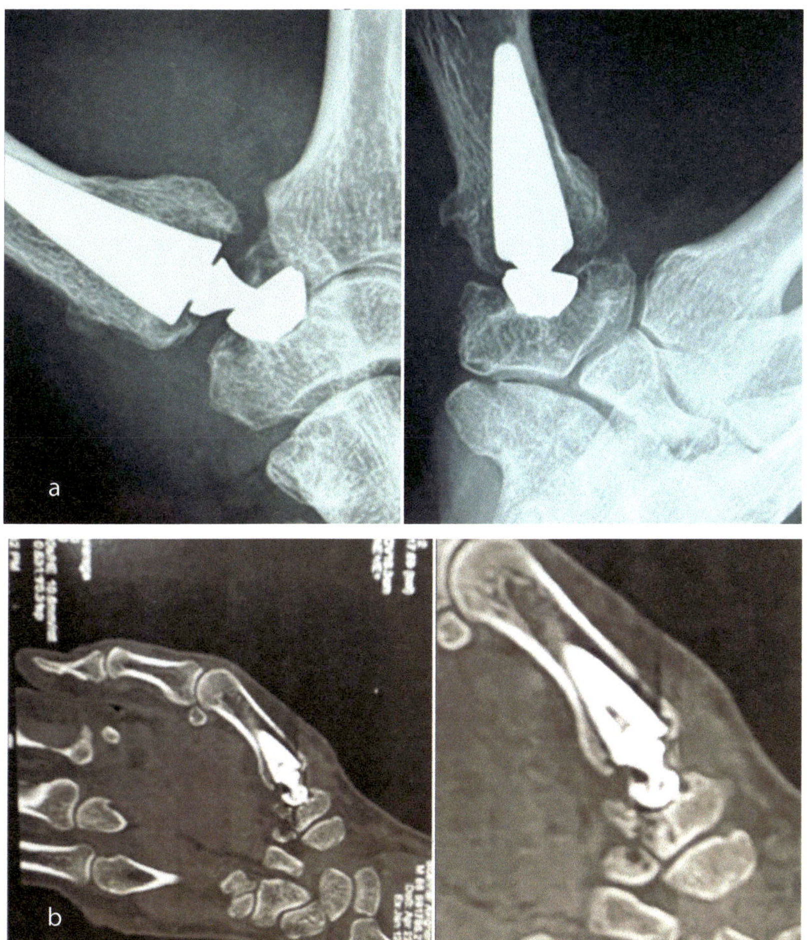

Figure 52 : a : Visualisation radiologique de descellement trapézien d'une Prothèse Touch. b : Même patient : visualisation scannographique de descellement trapézien.

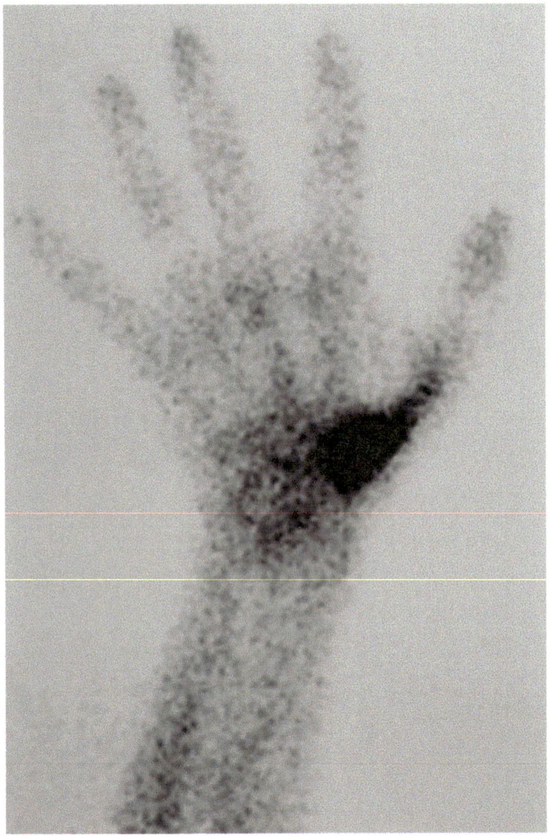

Figure 53 : Visualisation scintigraphique de descellement trapézien d'une Prothèse ARPE.

7. Apport de l'IRM

L'IRM, a un intérêt très limité par rapport à la radiographie standard et au scanner dans le cadre d'une prothèse trapézo-métacarpienne.

Elle est, avec l'échographie, l'examen de choix pour la visualisation des parties molles.

Dans le cadre d'une rhizarthrose, elle permet une bonne évaluation de la synovite articulaire et surtout des lésions œdémateuse de l'os sous chondral sous la forme des « Bone Marrow Lesions » ou BML *(Fig. 54).*

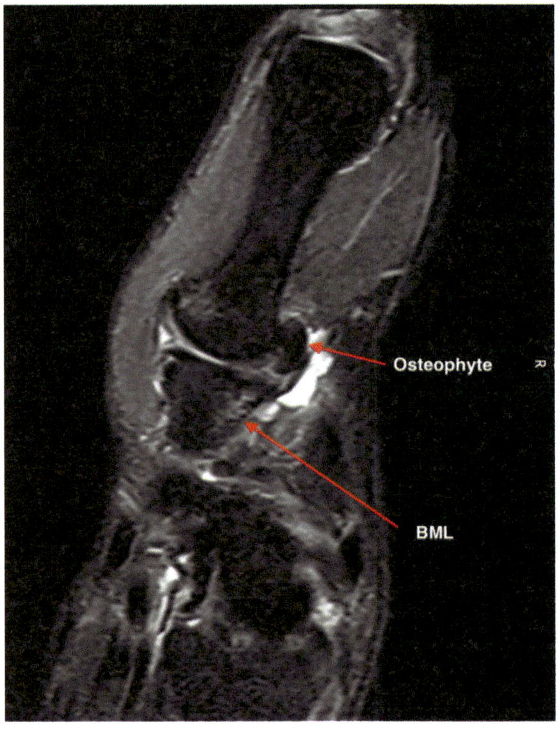

Figure 54 : Bone Marrow Lesion (BML) et ostéophyte.

8. Apport de l'échographie

L'Échographie, examen secondaire dans le bilan radiologique de la rhizarthrose, peut néanmoins se révéler utile.

8.1 Echographie pré-opératoire

Comme l'IRM, l'échographie est un examen de choix pour visualiser l'inflammation articulaire dans la rhizarthrose.

8.2 Echographie post-opératoire

Dans le cadre du suivi des prothèses trapézo-métacarpiennes, la survenue d'une ténosynovite de De Quervain post-opératoire n'est pas rare [1]. Pour certains auteurs, cette tendinopathie est liée à un « over-use » mais dans notre expérience, elle est le plus souvent liée à des anomalies anatomiques (2 tunnels et/ou 3 tendons ou plus).

L'Échographie reste l'examen de référence pour en confirmer le diagnostic.

Tous nos remerciements à Mme Magali ROGIER, Manipulatrice Radio de la clinique FONTVERT

et au Dr Jean Claude GARDIOL, Rhumatologue libéral

pour leur aide précieuse dans l'élaboration de ce chapitre.

Références

[1] Gonzalez-Espino P, Pottier M, Detrembleur C, Goffin D. Touch double mobility arthroplasty for trapeziometacarpal osteoarthritis: outcomes for 92 prostheses. *Hand Surgery Rehabil* 2021; 40: 760-764.

Classification chirurgicale de la rhizarthrose

Jacques Teissier, Benjamin Degeorge, Adriano Toffoli

Les classifications de la Rhizarthrose de Eaton et Littler ou de Dell, internationalement reconnues, sont mal adaptées à la prise de décision chirurgicale pour la rhizarthrose. Jean-Jacques Comtet, puis Yves Allieu ont proposé des classifications plus utiles aux chirurgiens. À partir de ces 2 dernières propositions nous avons établi une classification qui prend en compte, non seulement l'état des articulations TM et STT, mais aussi les dégradations induites ou préexistantes en amont au niveau du carpe et en aval au niveau de l'articulation métacarpo-phalangienne.

De plus la quantification de la subluxation de la base du premier métacarpien sur le socle trapézien, plus ou moins favorisé par une dysplasie ou une hyperlaxité, va intervenir dans le choix du type d'intervention pour un recentrage stable. La classification proposée est basée sur un bilan radiologique standardisé des différents interlignes articulaires de la colonne du pouce, pour établir une stratégie opératoire basée sur des critères précis et pour avoir une base de donnée commune qui permette de suivre et comparer les séries en fonction des implants ou prothèses utilisées.

Insuffisance des classifications de Eaton-Littler et de Dell

La classification de Richard Eaton et William Littler en 1973 est la plus ancienne et la plus communément utilisée dans le monde anglo-saxon [1].

Elle est basée sur une radio de profil strict (superposition des sésamoïdes). Initialement proposée en 3 stades selon l'état de l'interligne TM elle a été secondairement étendue à 4 stades pour inclure une atteinte arthrosique associée de l'interligne STT :

- **Stade 1** : élargissement articulaire par synovite par épanchement articulaire ou hyperlaxité.
- **Stade 2** : pincement articulaire avec petits ostéophytes et petits ostéochondromes < 2mm ; subluxation TMC < 1/3 de la surface.
- **Stade 3** : pincement articulaire majeur avec sclérose, géodes, ostéophytes et ostéochondromes > 2mm ; subluxation TMC > 1/3 de la surface.
- **Stade 4** : association d'une arthrose STT au stade 3.

L'insuffisance de cette classification tient dans le fait qu'elle ne renseigne en rien sur la déformation de la colonne du pouce : hyper-extension MP et pouce en Z. De plus l'aggravation du pincement articulaire ne va pas obligatoirement de pair avec la subluxation TM et vice versa. En outre le stade 4 amalgame de manière indissociable les articulations TM et STT, ce qui était cohérent avec la notion d'arthrose péri trapézienne développée par Swanson pour justifier de la trapézectomie + implant silicone. Cette vision n'est plus d'actualité aujourd'hui puisqu'on tend de plus en plus à dissocier ces deux articulations dans la prise en charge de la rhizarthrose.

La classification de Dell apparue en 1978 est la plus utilisée en France et en Europe [2] :

- **Stade 1** : Pincement articulaire ou sclérose sous chondrale sans subluxation ou ostéophyte.
- **Stade 2** : Lésions précédentes avec en plus de petits ostéophytes, une densification de l'os sous chondral et une subluxation réductible < 1/3 de la base de M1.
- **Stade 3** : Pincement majeur avec gros ostéophytes et subluxation irréductible > 1/3. Parfois déformation en adduction de M1 et hyper-extension secondaire MP.
- **Stade 4** : Disparition totale de l'interligne avec géodes.

Au total cette classification est un progrès car elle prend en compte la déformation de la colonne du pouce mais contrairement à Eaton et Littler, Dell ne tient pas compte de l'état de la STT. En outre elle rend obligatoire l'existence d'une hyperextension MP pour accéder au stade 3 alors qu'il existe bon nombre de rhizarthroses avec un interligne très dégradé sans hyperextension MP.

Cette classification, comme celle de Eaton et Littler, est un mélange de critères radiologiques qui en réalité ne sont pas toujours présents concomitamment au stade défini et peuvent exister séparément à d'autres stades.

Apport des classifications de J-J. Comtet et de Y. Allieu

La classification de Jean-Jacques Comtet proposée en 2001 est une modification de la classification de Eaton et Littler pour prendre en compte l'hyperextension de la MP et la déformation du pouce [3]. Elle souffre des mêmes inconvénients que la classification d'Eaton et Littler en terme de précision sur la description des lésions articulaires.

- **Stade 0** : c'est le stade 1 de Eaton et littler (infra-radiologique)
- **Stade 1** : Arthrose TM isolée
- **Stade 2** : Arthrose TM associée à une déformation réductible de la MP
- **Stade 3** : Arthrose TM associée à une déformation irréductible de la MP
- **Stade 4** : arthrose TM + arthrose STT, ce qui est également le stade 4 de Eaton et Littler.

Cette classification trop simpliste ne répond pas au besoin d'un bilan radiologique préopératoire précis.

La classification de Yves Allieu publiée en 2011 est basée sur la prise en compte de 3 paramètres : le pincement de l'interligne trapézo-métacarpien (TMA), l'instabilité/subluxation de la TM (TMI) sur base de clichés dynamiques de face, et l'atteinte de la scapho-trapézo-trapézoïdienne (STT) [4].

Il définit 4 stades de détérioration TM et 4 *stades d'instabilité/subluxation :*

- **TMA 0** absence de pincement
- **TMA 1** pincement < 50%
- **TMA 2** pincement > 50%
- **TMA 3** disparition de l'interligne

- **TMI 0** : subluxation réductible
- **TMI 1** : subluxation imparfaitement réductible
- **TMI 2** : subluxation non réductible < 1/3
- **TMI 3** : subluxation non réductible > 1/3

Concernant l'atteinte de la STT Allieu reprend la classification de Crosby [5] en 4 stades :

- **STT 0** : interligne normal à la radio

- **STT 1** : pincement de 50% de l'interligne
- **STT 2** : pincement complet de l'interligne
- **STT 3** : interligne détruit avec remaniements scléro-géodiques

Cette classification est intéressante pour le chirurgien car elle précise le degré d'atteinte de la TM en séparant l'importance de la détérioration de l'interligne d'une part et l'instabilité métacarpienne d'autre part. Par contre cette classification ne prend pas en compte la subluxation externe de la base métacarpienne (instabilité antéro-postérieure).

Si Allieu précise également le statut de la STT il ne notifie pas, contrairement à Comtet, le statut de la MP pourtant fondamental pour la prise en charge chirurgicale. Ni Comtet ni Allieu n'évoquent l'état du massif carpien.

Intérêt d'une classification CHIRURGICALE de la rhizarthrose

Lorsqu'il décide d'opérer une rhizarthrose le chirurgien de la main ne peut se contenter de traiter une arthrose trapézo-métacarpienne ou une arthrose péri trapézienne. Il doit impérativement prendre en compte l'état de l'ensemble de la colonne du pouce et considérer également le statut du carpe ; ceci afin de corriger une déformation en Z plus ou moins réductible et ne pas entrainer ou aggraver une instabilité du carpe. C'est pourquoi le bilan préopératoire clinique et radiologique doit aboutir à une classification qui renseigne tous les paramètres utiles à la prise de décision chirurgicale.

Doivent être précisés le statut de la TM, de la STT, de la MP, du carpe, la présence d'une dysplasie trapézienne, d'une hyperlaxité et de pathologies associées :

- **État de la TM** :
  - de Face (TMF) pincement puis destruction, basé sur la hauteur de l'interligne articulaire *(Fig. 1)*.
  - de Profil (TMP) glissement de la base de M1 puis subluxation mesuré par l'axe de M1 parallèle à la corticale dorsale et tangent à la courbure corticale antérieur par rapport au centre de la selle trapézienne. *(Fig. 2 et 3)*.
- **État de la STT** : classification de CROSBY *(Fig. 4)*.
- **État de la MP** : Hyper-extension ou non, réductible ou non à l'examen clinique et quantifiable par mesure goniométrique sur un pouce au repos *(Fig. 5)*.
- État du carpe : DISI, SLAC, SNAC…
- Évaluation de la longueur de la colonne du pouce par le calcul du rapport M1/M2 [6].
- **Facteurs favorisants** :

DYSTRA : Dysplasie et usure du trapèze (mesure de l'angle de devers sur cliché de face) *(Fig. 6 A)*

DYSMETA : Dysplasie et usure du métacarpien (angle de varus sur cliché de profil) *(Fig. 6B)*

Hyper-laxité quantifiable par mesure de l'hyper-extension de l'IPP de l'index.

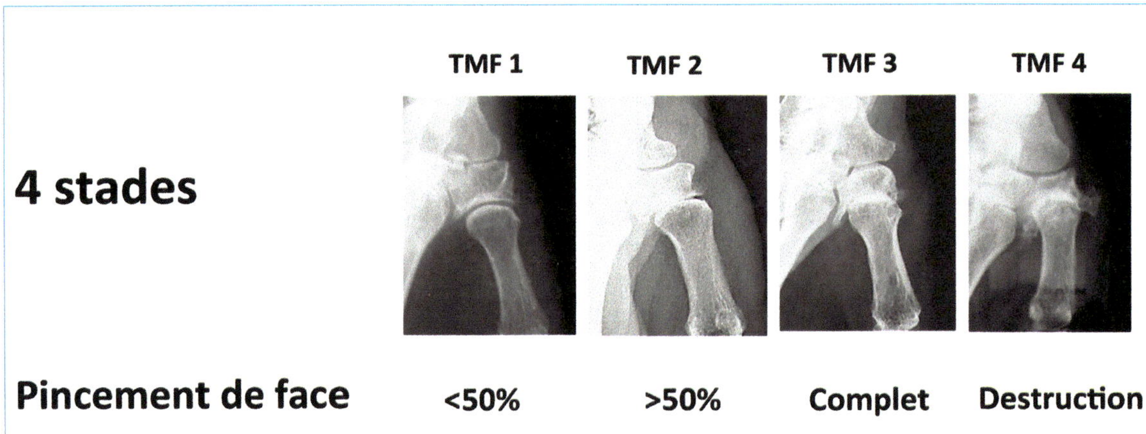

Figure 1 : État de la TM de face : TMF

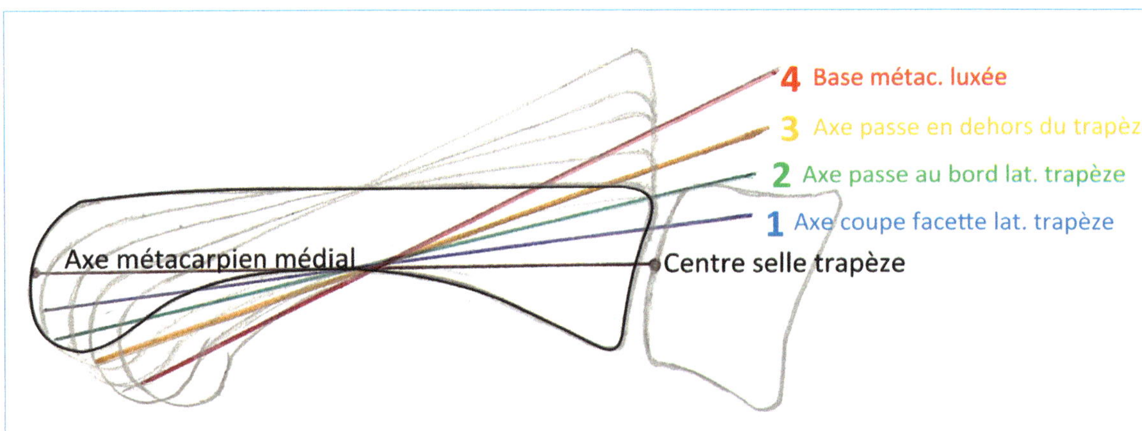

Figure 2 : Appréciation quantitative du glissement, par « l'axe métacarpien médial » sur le profil (tangent au sommet de la courbure de la corticale antérieure et parallèle à la corticale dorsale, par rapport au centre de la selle du trapèze).

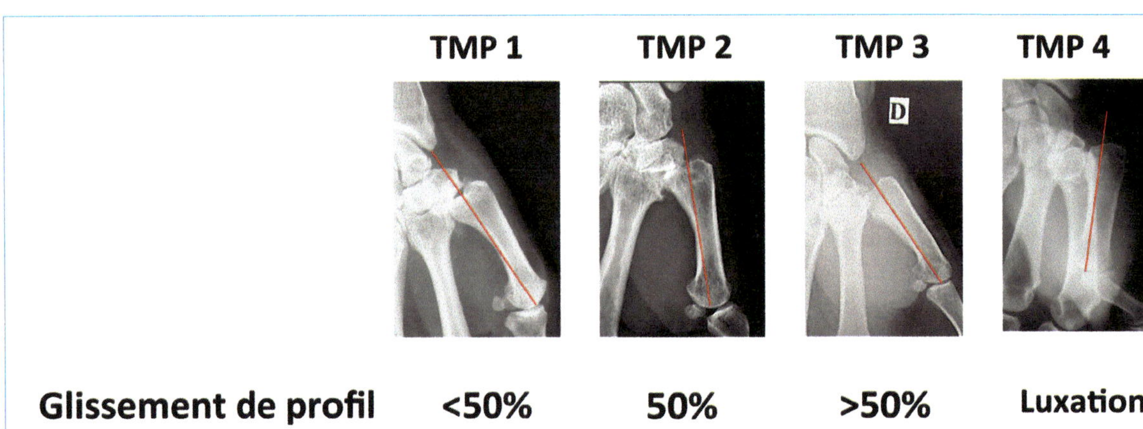

Figure 3 : État de la TM de Profil : 4 stades TMP.

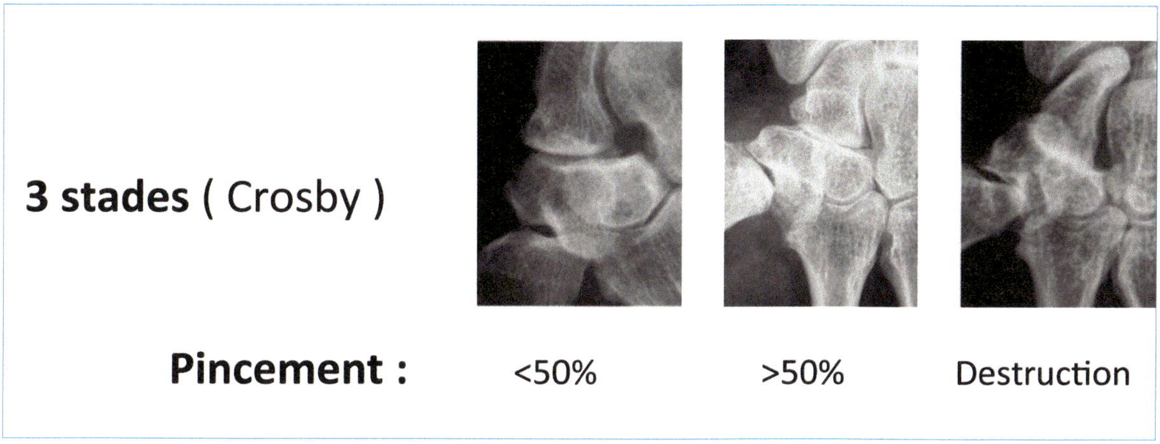

Figure 4 : État de la STT.

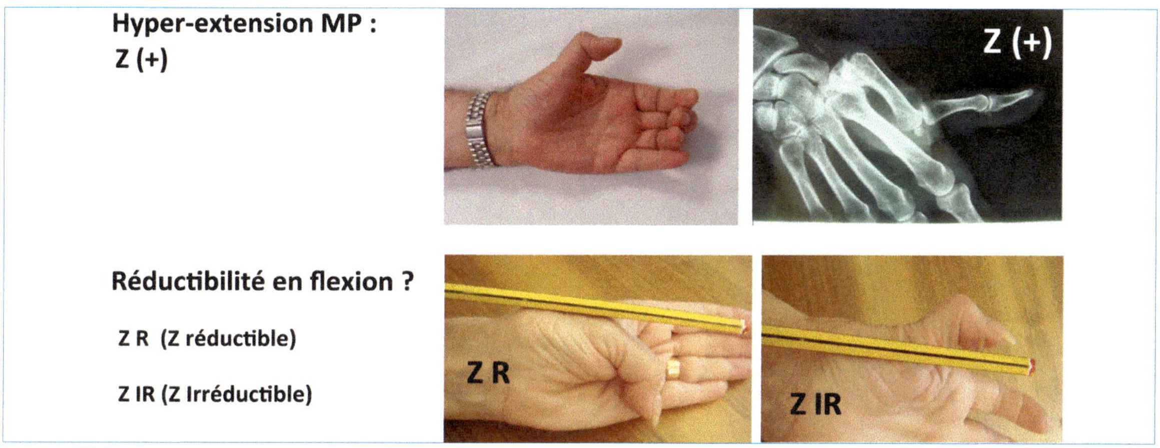

Figure 5 : État de la MP : Hyper-extension réductible ou non.

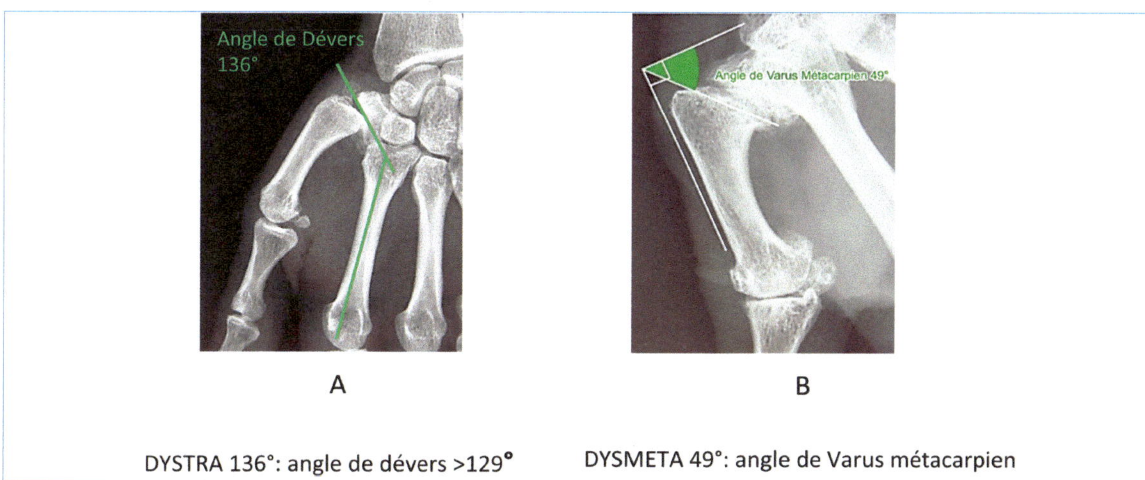

Figure 6 : Dysplasie du trapèze et de la base de M1 : Dystra. et Dysméta.

Au total, **cette classification** s'établit ainsi :

État de la TM de face : TMF 4 stades	État de la TM de profil : TMP 4 stades
TMF 1 : Pincement < 50%	TMP 1 : Glissement < 50%
TMF 2 : Pincement > 50%	TMP 2 : Glissement = 50%
TMF 3 : Pincement complet	TMP 3 : Glissement > 50%
TMF 4 : Destruction articulaire	TMP 4 : Luxation TM

État de la STT : Les 4 stades de Crosby :	STT 0 : interligne normal
	STT 1 : pincement < 50%
	STT 2 : pincement > 50%
	STT 3 : destruction de l'interligne

État de la MP :	Hyper-extension absente : Z (-)	
	Hyper-extension présente : Z (+)	Réductible : Z R
		Irréductible : Z IR
État du Carpe :		NL (normal) DISI, SLAC, SNAC …
Evaluation longueur du pouce :		rapport M1/M2
Facteurs favorisants :		Dysplasie trapèze : **Dystra** (angle de Devers)
		Dysplasie métac : **Dysméta** (angle de varus métacarpien)

Exemples pratiques

Exemple 1 : TMF2, TMP2, STT1, MP Z-

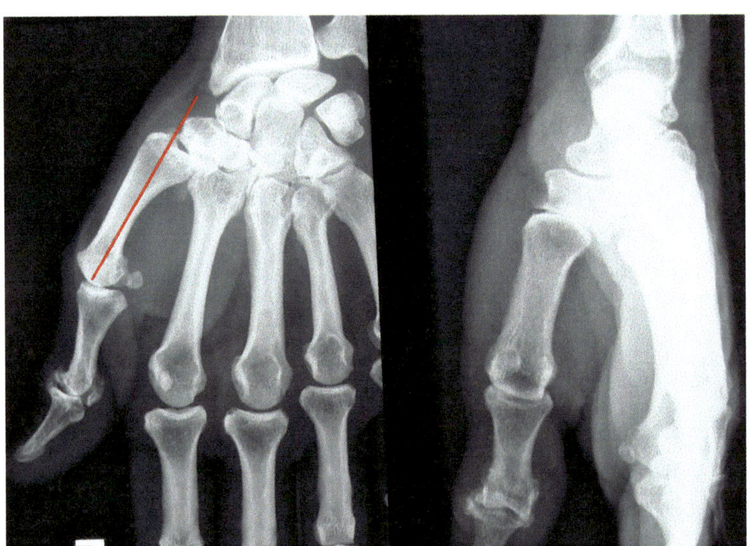

Exemple 2 : TMF3, TMP2, STT1, MP Z(-)

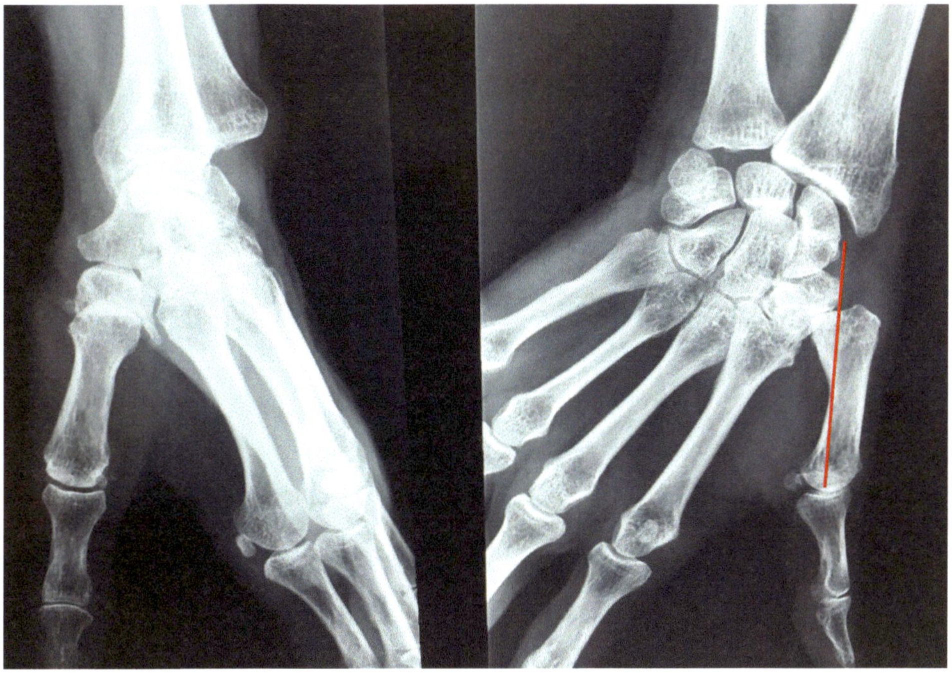

Exemple 3 : TMF4, TMP2, STT0, MP Z R, Dystra, Dysméta

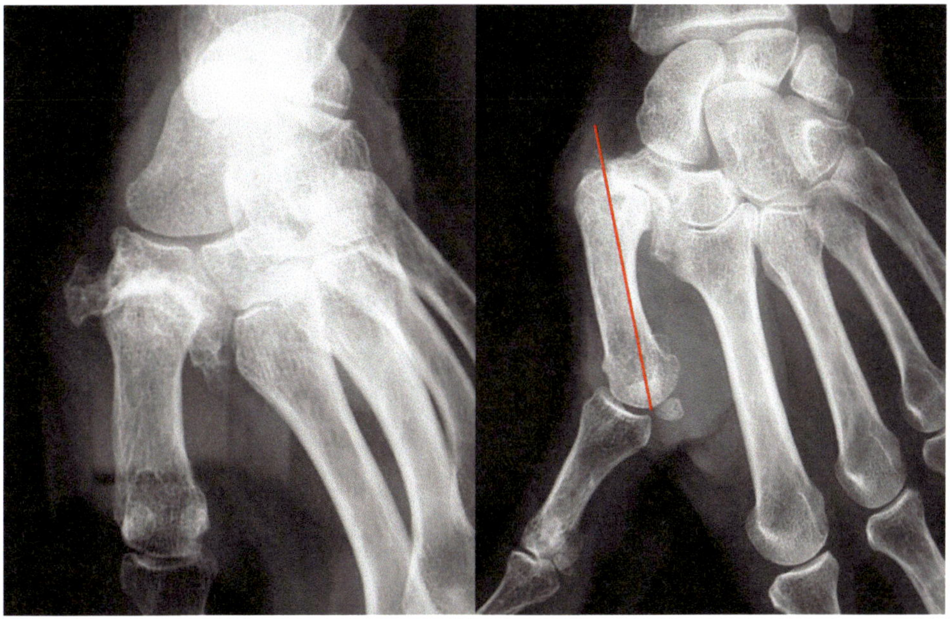

Exemple 4 : TMF4, TMP2,STT3, MP Z IR, DISI

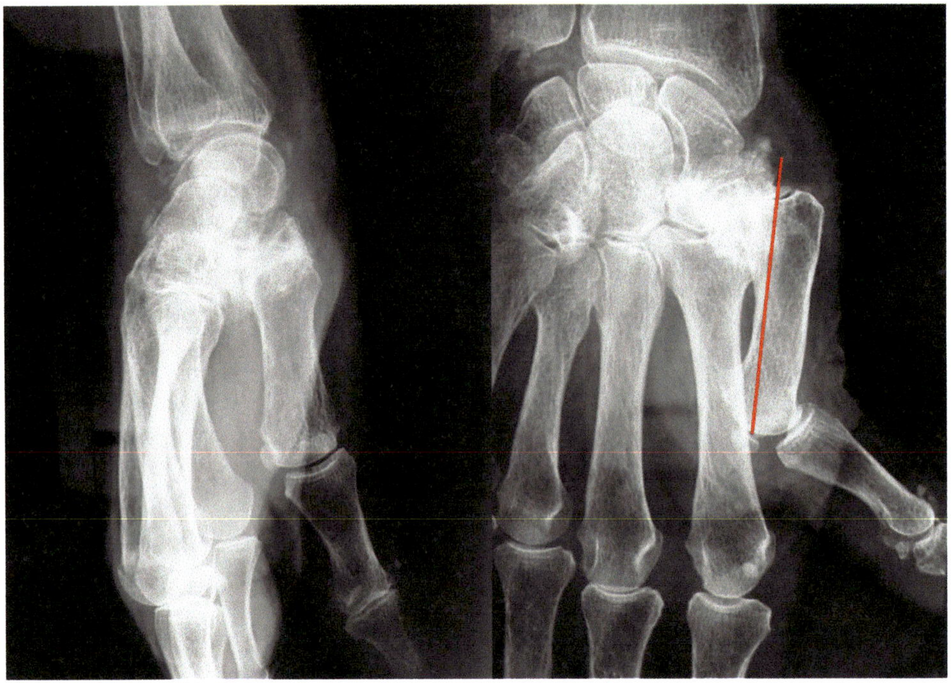

Exemple 5 : TMF4, TMP3, SST1, MP Z IR

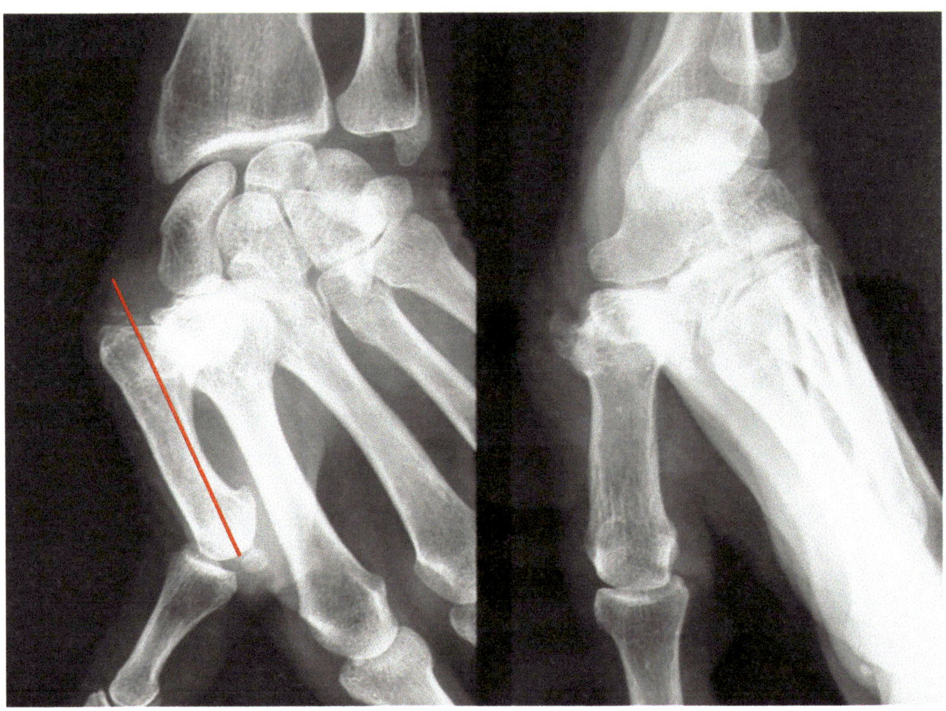

Conclusion

L'indication chirurgicale dans la rhizarthrose reste dictée par la demande du patient liée aux douleurs, à la gêne fonctionnelle et à la gêne esthétique. Les solutions chirurgicales sont multiples.

Le but d'une classification est de renseigner le chirurgien sur l'état réel de l'ensemble de la colonne du pouce avant de choisir la technique chirurgicale à utiliser.

Les classifications classiques et usuellement utilisées, qu'il s'agisse de celle de Eaton-littler ou de celle de Dell, n'apportent pas tous les renseignements nécessaires au Chirurgien en pré-opératoire.

Les classifications de Y. Allieu qui précise l'importance de la subluxation TM et de J.J. Comtet qui prend en compte l'état de la MP seront plus utiles pour la décision chirurgicale.

Récemment P. Laronde *et al.* [7] ont proposé une « classification dédiée au chirurgien » prenant en compte non seulement l'état de la TM et de la SST, mais aussi l'état du carpe en amont et de la MP en aval. L'arbre décisionnel proposé est simple mais finalement complexe par la multitude des solutions chirurgicales envisagées. Cette classification est trop peu détaillée pour une analyse fine de l'état du pouce arthrosique et de plus ne permet pas un suivi de l'évolution post-opératoire.

La Rhizarthrose, comme la coxarthrose, la gonarthrose ou l'omarthrose, mérite sa prothèse ou toute autre type d'arthroplastie pour améliorer les patients. Une classification CHIRURGICALE sera alors utile pour poser la bonne indication chirurgicale en prenant en compte tous les paramètres concernant le statut de la colonne du pouce et du carpe et pour le suivi post opératoire des autres paramètres comme la longueur de la colonne du pouce..

Références

[1] Eaton RG, Littler W. Ligament reconstruction of the painful thumb carpo-metacarpal joint ; *JBJS (AM)* 1973, 55 A, 1655-6

[2] Dell P, Brushart Th, Smith R. Treatment of trapeziometacarpal arthritis : Results of resection arthroplasty. *Journal of hand surgery.* vol3 May 1978,243-249

[3] Comtet JJ, Gazarian A, Fockens W. Définition et classification des rhizarthroses. Etude critique et propositions. Conséquences thérapeutiques. *Chir de la main* vol12, mars 2001, 5-10

[4] Allieu Y. Classification des formes anatomo-radiologiques de la rhizarthrose. *Chir de la main* Vol 30, Sup n° 1, Sept 2011, 9- 16

[5] Crosby E, Linscheid R, Dobyns J. Scapho-trapezial-trapezoid arthrosis. *J Hand Surg* 1978;3:223–34

[6] Ledoux P. M1/M2 ratio for radiological follow-up of trapezio-metacarpal surgery. *Hand Surgery Rehabil* 2017; 36: 146-147.

[7] Laronde P, Duriez P, Oca V, d'Almeida M-C, Hustin C. Thumb basal joint arthritis : new classification, diagnostic and therapeutic algorithm. *Hand surg and rehab* 41, 2022, 419-425

Voies d'abord de l'articulation trapézo-métacarpienne pour mise en place d'une PTTM

Bruno Lussiez, Alain Tchurukdichian

Voie latéro-dorsale

C'est une voie longitudinale, de 3 à 5 cm, située dans le prolongement de la première coulisse tendineuse (tendons *Abductor Pollicis Longus* (APL) et *Extensor Pollicis Brevis* (EPB)) *(Fig. 1)*.

L'articulation trapézo-métacarpienne est repérée par la palpation, éventuellement à l'amplificateur de brillance. C'est l'exposition de la surface articulaire trapézienne qui est la plus importante dans cette intervention, donc les deux tiers distaux de l'incision sont situés à la face dorsale du 1er métacarpien, et le tiers proximal en regard du trapèze.

Deux repérages peuvent être effectués à ce stade au commencement de son expérience. Un repérage premier des branches sensitives du nerf radial afin de ne pas les traumatiser. Puis un repérage du tendon *Extensor Pollicis Longus* (EPL) et surtout de l'artère radiale peuvent là encore être réalisés. La gaine de l'EPB visible dans l'abord est incisée, puis le tendon est récliné en situation dorsale. L'insertion dorsale du tendon APL sur la base du premier métacarpien est repérée. Elle permettra dans un premier temps de la conserver lors de la coupe de la base du premier métacarpien, puis éventuellement de la désinsérer afin de la réinsérer en position plus dorsale sur M1 au cours de l'intervention.

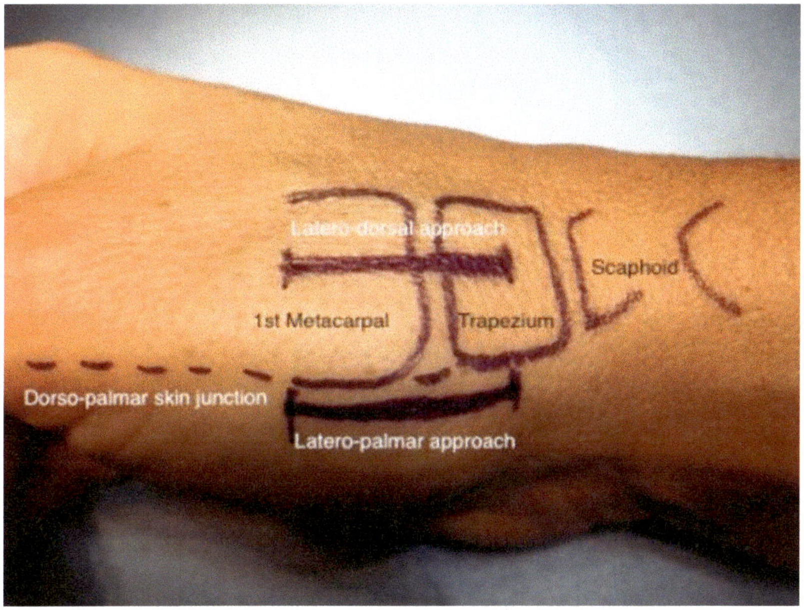

Figure 1 : Voies d'abord de l'articulation trapézo-métacarpienne pour pose d'une prothèse TM. Latéro-dorsale et latéro-palmaire.

L'articulation trapézo-métacarpienne est alors abordée.

Un lambeau capsulo-ligamentaire en L est taillé *(Fig. 2)* avec une arthrotomie transversale poursuivie par une branche longitudinale qui suit le bord dorsal du tendon APL, ou passe à travers le tendon, et remonte jusqu'au trapèze, dessinant ainsi un lambeau de bonne qualité, à charnière proximale, dont la fermeture éventuelle est solide.

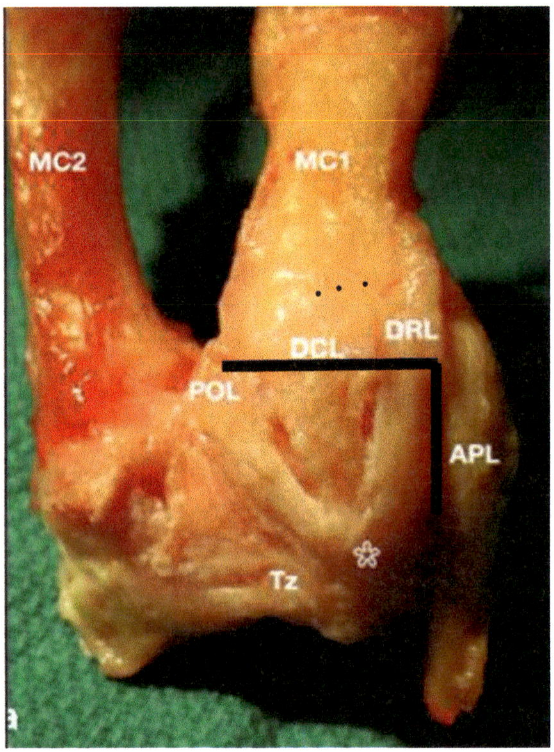

Figure 2 : Arthrotomie trapézo-métacarpienne en L. *(avec l'autorisation de E. Hagert).*

Lorsque la partie médiale de la surface articulaire du trapèze n'est pas assez visible, il faut compléter la taille du lambeau par une branche longitudinale médiale, lui donnant alors une forme de U. C'est lors de ce temps que le repérage premier de l'artère radiale est utile afin de ne pas la blesser. Une autre alternative est un abord longitudinal central avec dépériostage de la base de M1.Ce dernier abord , compte-tenu du dépériostage, peut être source de calcifications post-opératoires, et n'a pas notre préférence. Les lambeaux réalisés sont tenus tractés sur pince *(Fig. 3)*.

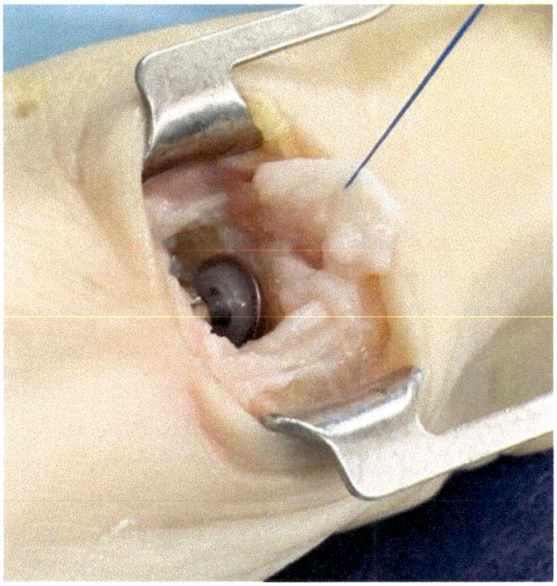

Figure 3 : Lambeau capsulo-ligamentaire sur fil de traction.

La plupart des prothèses de type rotule nécessitent une coupe première de la base de M1, économique, à la scie oscillante, perpendiculaire à l'axe longitudinal de M1, et parallèle à l'axe de l'articulation TM. C'est cette ostéotomie qui donne le jour sur l'articulation. A ce stade plusieurs gestes sont réalisés. Une synovectomie articulaire complète à la pince gouge. Une résection de calcifications péri-trapéziennes palmaires quand elles existent en soulevant l'insertion de l'APL, permettant une désinsertion capsulaire jusqu'au tubercule latéral. Puis une résection de l'ostéophyte intermétacarpien souvent présent à la scie oscillante, en même temps qu'une corne latérale du trapèze. Enfin la préparation articulaire est complétée par deux gestes importants : la section des ligaments intermétacarpiens sur la base de M1 afin de libérer totalement le premier métacarpien, et une résection du bec antérieur de la base de M1 à la scie oscillante.

Les avantages de cette voie sont une absence de désinsertion des muscles thénariens externes, dont la fonction est essentielle en post-opératoire. LLa fermeture du plan capsulo-ligamentaire peut être réalisée, selon le choix du chirurgien, mais toujours sans aucune tension. Dans le cas contraire, il est préférable de s'abstenir de suturer ce plan , afin d'éviter toute limitation de la mobilité, et toute contrainte supplémentaire. *(Fig. 4)*.

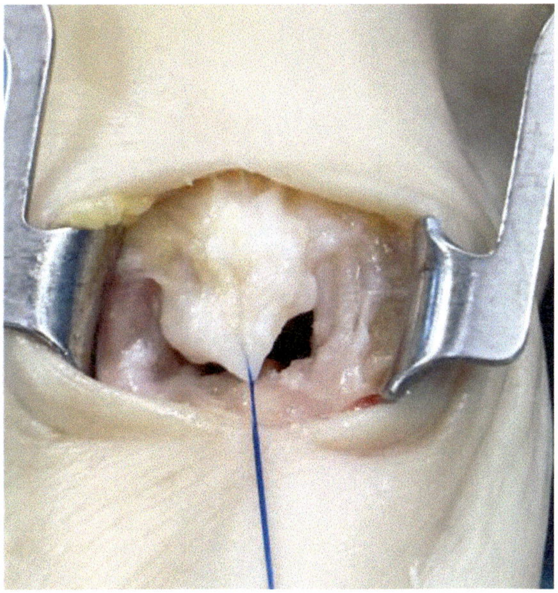

Figure 4 : Fermeture lambeau capsulo-ligamentaire en U.

Un geste complémentaire sur le tendon EPB est possible par cette voie d'abord en cas de déformation en Z souple (ténotomie, ténodèse au col de M1). Un geste sur la première coulisse tendineuse (De Quervain) est également possible par prolongement de l'incision en proximal.

Voie latéro-palmaire

Cette voie a été décrite initialement par Wagner [1] et popularisée par Gedda et Moberg [2] pour le traitement des fractures de Bennet.

L'incision, de distal à proximal, suit le bord radial de la base du premier métacarpien à la jonction de la peau palmaire et de la peau dorsale entre les reliefs du tendon de l'APL et des muscles thénariens externes *(Fig. 1)*. Puis elle s'incurve en proximal à la base des thénariens pour rejoindre le bord radial du tendon du Flexor Carpi Radialis (FCR).

Le tissu sous-cutané qui contient les branches cutanées du nerf radial est décollé du bord radial des muscles thénariens *(Fig. 5)*

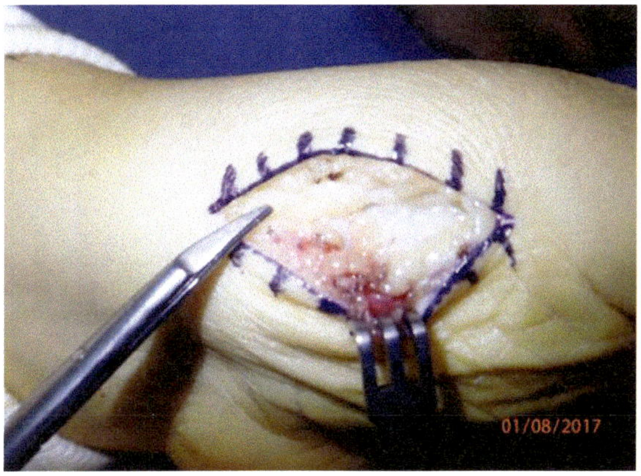

Figure 5 : Voie d'abord latéro-palmaire avec branches sensitives du nerf radial.

Ceux-ci sont libérés de leurs attaches qui sont extrêmement ténues à ce niveau, puis rétractés du côté ulnaire permettant ainsi l'accès au bord latéral de l'articulation trapézo-métacarpienne. Il y a souvent un faisceau accessoire du tendon de l'APL qui s'insère obliquement soit sur l'aponévrose des thénariens, soit plus rarement sur le bord externe du trapèze. Ce faisceau accessoire peut être récliné en radial ou sectionné *(Fig. 6)*. L'incision de la capsule articulaire est médiane et longitudinale *(Fig. 7)*. Elle peut être plus ou moins agrandie par une dissection sous-périostée sur la base du métacarpien et sur le trapèze.

En fait, le dessin de l'incision cutanée peut prendre des formes, variables selon les besoins de la technique opératoire et pour éviter au maximum les branches cutanées du nerf radial.

Cette voie d'abord a l'avantage de respecter le complexe ligamentaire dorsal qui est l'élément stabilisateur principal de l'articulation et le support de la majorité des mécanorécepteurs de la trapézo-métacarpienne. Son avantage esthétique est par ailleurs non négligeable.

Liens YouTube

TOUCH® Technique opératoire (voie latéro-dorsale) B. Lussiez

TOUCH® technique opératoire (voie latéro-palmaire A. Tchurukdichian

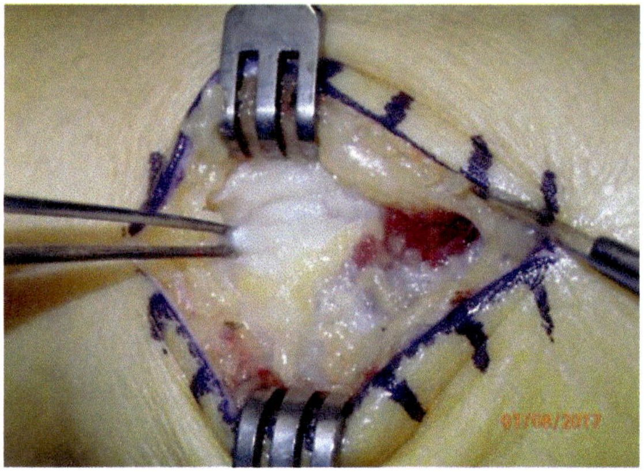

Figure 6 : Faisceau accessoire tendon APL.

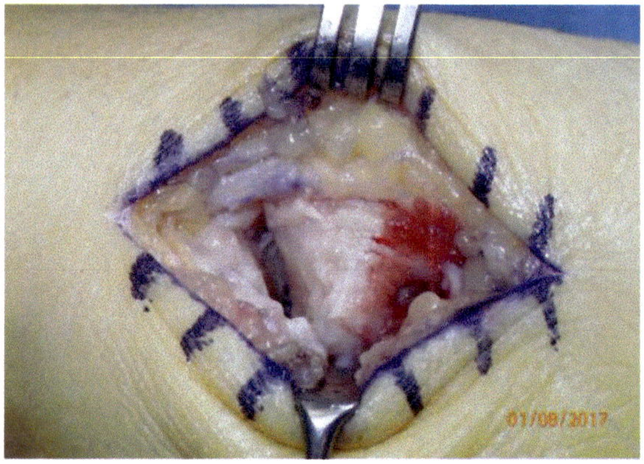

Figure 7 : Voie latéro-palmaire. Arthrotomie trapézo-métacarpienne longitudinale.

Références

[1] Wagner CJ. Methods of treatment of Bennet's fracture-dislocation. *Am J Surg* 1950; 80:230-1.

[2] Gedda KO, Möberg E. Open reduction and osteosynthesis of the so-called Bennet's fracture in the carpo-metacarpal joint of the thumb. *Acta Orthop Scand* 1953; 22: 249-57.

9

La planification opératoire

Pascal Ledoux

Introduction

La pose d'une prothèse trapézo-métacarpienne implique des modifications significatives dans le fonctionnement mécanique de l'articulation. La stratégie opératoire devra tenir compte de ces modifications.

Le but de la chirurgie sera de reconstituer un fonctionnement articulaire aussi proche que possible de la physiologie. Cela nécessite de retrouver une longueur normale de la colonne du pouce garante d'une bonne efficacité musculaire et des axes osseux normaux garants d'une transmission axiale optimale des efforts musculaires et des contraintes.

Sur le plan cinématique la pose d'une prothèse de type rotule modifie les axes de rotation de l'articulation rendant nécessaire une large libération ligamentaire pour éviter l'apparition de contraintes excessives au niveau de l'interface os-prothèse, surtout au niveau de la cupule.

Nous ne pouvons pas faire de parallèle avec la hanche où l'on remplacera une rotule à centre unique de rotation par une autre rotule à centre unique de rotation. Dans le cas de l'articulation trapézo-métacarpienne nous remplaçons une double selle emboitée à trois axes de rotation non concourants par une rotule à centre unique de rotation ce qui va nous forcer à faire des aménagements importants.

Pour le trapèze nous entendons par profondeur la direction proximo-distale, par hauteur la direction antéro-postérieure et par largeur la direction latéro-médiale.

Planification opératoire

Les remaniements osseux, les modifications axiales, le déplacement des axes de rotation, la correction de la perte de longueur de la colonne du pouce et l'optimisation du positionnement de la cupule donnent tout son sens à une planification préopératoire.

Dans l'état actuel des choses il n'existe pas de solution logicielle permettant de gérer la saisie tridimensionnelle des géométries osseuses, le positionnement des coupes osseuses et le choix de la taille et du positionnement optimal des implants. Cela sera indéniablement la future évolution majeure dans la chirurgie prothétique trapézo-métacarpienne.

Elle devrait passer par la réalisation de gabarits personnalisés pour les coupes osseuses et le centrage des implants permettant des positionnements prédéterminés précis, au départ de coupes scanner de l'articulation trapézo-métacarpienne.

Actuellement il faut réaliser la planification préopératoire sur base d'une analyse radiologique précise sur des incidences standardisées de face et de profil selon Kapandji.

Il faudra évaluer la perte de longueur de la colonne du pouce en utilisant le rapport M1/M2 (longueur du premier métacarpien + trapèze sur deuxième métacarpien + trapézoïde) dont la valeur normale est 0.72 ± 0.02 [1].

Coupe osseuse de la base métacarpienne

Quel est le niveau souhaitable de la résection ?

Le niveau de la résection osseuse métacarpienne sera déterminé sur le cliché de profil. On observe souvent une résorption osseuse partielle du bec antérieur qui dépend de la sévérité de l'arthrose et qui a pour conséquence de diminuer l'angle entre la face dorsale du premier métacarpien et la surface articulaire matérialisée par les deux points les plus proximaux de la base métacarpienne [2].

Le rebord osseux dorsal proximal correspond à la longueur originelle du métacarpien. La résection osseuse doit emporter le bec antérieur *(Fig. 1)*. La longueur de col nécessaire à restaurer la longueur originelle du premier métacarpien correspondra en principe à la mesure de la résection osseuse dorsale. Une longueur de col plus importante pourra toutefois être nécessaire si le trapèze a significativement perdu de sa profondeur.

Une fois la prothèse posée la position du métacarpien par rapport au trapèze va être modifiée *(Fig. 2)*. Le 1er métacarpien va se trouver en position plus distale ce qui correspond à une récupération de longueur de la colonne du pouce. Sur la figure 2 le rapport M1/M2 préopératoire était de 0.66 et de 0.73 après la pose de la prothèse chez cette patiente (valeur normale : 0.72 ±0.2).

Le métacarpien va également subir un déplacement antérieur, même en cas d'utilisation d'un col décalé. La nouvelle position du bec antérieur résiduel va rendre possible un conflit avec le long fléchisseur du pouce qui pourra provoquer une douleur post opératoire à la face antérieure de l'articulation trapézo métacarpienne *(Fig. 3)*.

Il faut donc réaliser une coupe B-B' perpendiculaire au plan de coupe métacarpienne A-A' pour réséquer le bec antérieur *(Fig. 4)*.

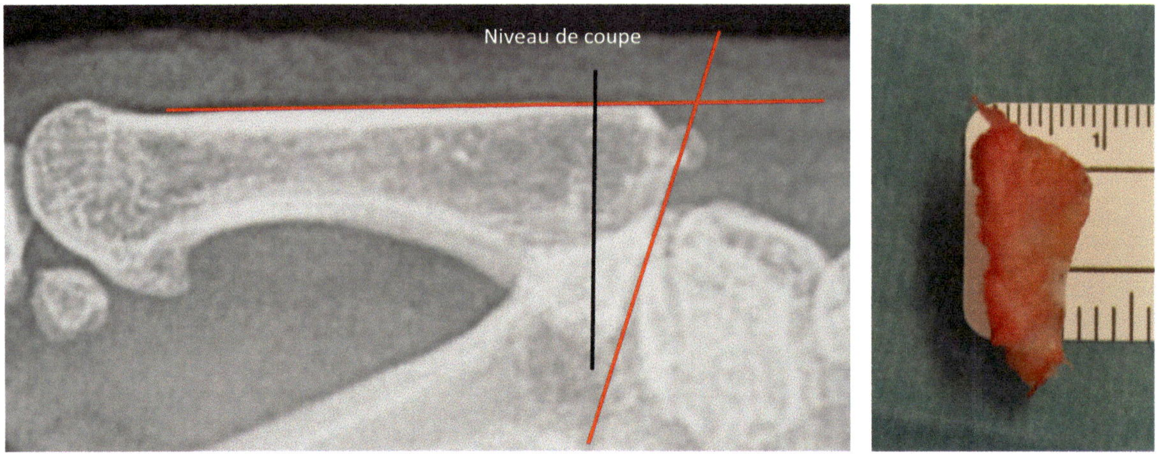

Figure 1 : planification de la coupe osseuse métacarpienne. Le plan de coupe sera perpendiculaire à la face dorsale du métacarpien et devra emporter le bec antérieur.

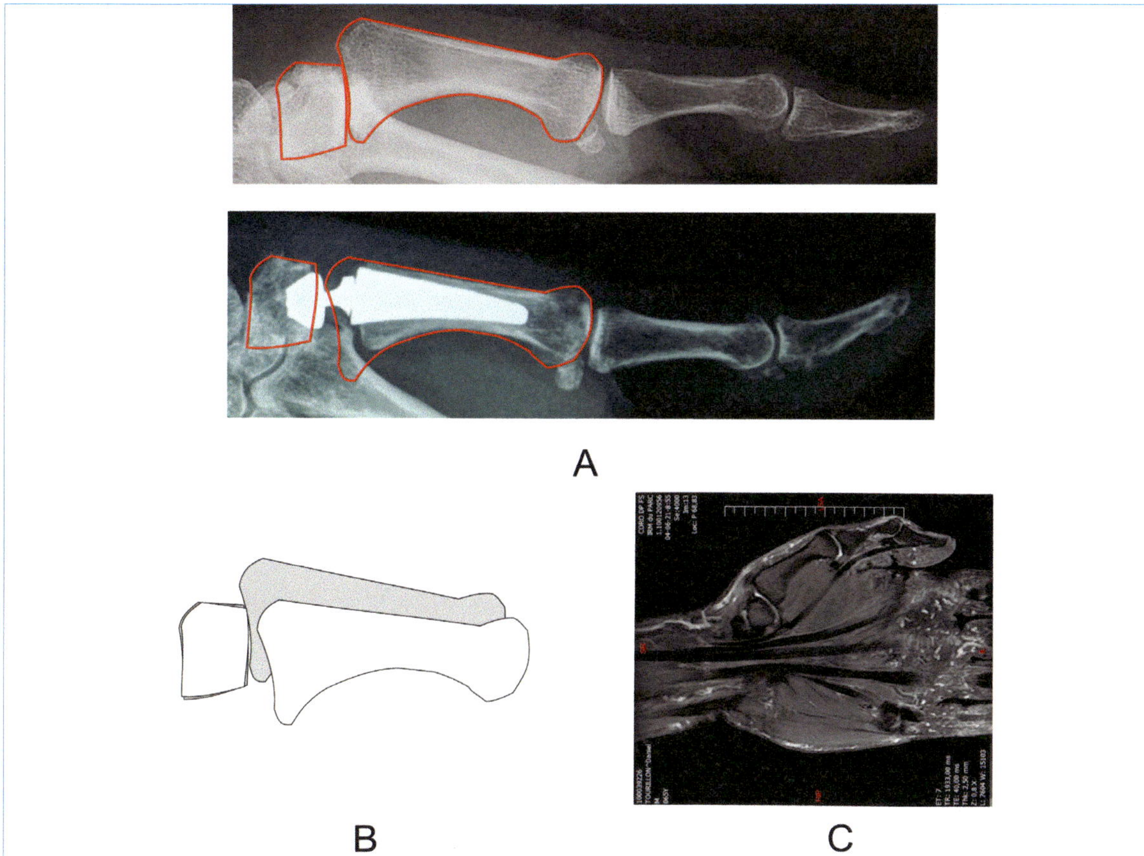

Figure 2 : A : position du métacarpien avant et après pose d'une prothèse. B : superposition des positions du métacarpien. Après pose de la prothèse le métacarpien sera plus distal et plus palmaire. C : rapport du bec antérieur du métacarpien avec le FPL.

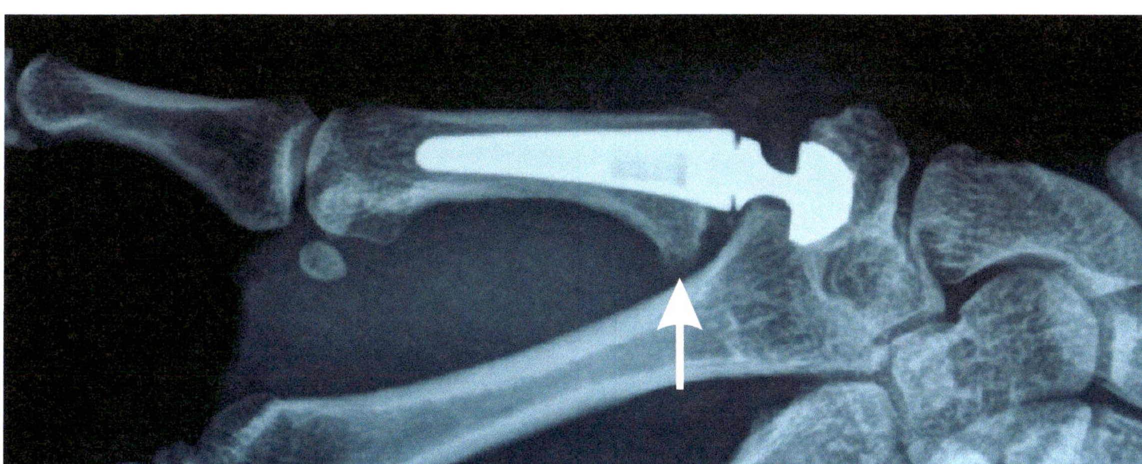

Figure 3 : Un bec métacarpien résiduel pourra provoquer un conflit avec le tendon du FPL.

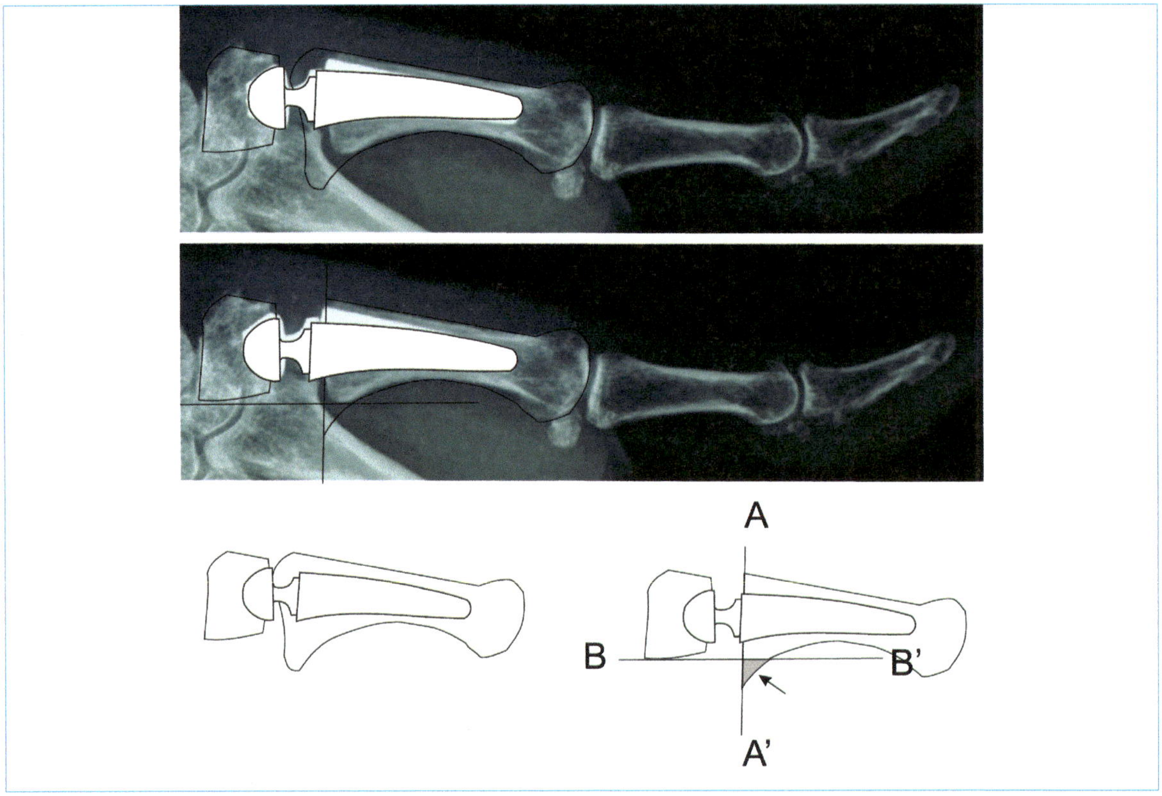

Figure 4 : Visualisation des plans de coupe : AA' : plan de coupe initial du métacarpien. BB' : plan de coupe du bec antérieur.

Pour ce faire il faut utiliser le manche de la râpe comme bras de levier pour extérioriser la base métacarpienne de manière à bien visualiser et réséquer le résidu de bec antérieur *(Fig. 5)*.

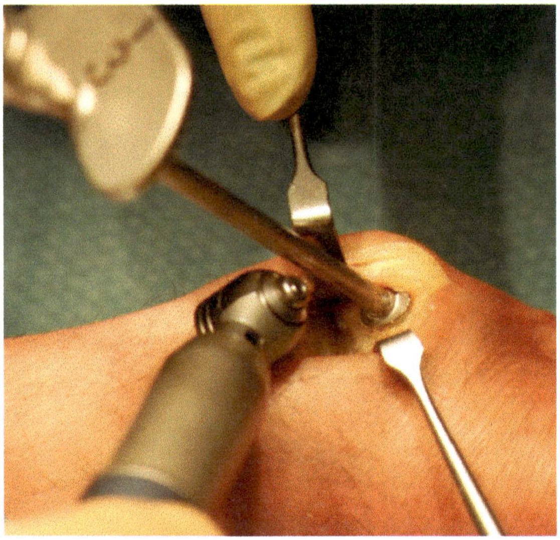

Figure 5 : Utilisation de la râpe pour réaliser le recoupe du bec antérieur résiduel.

Préparation du métacarpien

La préparation du métacarpien se fait avec les râpes dédiées. Il faut viser à un bon remplissage de la cavité médullaire tout en évitant un enclavement de la tige dans la partie étroite du métacarpien ce qui provoquerait une déviation de contraintes au détriment de la partie para articulaire de la tige. Duerinckx *et al.* ont montré qu'il n'était pas nécessaire d'obtenir le contact entre la tige métacarpienne et l'os cortical pour l'obtention d'un ancrage osseux de qualité et durable [3].

Dispositif ligamentaire trapézo-métacarpien

Dans l'articulation TM anatomique il y a trois axes de rotation, l'un au niveau de la base du premier métacarpien pour l'abduction adduction du pouce un deuxième plus ou moins au niveau de l'interligne STT pour la flexion extension et le troisième matérialisé par l'axe longitudinal du pouce.

Le remplacement de ces trois axes non concourants par un centre unique de rotation qui n'est situé sur aucun des trois axes de rotation anatomiques va rendre obligatoire une libération de tout le dispositif ligamentaire pour éviter une mise en contrainte supplémentaire et asymétrique de l'interface os – prothèse, surtout au niveau trapézien.

En outre comme nous l'avons vu plus haut, la pose d'une prothèse trapézo-métacarpienne modifie de façon significative la position du premier métacarpien par rapport au trapèze. L'inadéquation de l'appareil ligamentaire à cette nouvelle géométrie et cinématique articulaire est donc une évidence qui s'impose au chirurgien et avec laquelle il ne peut transiger sous peine de provoquer des modifications importantes du champ de contraintes à l'interface cupule/trapèze.

Inévitablement si on conserve le dispositif ligamentaire, ou si on le reconstruit lors de la fermeture, on va provoquer une limitation de mobilité et provoquer des contraintes indésirables au niveau de l'interface cupule trapèze dans les mouvements où ces ligaments seront mis sous tension *(Fig. 6)*. Les zones présentant une diminution de contrainte pourront perdre en densité osseuse et être le point de départ d'une zone d'ostéolyse suivie d'une réaction granulomateuse à débris de PE et d'un descellement progressif de la cupule.

Les ligaments dorsaux, antérieur et intermétacarpiens doivent donc être sectionnés, voire réséqués.

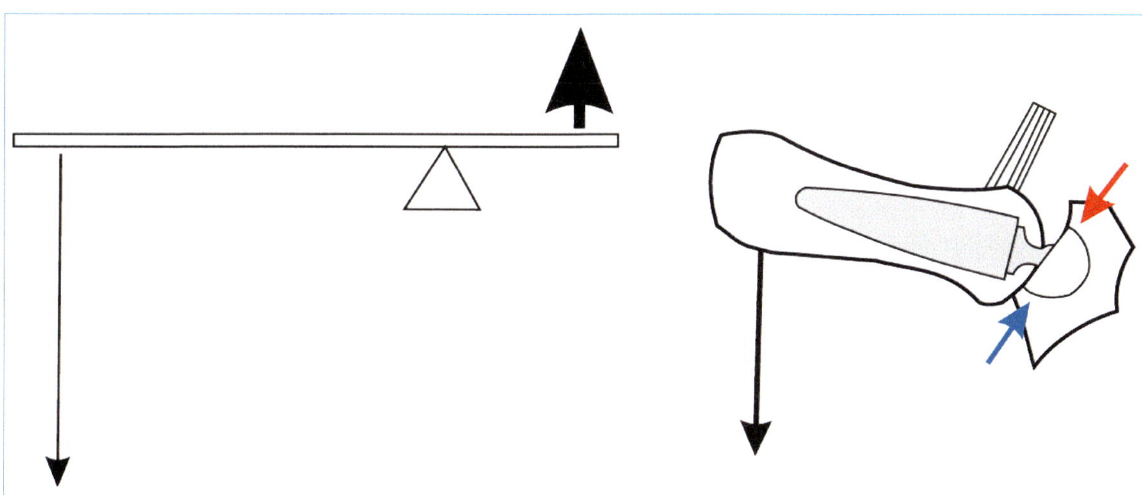

Figure 6 : Le ligament intermétacarpien fait office de point d'appui. Lors de l'abduction du métacarpien l'effet de levier va générer une forte pression sur la partie médiale de l'interface cupule trapèze (flèche rouge) et une décharge complète de la partie latérale de l'interface cupule trapèze (flèche bleue).

Positionnement de la cupule dans le trapèze

Il faudra s'assurer d'une profondeur de trapèze suffisante pour accueillir une cupule qui fait, le plus souvent, 4.5 mm de profondeur puisque presque toutes les cupules ont un diamètre minimum de 9 mm. Loisel *et al.* ont étudié les dimensions trapéziennes sur cadavre [4]. Elles confirment qu'elles sont compatibles avec des cupules de 9 mm de diamètre. C'est dans le sens antéro-postérieur que la marge est la plus étroite.

Dans les rhizarthroses avancées ont peut avoir une perte de profondeur du trapèze. Pour implanter la cupule il faut une profondeur minimale de 8 mm en tenant compte de l'épaisseur de la corticale proximale du trapèze et de la nécessité de conserver de l'os spongieux entre cette corticale et le pôle supérieur de la cupule. Dans les cas limites il ne faut pas hésiter à faire un cliché en distraction du pouce voire un scanner pour une mensuration précise du trapèze.

Il faut ensuite évaluer précisément les ostéophytes trapéziens pour éviter les erreurs de centrage de la cupule *(Fig. 7)*.

Les centres de rotation étant modifiés, quelle sera la position optimale de la cupule dans le trapèze ?

Le but premier est d'obtenir un secteur de mobilité qui privilégie l'antépulsion et l'abduction de la colonne du pouce pour permettre une bonne ouverture commissurale et donc une bonne préhension des objets larges. Dans le sens de l'abduction adduction, un positionnement latéral de la cupule va permettre le meilleur débattement angulaire parce que cela permet d'éviter une butée entre les bases du premier et du deuxième métacarpiens *(Fig. 8)*. Une position trop externe expose toutefois à un risque de fracture du mur trapézien externe.

Si on prend comme référence l'axe du deuxième métacarpien le débattement angulaire sera également meilleur avec une cupule en position externe, au bénéfice de l'adduction. Fonctionnellement il n'est toutefois pas nécessaire d'augmenter l'adduction. La position idéale de la cupule se situe donc au centre du trapèze après exérèse des ostéophytes.

Dans le plan antéro-postérieur la position de la cupule devra être centrale, la hauteur du trapèze ne permettant pas de choisir une autre position.

Après la résection de la base métacarpienne la visualisation de la surface articulaire est souvent insuffisante parce qu'elle est convexe dans le sens antéro postérieur et que sa limite antérieure est difficile à visualiser.

Il est important de pouvoir bien apprécier toute la hauteur du trapèze pour obtenir un bon centrage surtout en cas de forte courbure antéro-postérieure de la surface articulaire *(Fig. 9)*. Il faut désinsérer proximalement le ligament oblique antérieur à la face palmaire du trapèze de manière à pouvoir introduire un écarteur contre coudé qui permettra d'abaisser le métacarpien vers la paume *(Fig. 10)*.

Pour la préparation de la cavité trapézienne il est prudent d'utiliser un ancillaire canulé sur broche conductrice et de placer la broche sous contrôle d'amplificateur de face et de profil.

Il faut également veiller à utiliser un ancillaire (fraises ou curettes) très bien aiguisé pour enlever des copeaux corticaux de l'os sous chondral sans risquer de provoquer une fracture par accrochage d'un mors de la râpe.

Certaines cupules hémisphériques possèdent des petits ergots anti-rotatoires au niveau de leur équateur. Lors de leur impaction il y a un risque de basculement si un des ergots rencontre de l'os plus scléreux. Il faut donc impacter la cupule en

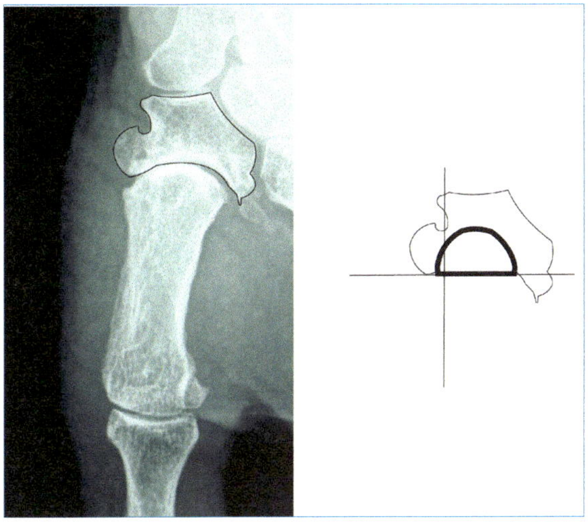

Figure 7 : Les ostéophytes trapéziens peuvent induire en erreur pour centrer la préparation de la cavité recevant la cupule. Il importe de les recenser et de les réséquer avant d'entamer la préparation de la cavité trapézienne.

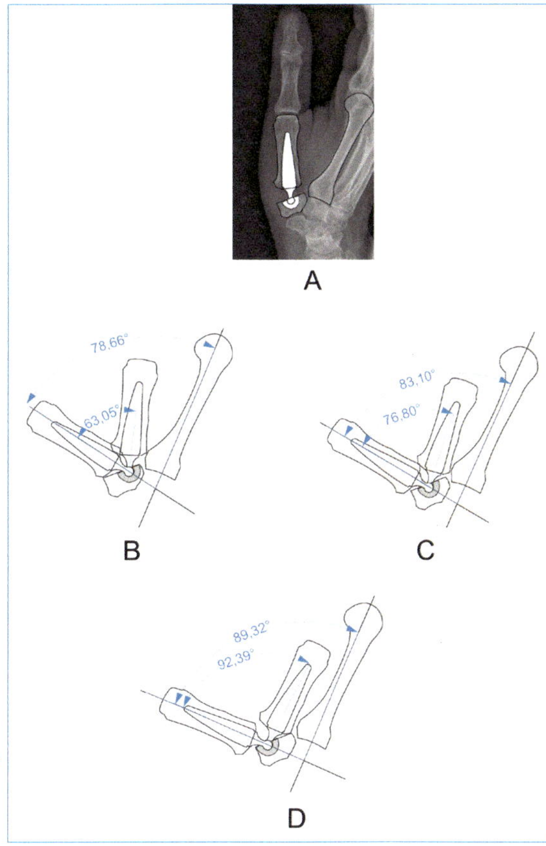

Figure 8 : Influence de la position de la cupule dans le trapèze sur le mouvement d'abduction adduction. A : contours osseux. B : le positionnement médial de la cupule, C : positionnement médian, D : positionnement latéral et la répercussion de l'amplitude de mouvement dans chacune des 3 situations.

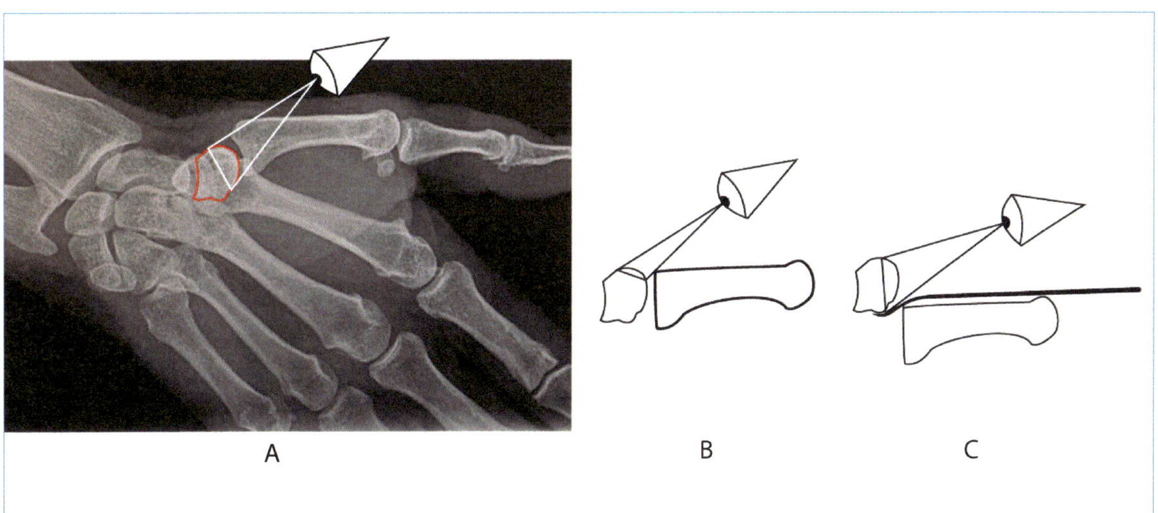

Figure 9 : A et B : difficulté de visualiser la surface articulaire du trapèze après résection de la base métacarpienne. C : bonne visualisation après que le métacarpien ait été abaissé vers la paume de la main.

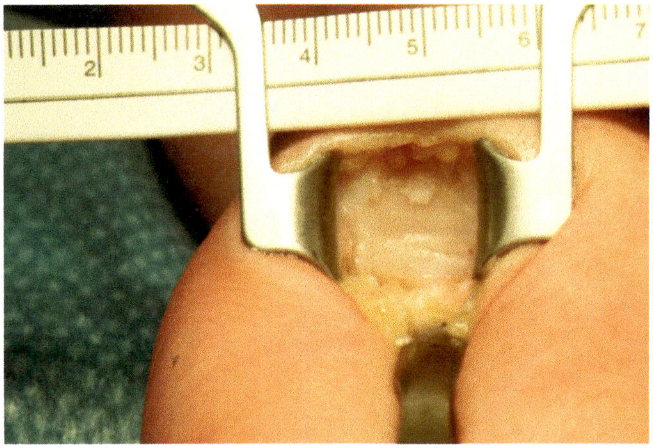

Figure 10 : Bonne visualisation de la surface trapézienne.

appuyant progressivement, et fortement avec l'impacteur. Après avoir vérifié la bonne orientation de la cupule l'impaction sera terminée à l'aide de l'impacteur et du marteau.

Il n'y a pas de risque de défaut d'orientation des cupules tronconiques pour autant que l'axe de préparation de la cavité ait été correct. Le risque de fracture du trapèze étant plus important avec les cupules tronconiques, il faut veiller à une parfaite préparation du trapèze avant impaction de la cupule définitive, pour éviter que celle-ci se bloque en position suspendue, et que son impaction en force fracture le trapèze.

L'orientation de la cupule est primordiale. Brauns *et al.* [5] ont bien montré qu'un défaut d'orientation de la cupule s'accompagnait d'un risque de luxation. C'est pourquoi l'utilisation de la scopie est fondamentale afin de vérifier le bon centrage de la cupule dans le trapèze dans le plan antéro postérieur et dans le plan frontal. Le contrôle scopique en fin d'intervention permet également de vérifier l'harmonie de l'arche M1/M2 selon Duché et Trabelsi et donc la récupération d'une longueur optimale de la colonne du pouce [6].

Conclusion

La pose d'une prothèse trapézo-métacarpienne doit faire l'objet d'une planification permettant d'appréhender l'anatomie du patient mais également les modifications morphologiques consécutives à l'arthrose.

L'avenir résidera dans une solution logicielle permettant de projeter la pose de l'implant sur une reconstruction 3D à partir de coupes scanner et passera idéalement par la fabrication sur mesure d'un guide de pose avec repères de coupes et guide d'orientation d'une broche dans le trapèze permettant d'assurer la préparation du trapèze pour un positionnement optimal de la cupule.

Références

[1] Ledoux P. M1/M2 ratio for radiological follow-up of trapezio-metacarpal surgery. *Hand Surgery Rehabil* 2017; 36: 146-147.

[2] Kurosawa K, Tsuchiya I, Takagishi K. Trapezial-Metacarpal Joint Arthritis: Radiographic Correlation Between First Metacarpal Articular Tilt and Dorsal Subluxation. *J Hand Surg Am* 2013; 38: 302-308.

[3] Duerinckx J, Huijsa S, Caekebeke P, Driesen R, Cortena K. Cortical contact is not necessary to prevent stem subsidence in cementless trapeziometacarpal arthroplasty: A follow-up study. *Hand Surgery Rehabil* 2022; 41: 707-708.

[4] Loisel F, Chapuy S, Rey PB, Obert L, Parratte B, Tatu L, Lepage D. Dimensions of the trapezium bone: a cadaver and CT study. *Surg Radiol Anat* 2015; 37: 787-792.

[5] Brauns A, Caekebeke P, Duerinckx J. The effect of cup orientation on stability of trapeziometacarpal total joint arthroplasty: a biomechanical cadaver study. *JHS(E)* 2019; 44: 708-713.

[6] Duché R, Trabelsi A. The concept of first metacarpal M1-M2 arch. New interest in trapeziometacarpal prostheses. *Hand Surgery Rehabil* 2022; 41: 163-170.

10

Arthrose trapézo-métacarpienne et hyperextension métacarpo-phalangienne du pouce

Bruno Lussiez, Pascal Ledoux

Le bilan préopératoire clinique et radiologique d'une arthrose trapézo-métacarpienne (TM) doit prendre en compte l'état des articulations sus- et sous-jacentes. L'interligne scapho-trapézoïdien appartient au poignet et fait l'objet d'un chapitre dédié (*voir* chapitre 11). L'articulation métacarpo-phalangienne (MP) est l'une des 3 articulations du pouce. Il s'agit de l'articulation intermédiaire et à ce titre elle est fréquemment le siège de déformations axiales. En revanche, elle est rarement atteinte d'arthrose.

Les déformations de l'articulation MP

Hyperextension métacarpo-phalangienne

Elle est la conséquence directe des déformations arthrosiques de l'articulation TM qui modifient la statique et la dynamique du pouce. De façon schématique le pouce est une chaîne d'éléments osseux alignés et articulés, soumise à des forces extérieures et stabilisée par des éléments musculo-tendineux et ligamentaires. Une modification de morphologie ou d'axe d'un des éléments osseux pourra avoir des répercussions en cascade sur le reste de la chaîne osseuse. L'articulation MP, intercalée entre les articulations TM et interphalangienne, sera particulièrement sensible aux modifications pouvant survenir au niveau des deux articulations qui l'entourent.

L'arthrose trapézo-métacarpienne peut s'accompagner d'une résorption plus ou moins marquée du bec antérieur du premier métacarpien. Cette résorption diminue la longueur du métacarpien et modifie l'orientation de sa surface articulaire proximale [1]. Ces deux facteurs auront pour conséquence d'une part la fermeture de la première commissure avec *adductus* et *flessum* du premier métacarpien et d'autre part la subluxation dorsale de la base du premier métacarpien.

Une hyperextension MP pourra se développer si le raccourcissement de la colonne du pouce et le flessum trapézo-métacarpien s'accompagnent d'un morphotype circulaire de la tête métacarpienne en vue latérale [2].

Le raccourcissement de la colonne du pouce consécutif à la résorption du bec antérieur et au flessum trapézo-métacarpien entraînera une perte d'efficacité de la musculature thénarienne qui sera compensée par une augmentation de la participation du long fléchisseur du pouce pour la réalisation de la préhension. Cette augmentation de la participation du long fléchisseur du pouce va provoquer un flessum de la P2.

L'ensemble de ces déviations des éléments osseux conduira à l'hyperextension MP et à l'attitude caractéristique du pouce en « Z » *(Fig. 1)*.

Ces déformations vont également générer une instabilité et une modification des bras de levier musculaires avec pour conséquence une faiblesse des différentes pinces pollici-digitales.

L'hyperextension MP est fréquente dans la rhizarthrose du pouce. Dans une série de 297 rhi-

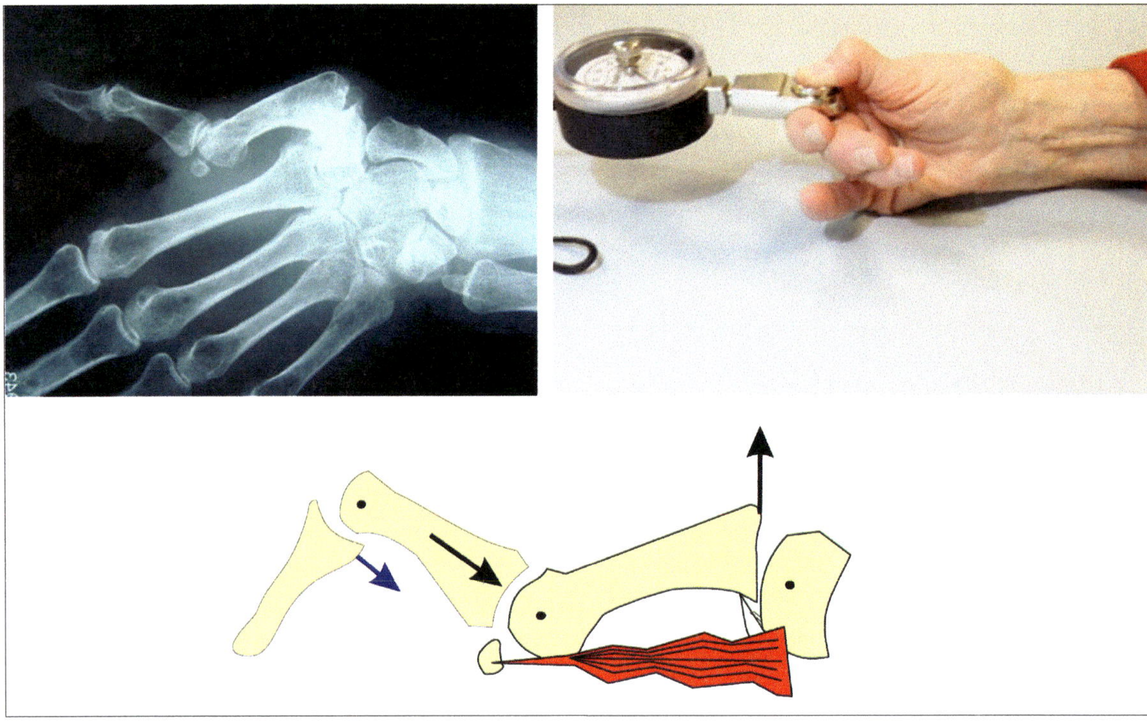

Figure 1 : Mécanisme du pouce en « Z ».

zarthroses Poulter et Davis [3] notaient que 168 présentaient une hyperextension MP inférieure à 30° et 28 une hyperextension MP supérieure à 30°.

Ces déformations de la colonne du pouce ont parfois été qualifiées de compensatrices parce qu'elles permettent de réaliser un certain écartement de la P1 et de la P2 qui va partiellement compenser la perte d'abduction TM.

L'hyperextension MP va, en retour, avoir des conséquences sur le fonctionnement mécanique du pouce. Moulton *et al.* [4] ont montré que l'existence d'une hyperextension MP déplaçait la zone de contraintes dans la partie palmaire de l'articulation TM.

L'hyperextension MP pourra être réductible ou non réductible. Il est important de préciser ce point lors de l'examen préopératoire, de manière à définir la stratégie chirurgicale.

Pouce en Z coronal

Un autre type de déformation est l'apparition d'une instabilité coronale par distension du ligament latéral interne de l'articulation MP. Il s'agit alors d'une déformation « en Z coronal » du pouce *(Fig. 2)*. Cette distension progressive permet une certaine ouverture de la première commissure lors des prises pollici-digitales, mais elle s'accompagne d'une instabilité et d'un manque de verrouillage de la préhension avec pour conséquence une perte de force.

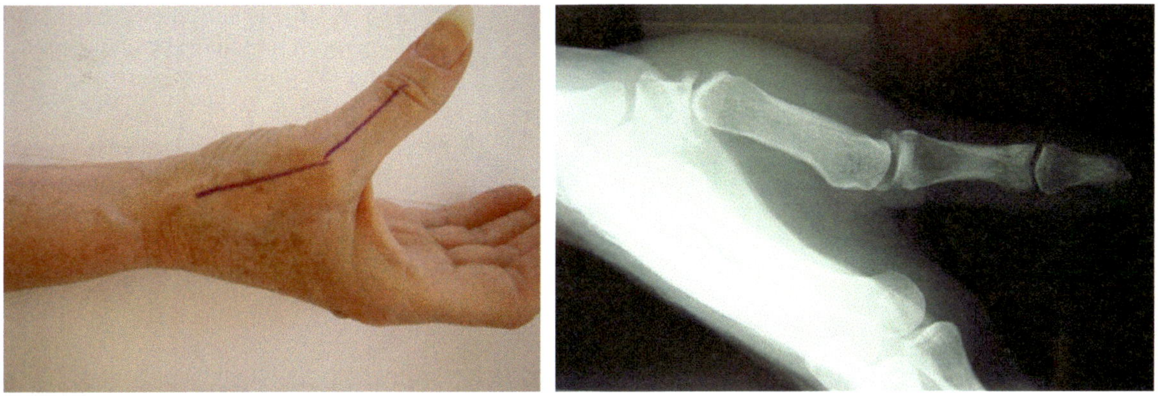

Figure 2 : Pouce en « Z » coronal.

Le traitement

Les propositions de traitement relevées dans la littérature concernent essentiellement des séries d'arthroplasties par trapézectomie avec ou sans ligamentoplastie [3, 5, 10-13].

A l'inverse, les séries de prothèses TM relèvent systématiquement une diminution, voire une correction complète de l'hyperextension MP après pose de l'implant [14-20]. Cette correction est le résultat de la restitution de la longueur de la colonne du pouce sur laquelle Jean Yves de la Caffinière [19] insistait déjà en 2001.

Degeorges *et al,* [20] dans une série comparant prothèses TM et trapézectomies, arrivent à la conclusion qu'en cas d'hyperextension préopératoire de la MP il faut privilégier la pose d'une prothèse parce que la restitution de la longueur de la colonne du pouce corrige cette hyperextension.

L'objectif chirurgical, outre le soulagement de la douleur, sera de restaurer un fonctionnement biomécanique normal du pouce pour permettre une préhension efficace.

Trois conditions sont requises pour atteindre cet objectif :

- La restitution d'une longueur normale du pouce qui permettra de rééquilibrer les bras de leviers osseux et musculaires.
- Le réalignement trapézo-métacarpien qui restaure l'axe anatomique de la colonne du pouce et rétablit de ce fait une direction physiologique aux forces agissant sur le pouce.
- La création d'un point d'appui stable entre le trapèze et le métacarpien qui assure la stabilité articulaire.

Ces objectifs sont habituellement rencontrés par le pose d'une prothèse TM. Par définition une prothèse de type rotule réaligne le métacarpien sur le trapèze et crée un point d'appui stable. La modularité des implants et la planification opératoire permettent la récupération d'une longueur normale de la colonne du pouce [6].

La correction de l' hyperextension sagittale de la MP sera généralement obtenue après pose d'une prothèse TM pour autant que les déformations préopératoires ne soient pas fixées par des rétractions tissulaires *(Fig. 3)*. La persistance d'une hyperextension MP malgré la correction de la perte de longueur de la colonne du pouce fera se poser la question de sa correction.

Différents gestes associés peuvent être réalisés. Ils vont dépendre de l'importance de l'hyperextension résiduelle et du caractère fixé ou non de cette hyperextension.

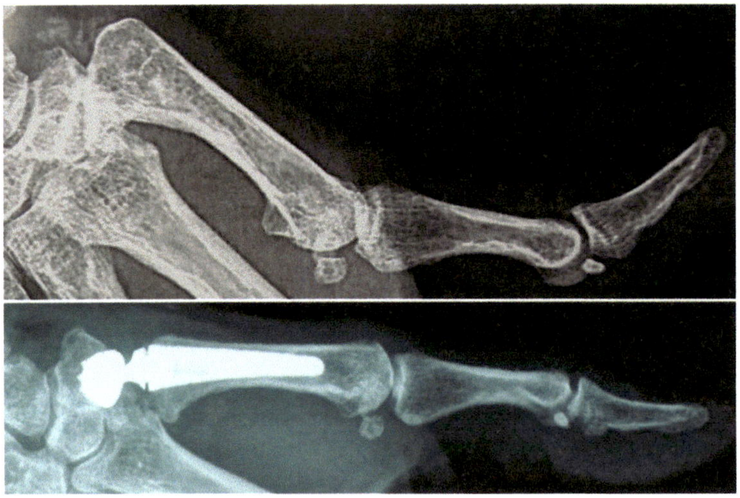

Figure 3 : Correction automatique d'une hyperextension après pose d'une prothèse TM.

Ténotomie ou ténodèse du court extenseur du pouce

Bien que le rôle de l'EPB dans l'hyperextension MP n'ait pas été démontré certains auteurs [7-9] ont proposé, pour les hyperextensions inférieures à 20°, la réalisation d'une ténotomie du tendon EPB pour affaiblir la force d'extension de la première phalange du pouce.

Henry [21] a proposé d'utiliser l'EPB pour réaliser une ténodèse corrigeant l'hyperextension MP. L'EPB est sectionné au niveau de la tabatière anatomique. Il est récupéré distalement par une courte incision au dos de la base de la P1. Il est ensuite passé sous le tendon de l'EPL, puis à la face ulnaire de l'articulation MP et sous le pédicule vasculo-nerveux ulnaire. Il passe ensuite entre la gaine du FPL et le métacarpien et enfin récupéré à la face externe de la base du premier métacarpien où il est suturé à la capsule radiale de l'articulation TM et au tendon accessoire de l'APL.

Désinsertion du premier interosseux dorsal

Au-delà de 30° d'hyperextension résiduelle, il faut prendre en considération l'adductus éventuel du premier métacarpien après pose de la prothèse. Lorsque l'adductus du premier métacarpien persiste on pourra réaliser une désinsertion musculaire du premier Interosseux dorsal sur M1 par la voie d'abord TM *(Fig. 4)*.

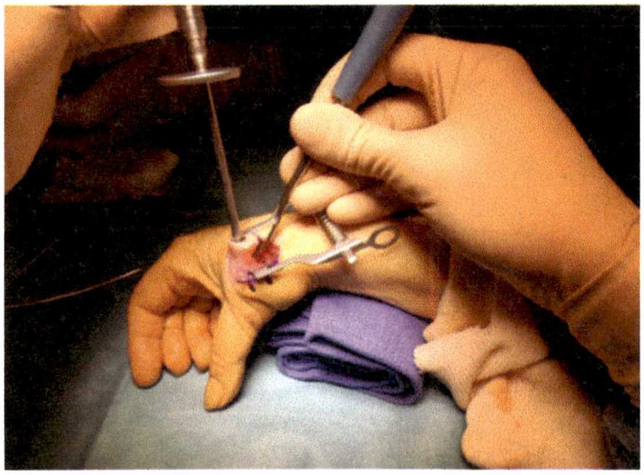

Figure 4 : Désinsertion 1er Interosseux dorsal.

Capsulodèse MP

En l'absence d'adductus, ou une fois la libération de M1 réalisée, la correction d'une hyperextension réductible de la MP de plus de 30° nécessite la réalisation d'une capsulodèse palmaire de la MP qui pourra être réalisée par voie latérale. L'arthrotomie latéro-palmaire permet une libération du plan capsulo-ligamentaire palmaire proximal et sa fixation au col de M1 à l'aide d'une ancre en maintenant la MP fléchie à 30° *(Fig. 5)*. Ce geste est suivi d'une immobilisation, éventuellement par brochage, de la MP en flexion de 30° durant 3 à 6 semaines [3, 11, 14].

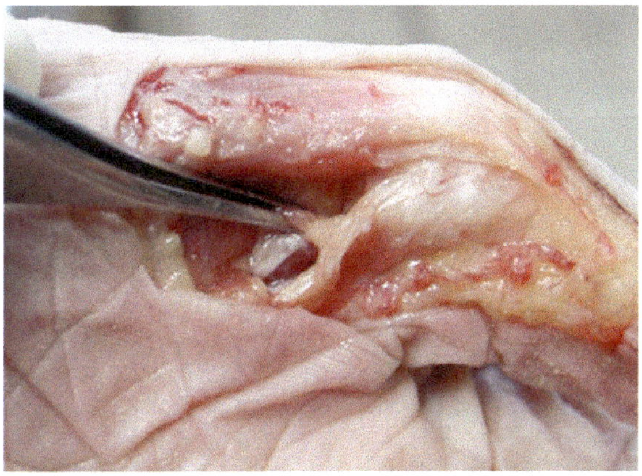

Figure 5 : Capsulodèse palmaire de la MP par voie latérale.

Une alternative possible est la réalisation d'un lambeau capsulo-ligamentaire palmaire par une voie palmaire, en ouvrant la poulie A1 et en réclinant le long fléchisseur du pouce. On lèvera un lambeau capsulo-ligamentaire rectangulaire maintenu attaché à la base de P1, et fixé par une ou deux ancres au col de M1. Une immobilisation par orthèse ou un brochage temporaire de l'articulation MP compléteront ce geste.

Arthrodèse du sésamoïde

Tonkin *et al.* [12] réalisent une arthrodèse du sésamoïde radial avec la tête métacarpienne par un abord latéral à concavité dorso radiale. La plaque palmaire est mobilisée avec le sésamoïde radial qui sera transposé en direction dorsale et proximale. L'articulation MP est bloquée en flexion à 30° par une broche trans-articulaire qui sera maintenue durant 5 semaines.

La surface articulaire du sésamoïde est avivée et un défect cortical est réalisé au niveau du col de la tête métacarpienne. Le sésamoïde est encastré dans ce défect cortical et fixé à l'aide d'une ancre.

Tonkin *et al.* [12] ont examiné 21 patients ayant bénéficié d'une arthrodèse du sésamoïde dans le cadre d'une arthroplastie TMC. L'hyperextension préopératoire moyenne était de 23°. En post opératoire l'articulation MP présentait un flessum moyen de 4°. Il y a eu une récidive de l'hyperextension dans cette série de 21 cas.

Arthrodèse MP

En cas d'arthrose MP, avec une articulation enraidie et douloureuse, il faudra réaliser une arthrodèse de cette articulation *(Fig. 6)*.

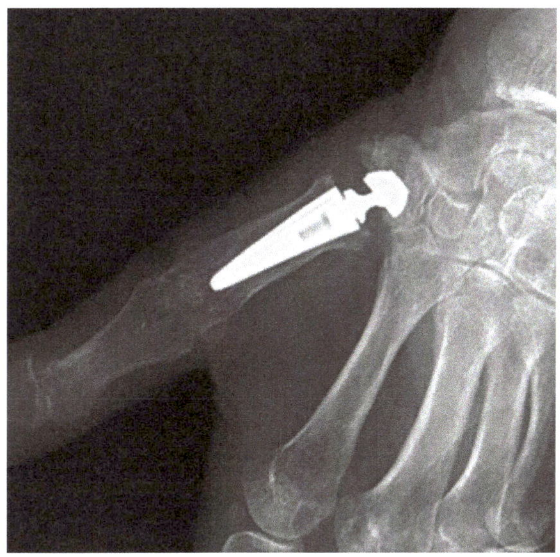

Figure 6 : Prothèse Touch® et arthrodèse MP.

Le pouce en « Z » coronal est également une indication idéale d'arthrodèse MP.

Classiquement l'association prothèse TM et arthrodèse MP n'est pas recommandée en raison d'un supposé risque accru de luxation de la prothèse et d'une augmentation des contraintes sur la prothèse [19]. Cette affirmation n'a toutefois pas été confirmée par une étude clinique ou théorique.

Par contre, en cas d'instabilité, le blocage de l'articulation MP assure une augmentation de l'efficacité et de la force de préhension.

Sur le plan technique, l'articulation sera bloquée en légère flexion et pronation pour une bonne opposition de la pulpe du pouce avec la pulpe de l'index lors des mouvements de préhension.

Il existe différentes options de fixation : broches de Kirschner avec ou sans cerclage, vis et plaque dorsale.

La fusion de l'arthrodèse est généralement aisée à obtenir, le taux de pseudarthrodèse est faible.

Conclusions

L'hyperextension MP est une complication classique de la rhizarthrose du pouce. Elle a tendance à s'aggraver après trapézectomie à cause du raccourcissement de la colonne du pouce. Par contre elle a tendance à se corriger grâce à la récupération de la longueur du métacarpien après la pose d'une prothèse totale.

Une hyperextension MP préopératoire est donc un élément supplémentaire en faveur de la pose d'une prothèse dans le cadre d'une rhizarthrose du pouce.

Références

[1] Kurosawa K, Tsuchiya I, Takagishi K, Trapezial-Metacarpal Joint Arthritis: Radiographic Correlation Between First Metacarpal Articular Tilt and Dorsal Subluxation, *J Hand Surg Am*, 2013; 38: 302-308

[2] Ledoux P, Metacarpophalangeal hyperextension in thumb basal joint osteoarthritis: Radiological study and implications for treatment, *Hand Surgery Rehabil*, 2023; 42: 56-60

[3] Poulter RJ , Davis TRC, Management of hyperextension of the metacarpophalangeal joint in association with trapeziometacarpal joint osteoarthritis, *JHS(E)*, 2011; 36: 280-284

[4] Moulton MJR, Parentis MA, Kelly MJ, Jacobs C, Naidu SH, Pellegrini VD, Influence of Metacarpophalangeal Joint Position on Basal Joint-Loading in the Thumb, *JBJS*, 2001; 83 A: 709-716

[5] Brogan DM, van Hogezand RM, Babovic N,Carlsen B, Kakar S, The effect of metacarpophalangeal joint hyperextension on outcomes in the surgical treatment of carpometacarpal joint arthritis, *J Wrist Surg*, 2017; 6: 188-93

[6] Ledoux P, M1/M2 ratio for radiological follow-up of trapezio-metacarpal surgery, *Hand Surgery Rehabil*, 2017; 36: 146-147

[7] Kessler I, A simplified technique to correct hyperextension deformity of the metacarpophalangeal joint of the thumb, *JBJS*, 1979; 61(6A): 903-905

[8] Armbruster EJ, Tan V, Carpometacarpal Joint Disease: Addressing the Metacarpophalangeal Joint Deformity, *Hand Clin*, 2008; 24: 295-299

[9] Lanzetta M, Foucher G, A Comparison of Different Surgical Techniques in Treating Degenerative Arthrosis of the Carpometacarpal Joint of the Thumb: A retrospective study of 98 cases, *JHS(E)*, 1995; 20: 105-110

[10] Eaton RG, Floyd WE 3rd. Thumb metacarpophalangeal capsulodesis: an adjunct procedure to basal joint arthroplasty for collapse deformity of the first ray. *J Hand Surg Am* 1988;13(3):449–53

[11] Tomiano M, King J, Leit M. Thumb basal joint arthritis. In: Green D, Hotchkiss R, Pederson W, *et al*, editors. Green's operative hand surgery. Philadelphia: Elsevier; 2005. p. 461–3.

[12] Tonkin MA, Beard AJ, Kemp SJ, Eakins DF, Sesamoidarthrodesis for hyperextension of the thumbmetacarpophalangeal joint, *J Hand Surg Am*, 1995; 20: 334-8

[13] Norris ME, Samra S, DeMercurio J, BourianoffTH, Netscher DT, Free palmaris longus graft tenodesis effectively treats swan neck adduction collapse secondary to thumb basilar joint arthritis, *Plast Reconstr Surg*, 2007; 120: 475-81

[14] Toffoli A, Teissier J, MAIA trapeziometacarpal joint arthroplasty: clinical and radiological outcomes of 80 patients with more than 6 years of follow-up, *J Hand Surg Am*, 2017; 42: 838–e1–e8

[15] Falkner F, , Arman Mahmut Tümkaya AM, Thomas B, Panzram B, Bickert B, Harhaus L, Dual mobility prosthesis for trapeziometacarpal osteoarthritis: results from a prospective study of 55 prostheses, *JHS(E)*, 2023; 48: 566-574

[16] Semere A, Vuillerme N, Corcella D, Forli A, Moutet F, Results with the Roseland® HAC trapeziometacarpal prosthesis after more than 10 years, *Chir Main*, 2015; 34: 59-66

[17] Lussiez B, Falaise C, Ledoux P, Dual mobility trapeziometacarpal prosthesis: a prospective study of 107 cases with a follow-up of more than 3 years, *JHS(E)*, 2021; 46: 961-967

[18] Goubau JF, Goorens KC, Van Hoonacker P, Berghs B, Kerckhove D, Scheerlinck T, Clinical and radiological outcomes of the Ivory arthroplasty for trapeziometacarpal joint osteoarthritis with a minimum of 5 years of follow-up: a prospective single-centre cohort study, *JHS(E)*, 2013; 38: 866-874

[19] de la Caffinière JY, Facteurs de longévité des prothèses totales trapézométacarpiennes, *Chir Main*, 2001; 20: 63-67

[20] Degeorge B, Dagneaux L, Andrin J, Lazerges C, Coulet B, Chammas M, Do trapeziometacarpal prosthesis provide better metacarpophalangeal stability than trapeziectomy and ligamentoplasty, *Orthopaedics & Traumatology: Surgery & Research*, 2018; 104: 1095-1100

[21] Henry M, Extensor Pollicis Brevis Spiral Tenodesis for Combined Metacarpophalangeal Instability and Trapeziometacarpal Arthritis, *Hand (N Y)*, 2018; 13: 190-193

11

Arthrose trapézo-métacarpienne et arthrose scapho-trapézo-trapézoïdienne

Pascal Ledoux, Laurent Obert

Introduction

L'arthrose scapho-trapézo-trapézoïdienne est très répandue. Dans une étude de 700 radiographies de main tout venant dans une consultation de chirurgie de la main, Scordino *et al.* ont retrouvé 111 arthrose STT (16 %) [1].

Dans une étude portant sur 69 mains cadavériques, d'un âge moyen de 56 ans, Brown *et al.* ont retrouvé une atteinte arthrosique concomitante sévère des interlignes TM et STT dans 60% des cas [2].

Bhatia *et al.* dans une étude cadavérique portant sur 73 sujets d'un âge moyen de 84 ans retrouvent une arthrose STT dans 83.3 % et une rhizarthrose dans 90.4 %. Une arthrose concomitante des sites était présente dans 79 % des cas [3].

La présence d'une arthrose combinée trapézo métacarpienne et scapho-trapézo-trapézoïdienne est avancée comme argument pour le traitement en un temps des deux sites d'arthrose par la réalisation d'une trapézectomie par les partisans de cette technique.

Swanson considère que le trapèze est le centre d'un processus arthritique généralisé, pan-trapézien justifiant de sa résection et de la mise en place de l'implant en silicone qu'il avait développé : « *This suggests that total excision of trapezium will be necessary in most cases to eliminate all arthritic pain.* » [4]. Ce faisant il a introduit le concept d'arthrose péri-trapézienne justifiant de l'exérèse du trapèze. Ce concept a été à la base d'un mode de pensée dominante qui a abouti à la notion de « gold standard » pour la trapézectomie dans le traitement de la rhizarthrose du pouce.

Cependant aucune étude n'a, à ce jour, tenté d'expliquer le mécanisme de l'arthrose STT, son lien avéré ou non avec l'arthrose trapézo-métacarpienne et son influence éventuelle sur le résultat fonctionnel après pose d'une prothèse TM.

Matériel et méthode

Nous avons revu un groupe de 106 patients à un an de recul, issus d'une étude prospective de la prothèse Touch, pour évaluer le retentissement éventuel d'une arthrose STT sur le résultat fonctionnel. Dans cette série 16 patients présentaient une arthrose STT radiologique préopératoire. L'âge, la douleur (EVA), le QDASH, la mobilité, la longueur du pouce (rapport M1/M2 [5]) et la force pré et post opératoire ont été évalués.

Nous avons également revu de manière rétrospective une série de 107 prothèses au CHU de Besançon. Dans 21 cas il y avait une arthrose STT préopératoire. Les patients (17 prothèses) ont été revus avec un recul moyen de 47 mois. La douleur (EVA), le DASH, la mobilité (Kapandji) et la force pré et post opératoire ont été évalués.

Résultats

Pour la série prospective il n'y a pas de différence statistiquement significative des paramètres pré-opératoires entre les deux groupes en dehors de l'âge, du stade de la rhizarthrose (moyenne des scores de Dell) et de la rétropulsion de la colonne du pouce en défaveur du groupe arthrose STT *(Tableau 1)*. Cela indique que l'incidence de l'arthrose STT évolue parallèlement à l'âge et au stade d'évolution de la rhizarthrose. La perte de rétropulsion s'explique également par une rhizarthrose plus avancée dans le groupe présentant une arthrose STT.

Pour les paramètres post opératoires, à un an de la pose d'une prothèse, il n'y a pas de différence significative pour l'ensemble des paramètres étudiés entre le groupe des patients avec et sans arthrose de l'interligne STT *(Tableau 2)*.

Dans le groupe des patients présentant une arthrose STT tous les paramètres sont améliorés après la pose de la prothèse TM *(Tableau 3)*.

Dans la série de patients du CHU de Besançon, avec un recul de 46 mois, les paramètres ont évolué de manière identique entre les patients avec et sans arthrose STT, ce qui confirme d'une part les résultats de la première étude et d'autre part le fait que ce résultat se maintient dans le temps *(Tableau 4)*.

Tableau 1 : Paramètres préopératoires chez les patients sans arthrose STT et ceux avec arthrose STT.

	Sans arthrose STT	Avec arthrose STT	P value
N	90	16	
Age	62	70	0,003
Dell (moy.)	1.5	1.8	0.05
EVA	7,4	7	0,27
DASH	38,8	37,2	0,3
Antepulsion	33,1	31,6	0,38
Abduction	29	26	0,18
Retropulsion	0,4	0	< 0,0001
Kapandji	8,2	7,7	0,14
Key Pinch	4	3,4	0,31
M1/M2	0,699	0,710	0,496

Tableau 2 : Paramètres post opératoires chez les patients sans arthrose STT et ceux avec arthrose STT.

	Sans arthrose STT	Avec arthrose STT	P value
N	90	16	
EVA	1,04	1,1	0,946
DASH	20,8	21,5	0,64
Antepulsion	44,3	43,5	0,69
Abduction	44,5	44,7	0,24
Retropulsion	5,8	4,1	0,15
Kapandji	9,4	9,3	0,83
Key Pinch	5,9	5,4	0,53
M1/M2	0,744	0,753	0,33

Tableau 3 : Paramètres pré et post opératoire dans le groupe des patients présentant une arthrose STT.

	Valeurs préopératoires	Valeurs postopératoires	P value
EVA	7	1,1	< 0,001
DASH	37,1	21,5	< 0,001
Antépulsion	31,6	43,5	< 0,001
Abduction	26,1	44,7	< 0,001
Rétropulsion	0	4,1	< 0,001
Kapandji	7,7	9,3	< 0,01
Key Pinch	3,4	5,4	0,001
M1/M2	0,71	0,753	< 0,001

Tableau 4

	Sans arthrose STT	Avec arthrose STT
N	86	21
Follow up (mois)	45.2	46.9
Quick Dash	78.6 ->9.8	70.3 -> 13.2
Kapandji	9,4	9,3
Key Pinch	+ 32 %	+ 30 %
Grasp	+ 45 %	+ 46 %

Discussion

Nous pouvons conclure de ces deux séries que la présence d'une arthrose STT ne modifie pas le résultat attendu après la pose d'une prothèse TM.

L'arthrose STT, malgré l'aspect radiologique inquiétant de l'interligne, ne pénalise pas le résultat fonctionnel de la prothèse et permet un retour à l'indolence *(Fig. 1)*.

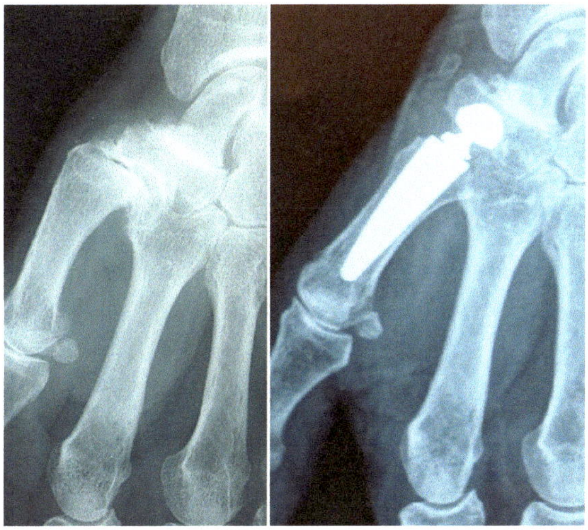

Figure 1 : Radiographies pré et post opératoire d'une prothèse trapézo-métacarpienne en présence d'une arthrose STT sévère.

Atroshi et Axelsson dans une étude prospective de 17 patients ayant bénéficié d'une trapézectomie ligamentoplastie concluent à l'absence de corrélation entre l'arthrose STT et les douleurs résiduelles post opératoires alors qu'ils laissent le trapézoïde et donc l'interligne scapho-trapézoïdien en place [6].

Pour Masmejean *et al.* l'arthrose STT ne semble pas influencer le résultat d'une prothèse. Mais ils recommande toutefois la prudence dans les stades avancés d'arthrose STT [7].

La responsabilité de l'articulation STT dans le tableau douloureux reste à définir. Nous devons aborder le problème de la rhizarthrose du pouce d'une manière plus globale que notre approche habituelle. La douleur de la base du pouce de nos patients peut avoir plusieurs origines : le niveau trapézo-métacarpien, le niveau STT, la coulisse de De Quervain, une tendinite du FCR ou du FPL.

L'examen clinique préopératoire doit donc gagner en précision et explorer toutes ces structures de manière spécifique pour faire un bilan précis des sièges des différents processus inflammatoires qui contribuent à générer la douleur exprimée par le patient.

Le niveau TM est généralement le principal composant de la douleur, ce qui explique qu'en cas d'atteinte du niveau STT les résultats cliniques sont identiques à ceux des patients sans atteinte radiologiquement visible.

Il y a une discordance évidente entre les séries de patients dont nous rapportons les résultats et les conclusions des études sur cadavre. Nous observons respectivement 15 et 19 % d'atteinte arthrosique dépistée radiologiquement alors que Brown *et al.* [2] et Bhatia *et al.* [3] retrouvent respectivement 60 et 79 % d'atteinte concomitante des deux niveaux articulaires.

Brown *et al.* ne retrouvent que 39 % de concordance entre l'aspect visuel de l'articulation et l'atteinte radiologique. Cela illustre le manque de fiabilité de l'examen radiologique pour l'appréciation que nous pouvons avoir de la situation réelle de l'état des articulations TM et STT.

Il nous paraît évident que le taux réel d'atteinte concomitante des deux niveaux articulaires est beaucoup plus élevé chez les patients à qui nous posons des prothèses TM, sans que cela ne s'accompagne de douleurs post opératoires.

Les bons résultats, malgré une arthrose STT avérée, trouvent peut être également leur origine dans le fait qu'en rendant de la souplesse à l'articulation TM (par la pose d'une prothèse), on soulage les contraintes au niveau STT. Il est bien admis en orthopédie qu'une arthrodèse (ou une articulation enraidie) surcharge les niveaux articulaires sus et sous-jacents. A l'inverse le fait de rendre de la souplesse doit soulager les niveaux sus et sous-jacents.

Conclusions

Contrairement aux idées reçues l'atteinte arthrosique de l'articulation STT n'est pas une contre-indication à la pose d'une prothèse trapézo-métacarpienne.

L'atteinte concomitante des deux niveaux articulaires, beaucoup plus fréquente que nous le suspectons, ne peut donc pas être la justification à une trapézectomie en lieu et place de la pose d'une prothèse TM.

Références

[1] Scordino LE, Bernstein J, Nakashian M, McIntosh M, Cote MP, Rodner CM, Wolf JM. Radiographic prevalence of scaphotrapeziotrapezoid osteoarthrosis. *J Hand Surg Am* 2014; 39: 1677-1682.

[2] Brown GD 3rd, Roh MS, Strauch RJ, Rosenwasser MP, Ateshian GA, Mow VC. Radiography and visual pathology of the osteoarthritic scaphotrapezio-trapezoidal joint, and its relationship to trapeziometacarpal osteoarthritis. *J Hand Surg Am* 2003; 28: 739-743.

[3] Bhatia A, Pisoh T, Touam C, Oberlin C. Incidence and distribution of scaphotrapezotrapezoidal arthritis in 73 fresh cadaveric wrists. *Ann Chir Main* 1996; 15: 220-225.

[4] Swanson AB, deGoot Swanson G, Watermeier JJ,. Trapezium implant arthroplasty : Long-term evaluation of 150 cases. *J Hand Surg Am* 1981; 6: 125-141.

[5] Ledoux P. M1/M2 ratio for radiological follow-up of trapezio-metacarpal surgery. *Hand Surgery Rehabil* 2017; 36: 146-147.

[6] Atroshi I, Axelsson G. Extensor Carpi Radialis Longus Tendon Arthroplasty in the Treatment of Primary Trapeziometacarpal Arthrosis. *J Hand Surg Am* 1997; 22: 419-427.

[7] Masmejean E, Alnot JY, Chantelot C, Beccari R. Guepar anatomical trapeziometacarpal arthroplasty. *Chir Main* 2003; 22: 30-36.

12

Anesthésie WALANT et prothèse trapézo-métacarpienne

Thomas Apard

Introduction

Les options chirurgicales de l'arthrose trapézométacarpienne sont généralement la trapézectomie partielle ou totale avec ou sans ligamentoplastie/suspensoplastie, la prothèse totale couplée, et l'implant d'interposition. Toutes ces techniques sont réalisées sous anesthésie générale ou locorégionale c'est-à-dire avec une paralysie du membre supérieur et la nécessité de poser un garrot pneumatique.

Le but de ce chapitre est de décrire la technique d'anesthésie dite « walant » pour la chirurgie de la rhizarthrose et plus particulièrement pour la pose d'une prothèse trapézométacarpienne.

Définition

W.A.L.A.N.T. (que nous écrirons walant) est l'acronyme de « *Wide awake and local anesthesia with no tourniquet,* » c'est-à-dire chirurgie sous anesthésie locale sans garrot chez un patient sans sédatif. Cette technique d'anesthésie a été surtout popularisée par les nombreux travaux du Pr Donald Lalonde, chirurgien plasticien à Saint John au Canada [1].

Par définition, l'anesthésie walant n'est donc pas associée à une technique d'hypnose, à une prise de sédatif *per os* ou en perfusion, ou encore à la respiration de gaz (Dioxygène ou de Protoxyde d'Azote).

Il s'agit uniquement d'une technique d'anesthésie mais nous allons voir qu'elle permet d'améliorer la technique chirurgicale et ses suites. Le walant présente 3 intérêts majeurs par rapport aux autres techniques d'anesthésie :

Intérêt n°1

L'usage de l'adrénaline permet de se passer du garrot

La procaine utilisée dans les années 1950 était très fortement vasocontrictive et a entrainé des nécroses aux extrémités (oreille, pénis et doigt). L'épinéphrine par contre, présente dans nos flacons de Lidocaine adrénalinée, n'a jamais entrainé de nécrose digitale si les règles de mélange, d'injection et de protocole post opératoires sont respectés. La « recette » de l'anesthésie walant est le mélange de 45 % Lidocaine adrénalinée 1 %, 45 % de sérum physiologique et de 10% de Bicarbonate. Le pH de la lidocaine est acide et le bicarbonate permet de tamponner la solution. L'injection ne doit jamais se faire dans une gaine intacte des tendons fléchisseurs : la pression est trop forte et cela crée un équivalent de syndrome de loge. Il ne faut donc pas injecter dans la gaine du long fléchisseur du pouce. De plus, le patient ne doit pas espérer une récupération immédiate de la sensibilité de la pulpe du pouce. L'injection de 50 mL procure une anesthésie de 3 à 5 heures et il ne faut pas que le patient morde ses doigts ou les trempe dans l'eau bouillante (intérêt d'une fiche d'information post-opératoire)...Il est encore pour l'instant aujourd'hui en France interdit d'injecter de la Lidocaine adrénalinée dans un doigt et nous vous conseillons donc de bien préciser les sites d'injection dans votre compte rendu opératoire. A noter que l'antidote à l'adrénaline est la phentolamine, disponible uniquement pour les dentistes mais que votre pharmacien de bloc opératoire doit avoir dans son stock.

L'adrénaline permet une vasoconstriction des petits vaisseaux dans la zone de l'injection. Il faut attendre au moins 40 min [2] qu'elle agisse et crée une zone anesthésie blanche *(Fig. 1)*. De plus, en opérant, le chirurgien fait l'hémostase avec la pince à coagulation bipolaire. Enfin, l'hémostase plaquettaire a le temps de s'installer pendant l'intervention.

Le souci n'est pas le garrot en soi mais le lâchage du garrot : le volume de sang qui entre rapidement dans le membre implique oedème et saignement (ce qui pousse généralement les chirurgiens de la main à faire de gros pansements).

Certains pourraient être tentés de choisir des anesthésiants de durée de vie plus longue comme la Bupivacaïne. Elle ne peut être associée au Bicarbonate (précipitation) et il faudra réaliser un dosage raisonné avec l'épinéphrine. Aucune publication n'a été écrite à ce sujet et la plus grande prudence est de mise avec ces produits.

Enfin, une plaie artérielle ou veineuse est tout de suite diagnostiquée et gérée sous anesthésie walant contrairement à la chirurgie sous garrot.

Pour la rhizarthrose opérée sans garrot il y aura un œdème post-opératoire et le patient ne pourra remettre son orthèse thermoformée qu'au 5e ou 6e jour.

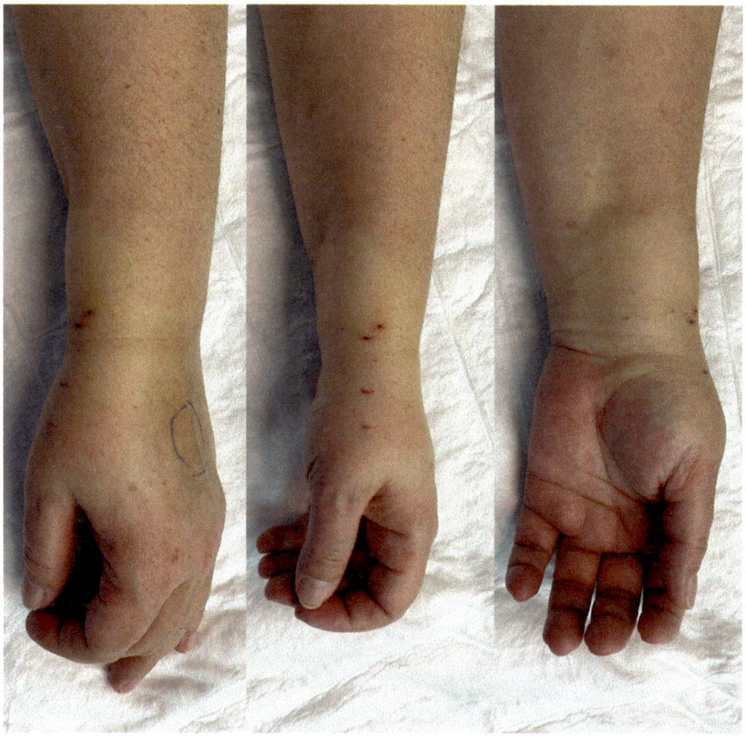

Figure 1 : Zone de vasoconstriction 40 min après l'injection de la solution de walant pour la pose d'une prothèse trapézométacarpienne.

Intérêt n°2

La technique d'injection à la main est moins douloureuse qu'au creux axillaire.

Voici quelques conseils utiles pour injecter sans douleur à la main :

1. Utiliser des aiguilles de 27G (couleur grise).

2. Pincer fortement le site d'injection pour que la peau vienne à l'aiguille et non l'inverse.

3. Injecter en pinçant toujours la peau.

4. Aller de proche en proche pour que le patient ne sente pas les autres piqûres.

5. Parler sans cesse au patient, calmement, pendant toute la procédure, pour garder un contact et obtenir son ressenti.

Tous les détails techniques pourront être retrouvés dans le livre du Pr Donald Lalonde : *Wide Awake Hand Surgery* (New York Thieme pub.; 2016. ISBN 9781498714792.)

Aucune étude n'a permis de conclure que l'anesthésie walant permettrait de diminuer le taux d'algodystrophie.

La comparaison avec la douleur d'une piqûre dans le creux axillaire est aussi difficile à établir : le fait que le chirurgien pique lui même un patient qu'il a déjà vu et qu'il va opérer et suivre, implique que l'acte est réalisé dans le cadre d'un contrat de confiance plus solide.

Il faut absolument attendre entre 30 et 40 minutes avant d'inciser. En pratique, vous opérez le premier patient de votre programme quand le 3e patient est anesthésié. Pensez « gros volume » : selon les recommandations 2020 de la SFAR, il est possible d'injecter jusqu'à 40cc de Lidocaine adrénalinée pour un patient de 70kg, autrement dit, 80 à 100cc de solution walant ! Pour la chirurgie de la rhizarthrose, 50mL de solution sont suffisants. En cas de douleur ou gêne pendant le geste, le patient peut le signaler et le chirurgien peut rajouter de l'anesthésiant (non adrénaliné) : cet événement n'est pas vécu comme un échec mais comme un rajout pour plus de confort .

Le chirurgien a-t-il le droit de faire l'anesthésie walant [3].

Qui fait l'anesthésie ? La réponse de bon sens (et la plus déontologique) est de répondre celui qui sait faire ! En France les anesthésistes sont compétents.

Même si les textes ne sont pas formels concernant le jeûne, la plupart des anesthésistes le recommande quelle que soit la technique d'anesthésie. Les assureurs des dentistes et chirurgiens maxillo-faciaux ont montré que les soins sur des patients qui ne sont pas à jeun sont mieux tolérés et que le risque de malaise en est fortement diminué. L'expérience montre clairement que la chirurgie walant est déconseillée en cas de jeûne du patient.

Intérêt n°3

Le patient peut participer pendant l'intervention

Les patients vous font progresser en vous donnant leurs impressions (pendant l'anesthésie et la chirurgie). Il est très utile que le patient n'entende qu'une voix tout au long de l'intervention : celle du chirurgien, de l'assistant ou de la panseuse circulante. Parler au patient de manière positive est important pour déstresser, passer le temps, obtenir des informations sur ses activités et lui expliquer le protocole de rééducation à suivre. Il est intéressant par exemple, de lui demander ce qu'il avait prévu dans les jours à venir et de lui expliquer ce qu'il sera possible et impossible de faire.

Au moment de choisir les implants définitifs, il faut demander au patient d'ouvrir sa main et de toucher le 5e doigt avec son pouce, afin de vérifier la mobilité et la stabilité de la prothèse. Le patient garde la sensibilité au 5e doigt et au début, il faut l'aider à trouver le pouce *(vidéo 1)*.

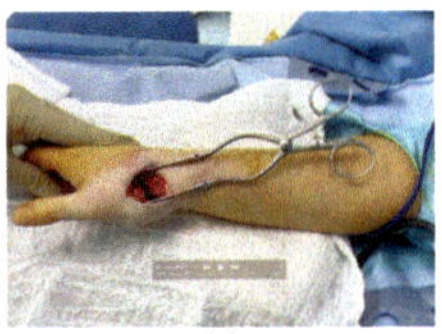

Vidéo 1

Vidéo 1 : Cas clinique d'un patient opéré sous walant.

En cas de prothèse à double mobilité, la mobilisation du pouce par le patient en cours d'intervention permet de vérifier l'absence de points d'effet-came, et, en cas de prothèse à double mobilité, d'observer la mobilité des deux articulations, petite et grande *(vidéo 2)*. On peut baisser le rideau chirurgical pour que le patient observe sa main bouger et réalise ainsi mieux les mobilisations.

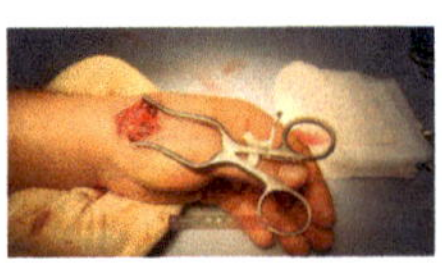

Vidéo 2

Vidéo 2 : Comportement de la cupule double mobilité durant les mouvements actifs du pouce.

En fin de procédure après fermeture cutanée, il faut montrer au patient les exercices d'(auto)rééducation souhaités avant de confectionner l'immobilisation éventuelle. Le patient est heureux de voir son pouce fonctionner.

Contre-indications

L'anesthésie walant n'est certainement pas indiquée pour tous les patients ou tous les lieux d'exercice. L'utilisation d'antiagrégant / anticoagulant n'est pas une contre-indication mais doit inciter à la prudence. L'anesthésie n'est pas idéale pour un jeune enfant ou un patient avec antécédent psychiatrique lourd. La seule contre-indication véritable est définitivement l'allergie à la Lidocaine qui est exceptionnelle.

En cas de reprise de prothèse (descellement, fracture, usure, infection...) il est déconseillé d'utiliser le walant car les tissus cicatriciels ne permettent pas une bonne diffusion de l'anesthésiant et une anesthésie « classique » est recommandée en cas d'algodystrophie (les 2 situations étant plus fréquentes chez les patients multi-opérés).

Technique d'anesthésie walant pour la chirurgie prothétique de la rhizarthrose

Étape 1

L'anesthésie « tumescente » : il faut injecter au moins 30mL de solution walant en commençant par le bord radial du poignet avec une aiguille 27G courte de 10mm. La peau y est facilement étirable et on pourra la pincer pour la 1ere piqûre. La branche dorsale du nerf radial sera ainsi anesthésiée. On progresse ensuite en distal en piquant dans les zones anesthésiée en allant alternativement en palmaire et en dorsal. Un bloc tronculaire du nerf médian au poignet est possible mais non obligatoire .

Étape 2

Anesthésie intra articulaire (5mL). L'injection dans l'articulation trapézométacarpienne n'est pas difficile mais il est utile de se servir d'une sonde d'échographie haute fréquence. Il faut injecter doucement car le patient sent une pression dans la capsule articulaire.

Étape 3

Injection périmétacarpienne (10-15mL). La vascularisation périostée permet de diffuser l'anesthésiant autour du 1er métacarpien. Il faut utiliser des aiguilles 27G longueur 30mm pour bien injecter de chaque coté de la base du métacarpien. Au cours de l'intervention, le patient peut sentir une gêne ou une douleur à la résection de la base du 1er métacarpien : une injection per opératoire à ce niveau est alors recommandée pour plus de confort.

Comment s'y mettre ?

Il est quasiment impossible de convaincre l'équipe d'anesthésie d'utiliser la technique walant pour une prothèse trapézométacarpienne si elle n'en a pas déjà l'habitude pour d'autres indications. Il faut donc commencer par la chirurgie des fléchisseurs (suture tendineuse, doigt à ressaut...) puis la chirurgie nerveuse et enfin la chirurgie osseuse. Ce processus prend en général au moins un an.

Une collaboration chirurgien-anesthésiste est fondamentale. Il est donc utile soit de proposer un dessin de la zone à anesthésier sur un schéma dans le dossier ou sur la peau du patient, soit de faire en binôme, en début de programme opératoire, un récapitulatif des anesthésies pour tous les patients.

En France, les anesthésistes privilégient les blocs tronculaires distaux échoguidés ce qui permet un bon repérage du nerf radial et du nerf median au poignet. Il faut bien sûr éviter un bloc ulnaire pour ne pas provoquer de paralysie des interosseux.

SI vous êtes un chirurgien chevronné avec l'habitude de poser des prothèses sous anesthésie générale ou loco-régionale, il faut être plus doux dans vos gestes et en particulier pour la libération du métacarpien. Le patient sent tous vos gestes et notamment les manoeuvres en force.

Références

[1] Lalonde DH. Conceptual origins, current practice, and views of wide awake hand surgery. *J Hand Surg Eur Vol.* 2017 Nov;42(9):886-895.

[2] McKee DE, Lalonde DH, Thoma A, Glennie DL, Hayward JE. Optimal time delay between epinephrine injection and incision to minimize bleeding. *Plast Reconstr Surg;* 2013;131(4):811.

[3] Müller CT, Christen T, Heidekruger PI, Lamouille J, Raffoul W, McKee D, Lalonde DH, Durand S. Wide-awake Anesthesia No Tourniquet Trapeziometacarpal Joint Prosthesis Implantation. *Plast Reconstr Surg Glob Open.* 2018 Apr 4;6(4):e1714.

Complications des prothèses trapézo-métacarpiennes

Pascal Ledoux, Bruno Lussiez

Préambule

Le terme complication a une connotation péjorative qu'il nous paraît important de nuancer. Certains évènements qualifiés de complications devraient plutôt être qualifiés de conséquences.

Une conséquence sera l'observation d'un phénomène consécutif à l'intervention qui n'a aucun caractère délétère à l'inverse d'une complication.

En fonction du contexte une tendinite de De Quervain pourra être considérée comme une complication si elle est due à un allongement de la colonne du pouce ou à une modification du trajet tendineux secondaire à la mise en place de la prothèse. Par contre si l'augmentation des activités, consécutive à la disparition des douleurs, provoque cette tendinite il nous paraît inapproprié de parler de complication puisque c'est le retour à un usage normal qui est la cause de la tendinite. Le même raisonnement vaut pour le pouce à ressaut et les tendinites du FPL.

En ce qui concerne les complications, il faut en distinguer deux types suivant qu'elles aient ou non une incidence sur la fonction. Une luxation, un descellement auront une incidence fonctionnelle, par contre un liseré radiologique limité et stable dans le temps sera sans retentissement.

Il faut aussi distinguer les incidents qui relèvent de l'implant et de la technique chirurgicale des incidents qui relèvent d'une erreur technique du chirurgien. Une luxation prothétique liée à une libération ligamentaire étendue pour des raisons biomécaniques ne doit pas être mise sur le même pied qu'une luxation consécutive à une erreur de positionnement de la cupule. Une luxation précoce de prothèse avec des implants correctement positionnés ne remet pas en cause la survie de l'implant : on pourra réaliser une réduction, le plus souvent à foyer fermé, suivie d'une immobilisation de quelques semaines qui règlera le problème. Par contre une luxation avec une malposition de l'implant nécessitera une dépose et une repose de l'implant, il s'agit d'une complication majeure.

Enfin le descellement ou l'usure du PE après 10 à 15 ans d'évolution sont-ils des complications ou l'évolution naturelle d'une prothèse ? L'usure de pièces en frottement est un des principes fondamentaux de la physique. En chirurgie orthopédique ces évènements sont parfaitement intégrés comme faisant partie de l'évolution naturelle des prothèses totales de hanche et la chirurgie de reprise est bien codifiée. Il n'y a pas de raison d'opter pour un point de vue différent pour les PTM.

Complications

Les complications des prothèses trapézo-métacarpiennes sont de trois types : peropératoires, post opératoires immédiates et post opératoires tardives.

Les complications post opératoires tardives sont les descellements prothétiques et les luxations sur usure du polyéthylène. Elles sont discutées dans le chapitre des reprises de prothèses (*voir* chapitre 16).

Complications per opératoires

La complication peropératoire la plus fréquente est la fracture du trapèze ou du métacarpien.

Au niveau du métacarpien cette fracture, en général longitudinale dorsale, survient lors de la préparation de la cavité métacarpienne avec les râpes ou lors de l'impaction de la tige dans la diaphyse. Cette fracture ne nécessite généralement pas de geste complémentaire sauf si la faille corticale est importante au point que la tige ne soit pas stable dans le métacarpien. Dans ce cas il faudra réaliser une ostéosynthèse par un ou deux cerclages.

Pour éviter ces fractures il est utile de rappeler qu'il n'est pas judicieux de rechercher un contact entre la tige métacarpienne et l'os cortical pour l'obtention d'un ancrage osseux de qualité [1,2].

La fracture peropératoire du trapèze est plus fréquente, mais elle reste exceptionnelle. Les cupules disponibles sur le marché ont un diamètre de 9 ou 10 mm. L'étude réalisée par Loisel *et al.* montre que les dimensions du trapèze sont nettement supérieures au diamètre des cupules [3].

C'est surtout l'erreur de centrage de la cupule qui est à l'origine des fractures peropératoires de trapèze. Il est important de planifier la pose de la cupule sur les radiographies préopératoires réalisées avec les bonnes incidences.

Par voie dorsale il est parfois difficile d'appréhender les contours de la surface articulaire trapézienne distale, surtout lorsque sa courbure antéro-postérieure est marquée, avec un risque non négligeable de mauvaise appréciation du centre de la surface dans le sens antéro-postérieur (*voir* le chapitre « La planification opératoire »).

Une autre complication peropératoire est la lésion de l'artère radiale au sommet de la première commissure lorsqu'elle plonge de la tabatière anatomique vers la paume de la main. Il est indispensable, par voie dorsale, d'identifier et de protéger l'artère radiale avant de procéder à l'arthrotomie transversale, à l'ostéotomie de la base du premier métacarpien et à la libération ligamentaire de la base du premier métacarpien.

Enfin, même s'ils ne sont généralement pas présents dans le champ opératoire par voie dorsale, il y a un risque de lésion des filets nerveux terminaux du nerf radial. Il importe que l'incision cutanée ne remonte pas trop proximalement.

La lésion du FCR lors de l'ostéotomie de la base du premier métacarpien par voie dorsale est également une source potentielle de complication. Elle pourra provoquer une ténosynovite du FCR qui se manifestera par une douleur à la face antérieure de l'articulation TM.

Complications post opératoires à court et moyen terme

Au rang des complications postopératoires immédiates on pourra rencontrer celles liées à toute chirurgie, comme l'hématome ou l'infection post opératoire.

Moreels *et al.* on décrit une luxation de prothèse TM qu'ils attribuent à un hématome important survenu chez un patient qui avait arrêté son traitement habituel de 80 mg quotidiens d'acide acétylsalicylique 4 jours avant son intervention [4].

Il cependant faut bien reconnaître que, moyennant les précautions indispensables à tout acte chirurgical ces complications sont rarissimes dans la littérature et dans la pratique journalière.

Il ne faut pas méconnaître le risque d'allergie aux métaux. Ce point sera traité dans le chapitre 15.

Luxations précoces

La problématique des luxations précoces est développée de manière détaillée dans le chapitre 14. Elles peuvent être dues à une mauvaise orientation de la cupule dans le trapèze. Lussiez [5] a défini que l'équateur de la cupule devait être parallèle au plan de l'articulation STT tant en vue de face que de profil. Brauns *et al.* [6] ont bien montré qu'une bascule dorsale ou latérale de plus de 30° de la cupule s'accompagnait d'un risque de luxation beaucoup plus élevé. En cas de bascule dorsale le risque est encore accentué par l'utilisation d'un col droit.

Les luxations précoces peuvent également être dues à un ostéophyte qui provoquera un effet came lors de certains mouvements. Dans ce cas la résection secondaire de l'ostéophyte concerné permettra de résoudre le problème.

Une libération étendue du dispositif ligamentaire trapézo-métacarpien crée une instabilité temporaire qui pourra être à l'origine de luxations précoces malgré un positionnement correct de la cupule.

L'apparition des prothèses de 3e génération (double mobilité) avec l'augmentation du diamètre de la tête prothétique, a drastiquement réduit le taux de luxations précoces des prothèses TM.

Ténosynovites

Tendinite de De Quervain

Les ténosynovites sont les complications les plus fréquentes après pose d'un implant trapézo-métacarpien. Toutefois le mécanisme de ces ténosynovites n'est pas élucidé et fait l'objet de discussions.

Peu d'articles dans la littérature relèvent la présence de tendinite de De Quervain dans le bilan préopératoire. Ces taux varient entre 3 et 7% [7, 12, 13, 14] dans les séries de prothèses où ce paramètre est pris en compte.

Dans les séries de trapézectomies qui le mentionnent on retrouve des taux de tendinites de De Quervain préopératoires allant de 2 à 27 % [15-18].

La majorité des séries de prothèses trapézo-métacarpiennes ne mentionnent pas de problème tendinopathie de De Quervain préopératoire. Cela peut s'expliquer par le fait que la gêne douloureuse liée à la tendinite est noyée dans le tableau de rhizarthrose du pouce et échappe ainsi au diagnostic initial. La recherche systématiquement de cette tendinite doit donc faire partie de la mise au point préopératoire.

Le problème des tendinites de De Quervain après prothèse TM est connu de longue date. En 1997 nous relevions 15 tendinites de De Quervain sur une série 188 prothèses [19]. Depuis, la plupart des séries mentionnent ce problème dans leur évolution post opératoire [9, 11, 19-30]

L'allongement de la colonne du pouce a été évoqué pour expliquer le taux élevé de tendinites de De Quervain après pose d'une prothèse. Cette hypothèse va à l'encontre des données de la littérature : Amadio *et al.* dans une étude comparant 25 trapézectomies simples avec 25 trapézectomies avec implant de Swanson retrouve 3 tendinites de De Quervain post opératoire dans le groupe des trapézectomies simples (impliquant un raccourcissement de la colonne du pouce), et aucune dans le groupe implant de Swanson (impliquant la conservation de la longueur du pouce) [31]. Ulrich-Vinther *et al.* dans une étude comparant 62 prothèses Elektra à 36 trapézectomies retrouve 2 tendinites de De Quervain dans le groupe prothèses contre 5 dans le groupe trapézectomie [32].

Goubau *et al.* dans une série prospective de 96 patients dénombre 17 % de ténosynovites de De Quervain après pose d'une prothèse Ivory. Il ne retrouve pas de différence significative de longueur de la colonne du pouce entre les patients ayant ou non développé une ténosynovite [22].

Ces trois études semblent donc indiquer que l'allongement de la colonne du pouce n'est pas un facteur causal de cette tendinite.

On peut mettre en cause l'augmentation des activités liée à la disparition des douleurs trapézo-métacarpiennes après la pose d'une prothèse. Cette hypothèse pourrait être corroborée par le développement de cette tendinite chez les jeunes mamans que l'on peut attribuer à un changement de la gestuelle qui inclut de nombreuses prises de leur bébé nécessitant des mouvements répétés d'abduction de la colonne du pouce. On ne peut toutefois pas exclure que la chute des taux hormonaux après l'accouchement n'intervienne pas dans le processus.

La question se pose également de savoir si le déplacement palmaire du métacarpien par rapport au trapèze après la pose d'une prothèse (voir le chapitre 9 « La techniques opératoire ») ne crée pas un conflit tendineux au niveau de la pointe de la styloïde radiale par modification de la direction d'action des tendons APL et EPB.

Certains auteurs [20, 25] recommandent une ouverture préventive systématique du premier compartiment lors de la pose d'une prothèse trapézo-métacarpienne. Cette procédure impliquant un abord plus proximal augmente le risque de lésion des branches terminales du nerf radial. Les tendinites secondaires étant simples à traiter il n'est pas certain que la balance bénéfice / risque soit en faveur d'une libération préventive des tendons du premier compartiment dorsal.

Pouce à ressaut et tendinite du long fléchisseur du pouce

Il est difficile de dire s'il s'agit d'une ou de deux entités pathologiques. On retrouve fréquemment une gêne douloureuse au niveau de l'éminence thénar et de la poulie A1 sans forcément avoir de ressaut. S'agit-il de deux stades de la même pathologie ou de deux entités différentes ?

Le pouce à ressaut est également une pathologie rencontrée après pose de prothèse trapézo-métacarpienne. Elle semble toutefois moins fréquente que la tendinite de De Quervain [11, 23, 27, 29]. L'infiltration de la gaine tendineuse résout généralement le problème. Le recours à une libération chirurgicale est rarement nécessaire.

Tendinite du FCR

Cette tendinite est évoquée par Bricout *et al*. [9] qui la met dans le même groupe de tendinopathie que la tendinite de De Quervain sans mentionner la répartition entre ces deux localisations. Il est possible que la fréquence des tendinites du FCR soit plus importante que ce que révèle la littérature parce que la douleur générée au niveau de la face palmaire de l'articulation TM se superpose à celle de la rhizarthrose. On retrouve toutefois peu de mention de tendinite du FCR dans les complications après pose d'une prothèse. Elle peut être iatrogène par lésion du FCR lors de l'ostéotomie de la base du premier métacarpien. Dans notre expérience certains patients se plaignent de douleurs antérieures au niveau de l'articulation TM après prothèse, mais ces douleurs disparaissent spontanément ou après une infiltration.

Il faut distinguer la douleur de tendinite du FCR de celle liée à une éventuelle arthrose STT. Dans ce cas la douleur à la pression est un peu plus proximale, située au niveau de l'interligne STT.

Ces deux tendinites (FCR et FPL), si elles n'étaient pas préexistantes à la pose d'une prothèse, pourraient être liées au déplacement antérieur de la base du premier métacarpien provoquant une irritation tendineuse, en particulier si le bec palmaire a été insuffisamment ou pas réséqué (*voir* le chapitre 9 « La planification opératoire »).

Généralement ces tendinites peuvent être traitées par injection locale de corticoïdes. Le taux de geste chirurgical secondaire est très faible.

Atteinte de la branche sensitive du nerf radial

Ces atteintes sont rencontrées tant dans les abords palmaires que dorsaux [8, 9, 21, 24, 29]. Elles peuvent également survenir après trapézectomies [15, 17].

Il semble, à la revue de la littérature que l'approche dorsale, centrée entre les tendons long et court extenseur du pouce et remontant peu sur la face dorsale du trapèze soit plus sûre pour éviter de léser les filets nerveux radiaux.

Les séries de trapézectomies qui relèvent cette complication font état de taux relativement importants de dysesthésies radiales mais rarement de névrome radial. La trapézectomie, dans la mesure où il faut dégager complètement la face dorsale du trapèze, nécessitent une incision remontant plus haut vers la tabatière anatomique que ce qui est nécessaire pour la pose d'une prothèse [15, 17, 18, 33].

La voie antérieure semble également augmenter le risque d'atteinte nerveuse. Les deux séries de Martin-Ferrero 2014 et 2020 [8, 12] confortent cette hypothèse. Dans sa première série l'auteur dénombre 8 atteinte du nerf radial sur 65 prothèses (12.3 %) posées par voie antérieure de mai 99 à avril 2002.

Dans sa deuxième série de 199 prothèses il reprend sa première série de 65 prothèses à laquelle s'ajoutent de nouvelles prothèses. Par ailleurs il passe d'une pose par voie antérieure à une voie dorsale à partir de mai 2004. Pour l'ensemble des 199 prothèses il dénombre au total 13 cas paresthésies radiales (6.5 %). On peut en déduire que la voie antérieure est plus risquée pour les branches terminales du nerf radial.

Absence de scellement et enfoncement prothétique

Cette complication est rare et sera traitée par soit par trapézectomie [7-9] soit par remplacement de la cupule avec greffe osseuse [12, 26, 34].

Ossifications péri articulaires

Lorsqu'elles sont systématiquement recherchées des ossifications sont observées dans 1 à 27% après pose d'une prothèse TM [9, 11, 21, 26]. Si elles sont importante au point de créer un contact métacarpien - trapèze elles peuvent provoquer des douleurs nécessitant leur résection sans nécessiter l'ablation de la prothèse.

Il est possible que la levée du lambeau capsulo-périosté dans les voies d'abord dorsal contribuent au développement de ces calcifications dans la mesure où il persiste, après fermeture, une zone de périoste avivée qui pourrait être le départ de ces calcifications. Dans la mesure où le dispositif ligamentaire natif n'est plus adapté à la cinématique prothétique, on peut s'interroger sur la pertinence de la préservation du lambeau capsulo-périosté. Une étude récente montre que la résection de la capsule articulaire ne s'accompagnait pas d'un taux de complication plus important qu'en cas de suture de la capsule [35].

La prévention des ossifications passe par un rinçage soigneux en fin d'intervention pour éliminer tous les débris osseux résiduels.

Conclusions

La chirurgie du remplacement articulaire est par nature une chirurgie temporaire. L'usure inévitable des composants en frottement et les conséquences biologiques qui en découlent font partie de l'évolution naturelle des implants.

Une technique chirurgicale précise et réfléchie, en fonction des modifications mécaniques qu'implique la pose d'une prothèse TM, est indispensable. Ce facteur n'est jamais repris comme un facteur de complication dans la littérature alors qu'il intervient probablement de manière importante dans les discordances que l'on peut parfois observer entre les différentes séries.

Le choix des matériaux constitutifs des prothèses et leur design sont également des facteurs potentiels de problèmes. Les prothèses métal/métal semblent donner plus de complications que les prothèses métal/PE [36, 37].

Les résultats fonctionnels des PTM de deuxième et troisième génération sont en majorité de très bonne qualité. Cependant un patient opéré d'une PTM et qui reste douloureux fait toujours craindre une complication dont la sanction pourrait être chirurgicale. Un examen clinique et radiologique précis permet de distinguer un problème périprothétique, à traitement initial le plus souvent médical, d'une complication avec nécessité de reprise. Le suivi régulier à long terme des PTM permet également de distinguer des modifications péri-prothétiques liées à toute arthroplastie (calcifications, liserés), de véritables complications (descellement, usure, enfoncement) nécessitant reprise chirurgicale. Ces éléments doivent être expliqués à nos patients.

Références

[1] Duerinckx J, Perelli S, Caekebeke P. Cortical contact is unnecessary to prevent stem subsidence in cementless trapeziometacarpal arthroplasty. *JHS(E)* 2018; 43: 98-99.

[2] Duerinckx J, Huijsa S, Caekebeke P, Driesen R, Cortena K. Cortical contact is not necessary to prevent stem subsidence in cementless trapeziometacarpal arthroplasty: A follow-up study. *Hand Surgery Rehabil* 2022; 41: 707-708.

[3] Loisel F, Chapuy S, Rey PB, Obert L, Parratte B, Tatu L, Lepage D. Dimensions of the trapezium bone: a cadaver and CT study. *Surg Radiol Anat* 2015; 37: 787-792.

[4] Lussiez B. Analyse radiologique de deux types de cupule trapézienne. A propos de 50 cas. *Chir Main* 2011; 30: S86-S89.

[5] Brauns A, Caekebeke P, Duerinckx J. The effect of cup orientation on stability of trapeziometacarpal total joint arthroplasty: a biomechanical cadaver study. *JHS(E)* 2019; 44: 708-713.

[6] Toffoli A, Teissier J. MAIA trapeziometacarpal joint arthroplasty: clinical and radiological outcomes of 80 patients with more than 6 years of follow-up. *J Hand Surg Am* 2017; 42: 838–e1–e8.

[7] Martin-Ferrero M. Ten-year long-term results of total joint arthroplasties with ARPE® implant in the treatment of trapeziometacarpal osteoarthritis. *JHS(E)* 2014; 39: 826-832.

[8] Bricout M, Rezzouk J. Complications and failures of the trapeziometacarpal Maia prosthesis: A series of 156 cases. *Hand Surgery Rehabil* 2016; 35: 190-198.

[9] Vander Eecken S, Vanhove W, Hollevoet N. Trapeziometacarpal joint replacement with the Arpe prosthesis. *Acta Orthop Belg* 2012; 78: 724-729.

[10] Andrzejewski A, Ledoux P. Maïa trapeziometacarpal joint arthroplasty: Survival and clinical outcomes at 5 years' follow-up. *Hand Surgery Rehabil* 2019; 38: 169-173.

[11] Martin-Ferrero M, Simon-Perez C, Coco-Martın MB, , Vega-Castrillo A, Aguado-Hernandez H, Mayo-Iscar A. Trapeziometacarpal total joint arthroplasty for osteoarthritis: 199 patients with a minimum of 10 years follow-up. *JHS(E)* 2020; 45: 443-451.

[12] Hannula TT, Nahigian SH. A preliminary report: cementless trapeziometacarpal arthroplasty. *J Hand Surg Am* 1999; 24: 92-101.

[13] Masmejean E, Alnot JY, Chantelot C, Beccari R. Guepar anatomical trapeziometacarpal arthroplasty. *Chir Main* 2003; 22: 30-36.

[14] Pellegrini VD, Burton RI. Surgical management of basal joint arthritis of the thumb. Part I. Long-term results of silicone implant arthroplasty. *J Hand Surg Am* 1986; 11: 309-327.

[15] Lanzetta M, Foucher G. A Comparison of Different Surgical Techniques in Treating Degenerative Arthrosis of the Carpometacarpal Joint of the Thumb: A retrospective study of 98 cases. *JHS(E)* 1995; 20: 105-110.

[16] Davis TRC, Brady O, Dias JJ. Excision of the Trapezium for Osteoarthritis of the Trapeziometacarpal Joint: A Study of the Benefit of Ligament Reconstruction or Tendon Interposition. *J Hand Surg Am* 2004; 29: 1069–1077.

[17] Gangopadhyay S, McKenna H, Burke FD, Davis TR. Five- to 18-year follow-up for treatment of trapeziometacarpal osteoarthritis: a prospective comparison of excision, tendon interposition, and ligament reconstruction and tendon interposition 2012;37(3):411e417. *J Hand Surg Am* 2012; 37: 411-417.

[18] Ledoux P. Échec de prothèse totale trapézo-métacarpienne non cimentée Étude multicentrique. *Ann Chir Main* 1997; 16: 215-221.

[19] Gonzalez-Espino P, Pottier M, Detrembleur C, Goffin D. Touch double mobility arthroplasty for trapeziometacarpal osteoarthritis: outcomes for 92 prostheses. ***Hand Surgery Rehabil*** 2021; 40: 760-764.

[20] Dremstrup L, Kjærgaard Thillemann J, Kirkeby L1, Priess Larsen L, Bæk Hansen T, Stilling M. Two-year results of the Moovis trapeziometacarpal joint arthroplasty with focus on early complications. *JHS(E)* 2021; 46: 131-140.

[21] Goubau J, Goubau L, Goorens CK, van Hoonacker P, Kerckhove D, Vanmierlo B, Berghs B,. De Quervain Tenosynovitis Following Trapeziometacarpal Ball-and-Socket Joint Replacement. *J Wrist Surg* 2015; 4: 35-42.

[22] Chiche L, Chammas PE, Vial D'Allais P, Lazerges C, Coulet B and Chammas M. Long-term survival analysis of 191 MAIA prostheses for trapeziometacarpal arthritis. JHS(E) 2023; 48: 101-107.

[23] Tchurukdichian A, Gerenton B, Moris V, See LA, Stivala A, Guillier D. Outcomes of Double-Mobility Prosthesis in Trapeziometacarpal Joint Arthritis With a Minimal 3 Years of Follow-Up: An Advantage for Implant Stability. *Hand* (N Y) 2021; 16: 368-74.

[24] Jager T, Barbary S, Dap F, Dautel G. Analyse de la douleur postopératoire et des résultats fonctionnels précoces dans le traitement de la rhizarthrose. Etude prospective comparative de 74 patientes trapézectomie-interposition vs prothèse MAIA. *Chir Main* 2013; 32: 55-62.

[25] Lussiez B, Falaise C, Ledoux P. Dual mobility trapeziometacarpal prosthesis: a prospective study of 107 cases with a follow-up of more than 3 years. *JHS(E)* 2021; 46: 961-967.

[26] Herren DB, Marks M, Neumeister S, Schindele S. Low complication rate and high implant survival at 2 years after Touch trapeziometacarpal joint arthroplasty. *JHS(E)* 2023; 48: 877-883.

[27] Froschauer SM, Holzbauer M, Schnelzer RF, Behawy M, Kwasny O, Aitzetmüller MM, Machens HG, Duscher D. Total arthroplasty with Ivory® prosthesis versus resection–suspension arthroplasty: a retrospective cohort study on 82 carpometacarpal-I osteoarthritis patients over 4 years. *Eur J Med Res* 2020; 25: 13.

[28] Froschauer SM, Holzbauer M, Mihalic JA, Kwasny O. TOUCH® Prosthesis for Thumb Carpometacarpal Joint Osteoarthritis: A Prospective Case Series. *J Clin Med* 2021; 10: 4090.

[29] Gómez-Garrido D, Triviño-Mayoral V, Delgado-Alcala V, Cerveralrimia J, Medina-Lorca M, Sánchez-Sánchez F, Ibáñez-Vicente C. Five year long term result of total joint arthroplasties in the treatment of trapeziometacarpal osteoarthritis. *Acta Biomed* 2019; 90: 451-456.

[30] Amadio PC, MillenderLH, Smith RJ,. Silicone spacer or tendon spacer for trapezium resection arthroplasty-Comparison of results. *J Hand Surg Am* 1982; 7: 237-244.

[31] Ulrich-Vinther M, Puggaard H, Lange B. Prospective 1-year follow-up study comparing joint prosthesis with tendon interposition arthroplasty in treatment of trapeziometacarpal osteoarthritis. *J Hand Surg Am* 2008; 33: 1369-1377.

[33] H. Salem, T. R. C. Davis. Six year outcome excision of the trapezium for trapeziometacarpal joint osteoarthritis: is it improved by ligament reconstruction and temporary Kirschner wire insertion?. *JHS(E)* 2011; 37: 211-219.

[34] Ledoux P. Revision procedures after trapeziometacarpal surgery. *Hand Surgery Rehabil* 2021; 40: 143-150.

[35] Reischenbock V, Marks M, Imhof J, Schindele S, Herren DB. Management of the capsule in trapeziometacarpal joint implant arthroplasty: resection versus repair. *JHS(E)* 2024; under press .

[36] Regnard PJ. Electra trapezio metacarpal prosthesis: results of the first 100 cases. *JHS(E)* 2006; 21: 621-628.

[37] Hernandez-Cortes P, Pajares-Lopez M, Robles-Molina MJ, Gomez-Sanchez R, Toledo-Romero MA, De Torres-Urrea J. wo-year outcomes of Elektra prosthesis for trapeziometacarpal osteoarthritis: a longitudinal cohort study. *JHS(E)* 2012; 37: 130-137.

14

Luxation précoce de prothèse totale trapézo-métacarpienne

Pascal Ledoux, Bruno Lussiez

Introduction

La luxation prothétique est un problème récurrent dans les séries de prothèses TM.

Il faut distinguer les luxations précoces des luxations tardives. Les luxations tardives surviennent généralement à cause d'une usure du PE, ce qui crée un jeu au niveau de la prothèse. Les luxations précoces ont plutôt une origine d'ordre mécanique.

La fréquence des luxations précoces de prothèses varie de 1 à 9 % dans la littérature [1-6].

Les causes peuvent être diverses. Devant une luxation il faut rechercher en premier lieu un défaut d'orientation de la cupule ou la présence d'un ostéophyte pouvant générer un effet came. Dans un certain nombre de cas toutefois il n'est pas possible d'identifier de prime abord l'origine de la luxation.

Dans ce chapitre nous répertorions les causes mécaniques de luxation et nous analyserons une série de luxations pour lesquelles aucune cause mécanique n'a pas pu être identifiée.

Causes de luxation précoce des prothèses trapézo-métacarpiennes

Défaut d'orientation de la cupule

On retrouve peu de données dans la littérature concernant l'orientation des cupules trapéziennes. Lussiez [7] suggère de prendre le parallélisme avec l'interligne STT de face et de profil comme repère pour le bon positionnement de la cupule. Brauns *et al* [8] ont bien montré que par rapport à ce repère une bascule dorsale ou latérale de plus de 30° de la cupule s'accompagnait d'un risque de luxation beaucoup plus élevé. En cas de bascule dorsale le risque est encore accentué par l'utilisation d'un col droit. En cas de bascule palmaire de la cupule ils observent quelques luxations uniquement pour les mouvements de rétropulsion, principalement en cas d'utilisation d'un col décalé.

En cas de défaut d'orientation de la cupule engendrant des luxations il faudra une reprise chirurgicale pour une réorientation correcte de la cupule.

Effet came osseux

L'effet came est lié à un contact interosseux qui crée un point d'appui et un effet levier à l'origine de la luxation prothétique. Ce contact peut survenir avec un ostéophyte mais également avec les cornes latérales du trapèze lorsque sa courbure transversale est prononcée. Les ostéophytes trapéziens interne et externe peuvent être à l'origine d'un effet came. Il faudra les réséquer au cours de la préparation *(Fig. 1)*.

Beaucoup plus rarement on peut rencontrer un risque d'effet came sur un ostéophyte antérieur du trapèze *(Fig. 2)*.

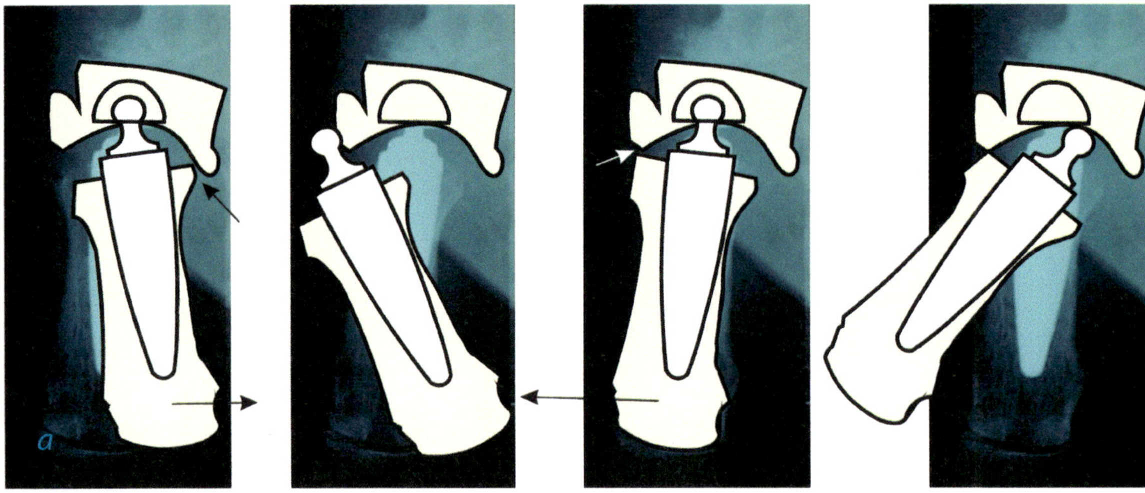

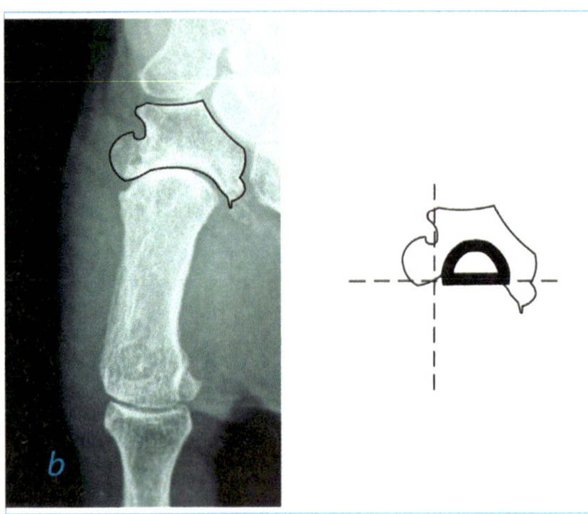

Figure 1 : a : illustration de l'effet came osseux. b : Planification des résections osseuses à effectuer avant la pose de la cupule.

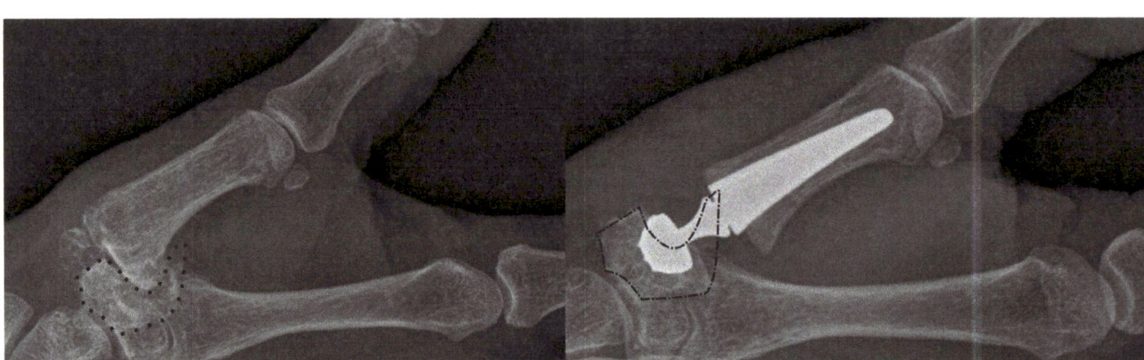

Figure 2 : Ostéophyte osseux antérieur du trapèze.

Il est donc important de planifier l'intervention en prenant en compte à la fois l'anatomie du trapèze et les déformations osseuses consécutives à l'arthrose TM.

En cas de luxation par effet came il faudra réséquer l'ostéophyte responsable.

Effet came ligamentaire

Le ligament intermétacarpien, lorsqu'il n'a pas été sectionné peut introduire une contrainte au niveau de la prothèse et provoquer une luxation dans les mouvements d'antépulsion ou d'abduction de la colonne du pouce. C'est une conséquence du déplacement de l'axe de l'abduction adduction de la base du métacarpien vers le centre de la cupule située dans la partie distale du trapèze. Ce déplacement axial implique un déplacement latéral du métacarpien par rapport à sa situation physiologique lors de l'abduction. Cela met le ligament intermétacarpien en tension et introduit une contrainte au niveau de l'interface cupule trapèze, mais cela peut également provoquer la luxation de la tête métacarpienne par effet levier, l'ancrage du ligament intermétacarpien faisant office de point d'appui *(Fig. 3 et Fig. 4)*.

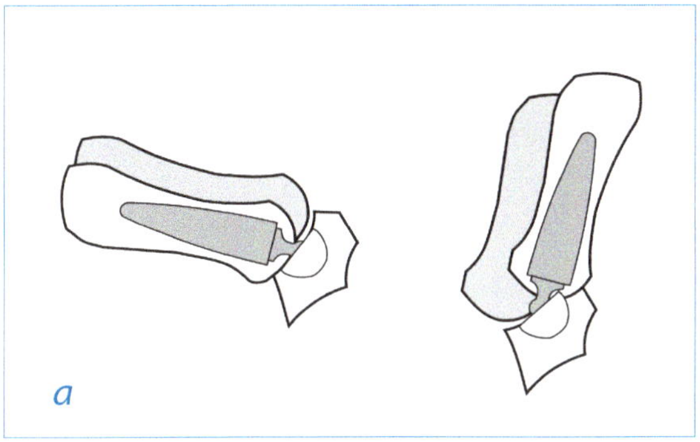

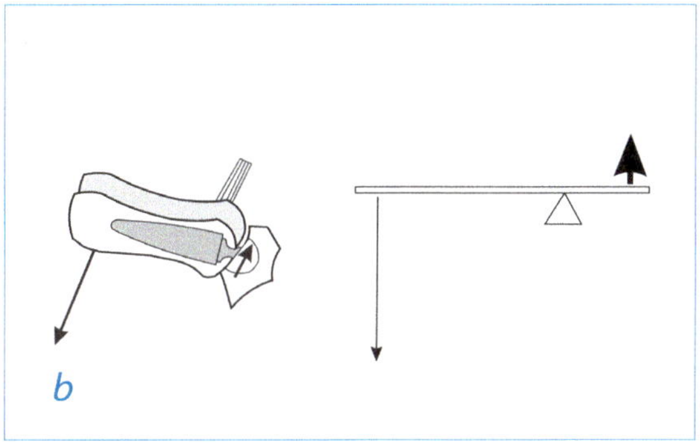

Figure 3 : A : Position physiologique du métacarpien (en grisé) et position après pose d'une prothèse (en blanc) illustrant son déplacement latéral. B : Illustration de l'effet came ligamentaire, l'insertion métacarpienne du ligament intermétacarpien faisant office de point d'appui de l'effet levier.

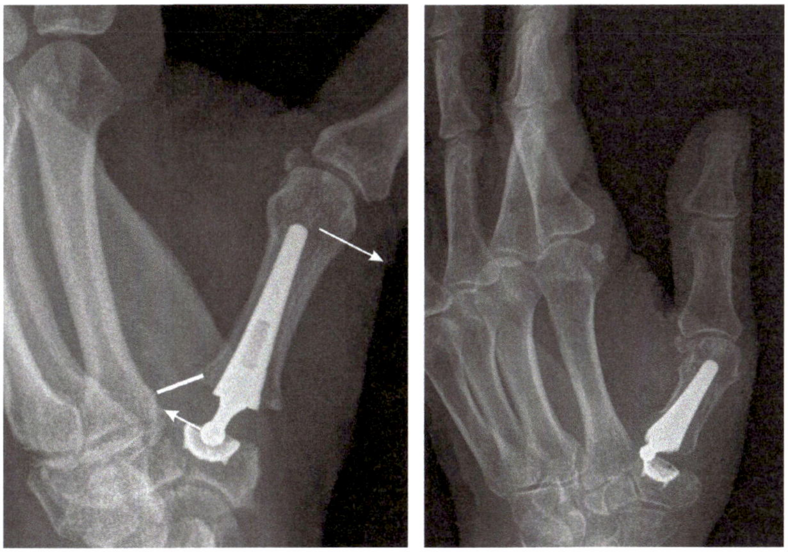

Figure 4 : Illustration radiologique de l'effet de came ligamentaire.

Cet effet came ligamentaire doit être prévenu en sectionnant le ligament intermétacarpien de manière systématique

Luxation sans cause apparente

Il arrive qu'une luxation précoce de prothèse survienne sans que l'une des trois causes répertoriées ci-dessus ne puisse être relevée. Nous avons analysé une série de 17 prothèses de deuxième génération (Maïa®) ayant luxé au cours des trois premières semaines post opératoires et nous les avons comparées avec un groupe de 30 prothèses non luxées comparable en terme d'âge et de répartition homme / femme. Nous avons relevé l'orientation de l'équateur de la cupule par rapport à l'axe de l'interligne STT sur des clichés de face et de profil selon les critère de positionnement proposés par Lussiez [7]. Nous avons également calculé le rapport M1/M2 pour vérifier la restauration de la longueur colonne du pouce [9].

L'analyse des résultats ne montre pas de différence statistiquement significatives entre les deux groupes tant en terme d'orientation de la cupule qu'en terme de restauration de la longueur de la colonne du pouce *(tableaux 1 et 2)*.

Conclusions

Nous en concluons que, en l'absence de défaut d'orientation de la cupule ou d'effet came, c'est l'étendue de la libération du dispositif ligamentaire qui provoque une instabilité primaire de la prothèse, le temps que la fibrose cicatricielle n'instaure une stabilité secondaire.

L'analyse de la littérature *(tableau 3)* montre un taux inversement proportionnel de luxation par

Tableau 1 : Rapport M1/M2 pré et post opératoire dans le groupe des prothèses précocement luxées et dans le groupe des prothèses non luxées.

	N	M1/M2 Préopératoire	M1/M2 Postopératoire
Luxées	17	0.68 (0.58-0.74)	0.74 (0.70-0.79)
Non luxées	30	0.69 (0.58-0.73)	0.74 (0.66-0.83)
		P = 0.06	P = 0.73

Tableau 2 : Orientation de l'équateur de la cupule par rapport à l'axe de l'interligne STT dans les groupes de prothèses luxées et non luxées.

	N	Vue de face	Vue de profil
Luxées	17	6.2° (0-17)	7.2° (0-15)
Non luxées	30	7.0° (0-22)	6.9° (0-25)
		P = 0.9	P = 0.57

Tableau 3 : Taux de luxation en relation avec le taux de problèmes cupulaires.

	Luxations	Descellements/liseré/ usure PE /Enfoncement	Total problèmes cupule
Toffoli (2017)	1 %	5 % / 7,3 %/ 0% / 5 %	17,5 %
Ferrero (2013)	2 %	5 % / 3 % / 0% /11 %	19 %
Bricout (2016)	4,5 %	2,6 % / 1,3 % / ? / ?	3,9 % + ?
Vander Eecken (2012)	5 %	3 % / ? / 5% / ?	8 % + ?
Andrejewski (2019)	9 %	1,8 % / 0 / 0 / 0	1,8 %

rapport au taux d'incident cupulaire. Dans la série de Toffoli et Teissier le taux de luxation est très faible. Les auteurs précisent qu'ils reconstituent soigneusement les plans capsulo-ligamentaires en fin d'intervention [1]. Puisque les axes de rotation de l'articulation ont été déplacés la modification de la cinématique de la prothèse génère des tensions ligamentaires qui induisent inévitablement des contraintes supplémentaires au niveau de l'interface cupule/trapèze.

A l'opposé, dans la série d'Andrzejewski et Ledoux, où une libération large du dispositif ligamentaire est réalisée, le taux de luxation précoce est élevé mais l'incidence de problèmes cupulaires à moyen et long terme est faible [6].

L'arrivée des prothèses de 3e génération, à double mobilité, a permis de diminuer drastiquement le nombre de luxations précoces par le simple fait de l'augmentation du diamètre de la tête qui diminue le risque de luxation comme en témoigne les données de la littérature [10-14]. Cette modification permet une libération ligamentaire large qui ne s'accompagne pas d'un risque de luxation majoré.

Références

[1] Toffoli A, Teissier J, MAIA trapeziometacarpal joint arthroplasty: clinical and radiological outcomes of 80 patients with more than 6 years of follow-up, *J Hand Surg Am,* 2017; 42: 838–e1–e8.

[2] Martin-Ferrero M, Ten-year long-term results of total joint arthroplasties with ARPE® implant in the treatment of trapeziometacarpal osteoarthritis, *JHS(E),* 2013; 39E(8): 826-832.

[3] Bricout M, Rezzouk J. Complications and failures of the trapeziometacarpal Maia prosthesis: A series of 156 cases, *Hand Surgery Rehabil,* 2016; 35: 190-198.

[4] Vander Eecken S, Vanhove W, Hollevoet N, Trapeziometacarpal joint replacement with the Arpe prosthesis, *Acta Orthop Belg*, 2012; 78: 724-729.

[5] Cootjans K, Vanhaecke J, Dezillie M, Barth J, Pottel H, Stockmans F, Joint Survival Analysis and Clinical Outcome of Total Joint Arthroplasties With the ARPE Implant in the Treatment of Trapeziometacarpal Osteoarthritis With a Minimal Follow-Up of 5 Years, *J Hand Surg Am,* 2017; 42: 630-638.

[6] Andrzejewski A, Ledoux P, Maïa trapeziometacarpal joint arthroplasty: Survival and clinical outcomes at 5 years' follow-up, *Hand Surgery Rehabil,* 2019; 38: 169-173.

[7] Lussiez B, Analyse radiologique de deux types de cupule trapézienne. A propos de 50 cas, *Chir Main,* 2011; 30: S86-S89.

[8] Brauns A, Caekebeke P, Duerinckx J, The effect of cup orientation on stability of trapeziometacarpal total joint arthroplasty: a biomechanical cadaver study, *JHS(E),* 2019; 44: 708-713.

[9] Ledoux P, M1/M2 ratio for radiological follow-up of trapezio-metacarpal surgery, *Hand Surgery Rehabil,* 2017; 36: 146-147.

[10] Lussiez B, Falaise C, Ledoux P, Dual mobility trapeziometacarpal prosthesis: a prospective study of 107 cases with a follow-up of more than 3 years, *JHS(E),* 2021; 46: 961-967.

[11] Falkner F, Arman Mahmut Tümkaya AM, Thomas B, Panzram B, Bickert B, Harhaus L, Dual mobility prosthesis for trapeziometacarpal osteoarthritis: results from a prospective study of 55 prostheses, *JHS(E),* 2023; 48: 566-574.

[12] Gonzalez-Espino P, Pottier M, Detrembleur C, Goffin D, Touch double mobility arthroplasty for trapeziometacarpal osteoarthritis: outcomes for 92 prostheses, *Hand Surgery Rehabil*, 2021; 40: 760-764.

[13] Dreant N, Poumellec AM, Total Thumb Carpometacarpal Joint Arthroplasty: A Retrospective Functional Study of 28 MOOVIS Prostheses, *Hand (N Y)*, 2019; 14: 59-65.

[14] Tchurukdichian A, Gerenton B, Moris V, See LA, Stivala A, Guillier D, Outcomes of Double-Mobility Prosthesis in Trapeziometacarpal Joint Arthritis With a Minimal 3 Years of Follow-Up: An Advantage for Implant Stability, *Hand (N Y)*, 2021; 16: 368-74.

15

L'allergie aux prothèses trapézo-métacarpiennes

Marie Witters, Jean-Baptiste De Villeneuve Bargemon,
Régis Legre, Charlotte Jaloux

Introduction

Alors que l'hypersensibilité cutanée aux métaux est bien connue et répandue, les réactions allergiques aux prothèses métalliques sont relativement rares et mal comprises, mais peuvent pourtant entraîner divers symptômes invalidants. Bien que l'allergie aux métaux ait été largement décrite pour les prothèses de hanche et de genou, sa prévalence dans le cas des prothèses non portantes est beaucoup moins bien documentée. Pour l'arthroplastie trapézo-métacarpienne, seuls 3 cas ont été décrits dans la littérature [1,2].

L'allergie aux métaux demeure un aspect complexe et mal compris des implants chirurgicaux. Ce chapitre vise à décrire la physiopathologie ainsi que la prise en charge de cette condition controversée basée sur la littérature actuelle et sur notre expérience.

Mécanisme et immunologie

Les réactions d'hypersensibilité aux implants métalliques sont des réactions d'hypersensibilité retardée de type IV impliquant un mécanisme médié par les lymphocytes T. Lorsqu'ils sont exposés à des fluides biologiques dans un organisme vivant, les métaux subissent une corrosion qui entraîne la libération d'ions métalliques libres. Ces ions se fixent sur des protéines humaines natives pour créer des complexes immunogènes, qui sont ensuite reconnus par les cellules de Langerhans (cellules dendritiques spécialisées de la peau) puis présentés aux lymphocytes T naïfs [3,4].

Cette phase de sensibilisation initiale est suivie par une phase effectrice, au cours de laquelle les lymphocytes T sensibilisés sont activés par l'exposition aux antigènes présents dans les zones d'exposition au métal. Leur activation déclenche une réponse inflammatoire et des lésions tissulaires par effets toxiques directs ou par libération de cytokines. Les mécanismes précis sous-jacents à l'échec de l'implant lié à l'allergie au métal restent mal compris, mais sont probablement associés au recrutement des macrophages, à l'infiltration périvasculaire et à la libération de cytokines (IL-6, IL-17, IL-8, IL-1β, TNFα), qui sont connues pour activer les ostéoclastes, conduisant à l'ostéolyse péri-prothétique et au descellement de l'implant [3,5–7].

L'allergie aux métaux peut être définie comme une réaction immunologique anormale après exposition à un métal spécifique et ne doit pas être confondue avec la métallose.

La métallose est caractérisée par l'accumulation de débris métalliques dans les tissus mous environnants et peut être observée notamment avec les prothèses à couple de frottement métal-métal (8). Les débris métalliques peuvent provoquer une toxicité locale que l'on nomme ARMD *(adverse reactions to metal debris)* qui est un terme utilisé pour décrire la fibrose aseptique, la nécrose locale ou le descellement de la prothèse secondaire à la métallose [9]. Elle se caractérise par un ensemble de lésions pouvant aller d'un simple dépôt métallique a des réactions de vascularite lymphocytaire aseptique et à la formation de pseudotumeurs [10,11]. Ces pseudotumeurs liées à la métallose présentent une apparence histologique et une pathogenèse très similaire aux réactions d'hypersensibilité de type IV [12,13].

L'association entre l'échec de l'implant, la métallose et l'allergie au métal reste floue, mais pourrait former un cercle vicieux : l'allergie au métal pourrait contribuer à l'ostéolyse, au descellement de l'implant et à l'échec du dispositif, induisant l'accumulation de débris métalliques dans les tissus environnants. Inversement, l'échec du dispositif pourrait également entraîner des débris métalliques, une augmentation de la concentration sérique des produits de dégradation, favorisant ainsi le déclenchement de l'allergie au métal.

Caractéristiques des implants

La plupart des implants orthopédiques sont réalisés en alliages métalliques de 2 éléments ou plus. L'acier inoxydable, le cobalt-chrome et le titane sont les alliages les plus utilisés. Les alliages d'acier inoxydable (9% - 33%) et de cobalt-chrome (0,5% - 2,5%) contiennent des niveaux relativement élevés de nickel par rapport aux alliages de titane (0,01% - 0,03%) [3]. Les pièces mobiles en polyéthylène ou le ciment sont généralement beaucoup moins allergisants, principalement parce que leurs débris d'usure sont suffisamment gros pour empêcher la formation de complexes avec les protéines natives [3].

Pour prendre en charge les patients souffrant d'allergies aux métaux des plaques et des prothèses métalliques «hypoallergéniques» ont été développées. Elles sont généralement fabriquées en alliages de titane plutôt qu'en acier inoxydable, et en zirconium-niobium oxydé ou en céramique et polyéthylène plutôt qu'en cobalt-chrome.

Des allergies au titane ont été rapportées, mais elles sont extrêmement rares, et le titane est désormais utilisé dans la grande majorité des plaques et des dispositifs d'ostéosynthèse en raison de sa haute biocompatibilité [14]. Le titane est plus souple que l'acier inoxydable et son module d'élasticité est plus proche de celui de l'os, ce qui en fait un matériau idéal pour la fabrication des prothèses [15].

En chirurgie de la main, des implants en pyrocarbone ont également été proposés pour les arthroplasties trapézo-métacarpiennes, avec de bons résultats en termes de fonction sur le long terme [16]. Contrairement aux métaux, le carbone est un composé hautement inerte et stable qui n'existe pas sous forme d'ions ou de radicaux libres, et aucun cas de toxicité, d'allergie ou de réaction immunitaire n'a été signalé pour les implants en pyrocarbone.

Caractéristiques des patients

Contrairement à la dermatite de contact, les symptômes d'une allergie à un dispositif métallique implanté sont souvent moins évidents. Un début précoce des symptômes dans les 3 mois qui suivent la mise en place de l'implant est un bon indicateur.

Lors de l'examen, les patients peuvent signaler des douleurs souvent permanentes et des démangeaisons autour de la cicatrice. L'examen clinique local peut révéler une éruption cutanée en regard de la prothèse, ainsi que d'autres symptômes tels qu'un œdème inflammatoire (ou non) et une déformation. Il est important de souligner que la prothèse est généralement fonctionnelle avec une amplitude de mouvement normale. L'examen radiologique peut être normal ou montrer une résorption osseuse conduisant à un descellement aseptique de l'implant. Des complications plus graves peuvent inclure le développement d'une pseudo-tumeur en lien avec une métallose *(Fig 1)* [1,3,6,17–19]. Dans les remplacements totaux de

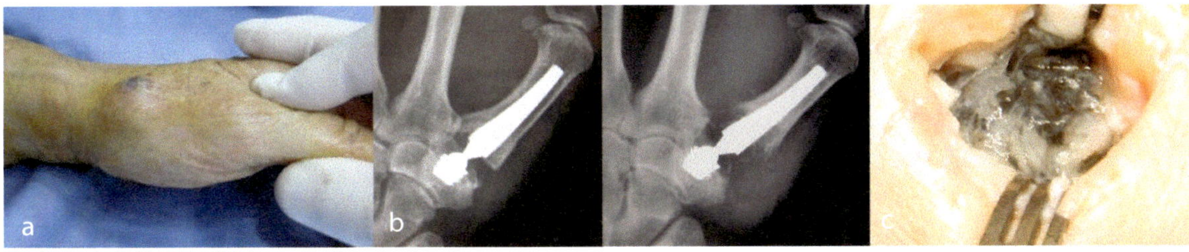

Figure 1 : a. Déformation et réaction cutanée en regard de la cicatrice. b. Examen radiologique postopératoire immédiat et après 3 ans de suivi (la résorption osseuse peut être observée notamment au niveau de la tige de la prothèse sur le versant métacarpien). c. Vue chirurgicale, réaction synoviale et métallose autour de la prothèse.

hanche et de genou, des réactions systémiques sévères caractérisées par une dermatite généralisée et une perte de cheveux ont également été signalées [17]. En per opératoire, une synovite est souvent retrouvée, une métallose macroscopique peut également être présente, ainsi qu'un descellement de l'implant.

Prise en charge diagnostique

L'allergie aux métaux est un diagnostic d'exclusion, il est basé sur un ensemble d'arguments non spécifiques et reste controversé [20].

Interrogatoire et examen clinique

Avant l'opération, les patients doivent être interrogés sur d'éventuelles allergies connues. Les patients qui signalent une allergie aux métaux présentent généralement des éruptions cutanées, de la dermatite de contact, des urticaires, des éruptions eczémateuses, un œdème et des démangeaisons associées au port de bijoux fantaisies, de boucles de ceinture ou de montres [21,22]. Cependant, identifier des populations qui présentent un risque accru de complications liées à une allergie aux métaux est difficile, même en cas d'antécédents d'hypersensibilité aux métaux. Après la mise en place d'un implant, les symptômes précédemment décrits doivent orienter le clinicien vers une suspicion d'allergie aux métaux.

Imagerie

Lorsqu'une allergie aux métaux est suspectée des radiographies doivent être réalisées. Elles peuvent mettre en évidence un descellement ou une résorption osseuse (notamment du côté métacarpien de la prothèse). De plus, l'échographie peut montrer une synovite et une inflammation locale. Mais il est important de garder à l'esprit que l'allergie aux métaux peut survenir indépendamment d'un dysfonctionnement de la prothèse, et que ces signes ne sont pas spécifiques et sont parfois absents. Avant de confirmer une allergie aux métaux, il est essentiel d'exclure un problème technique tel qu'une tension excessive sur la prothèse ou un mauvais positionnement, ainsi que d'autres causes potentielles de défaillance telles qu'un descellement septique ou aseptique, ou une instabilité.

Tests Cutanés

Les tests d'hypersensibilité de type retardé impliquent généralement l'exposition de la peau à un antigène par le biais de Patch tests. Une étude de cohorte européenne récente indique une prévalence élevée d'hypersensibilité cutanée aux principaux composants des prothèses : le nickel, avec une prévalence de 20% à 25%, le cobalt, avec 6% à 9% et le chrome avec 2% à 6% [23]. Curieusement, malgré ces chiffres élevés, l'apparition de symptômes allergiques liés aux implants métalliques est remarquablement faible, rapportée à seulement 0,1% [24]. Bien que les tests d'application cutanée aient une sensibilité et une spécificité élevées dans la détection de l'hypersensibilité, la réponse immunologique qu'ils explorent est principalement médiée par les cellules de Langerhans intradermiques. En revanche, les réactions d'hypersensibilité aux métaux survenant dans les tissus profonds impliquent des mécanismes et des cellules différentes, notamment les macrophages et les lymphocytes [3]. Les Patch Test sont des tests non standardisés en termes de doses et de caractéristiques des composants testés (polarité, quantité, valence des ions, pH).

Son interprétation reste subjective et enfin, le test est effectué sur une courte période (2 à 7 jours), ce qui n'est pas comparable à une exposition prolongée comme c'est le cas dans l'allergie aux prothèses. Un autre inconvénient de ces tests est le risque d'induction de sensibilisation aux allergènes [7]. De plus, il est crucial de comprendre que les tests pré-implantation et post-implantation ont des significations et des interprétations distinctes [18] :

- En pré opératoire, pour les patients présentant une hypersensibilité aux métaux clinique, les patch test pourraient aider à choisir un implant qui ne contient pas le métal allergisant [25]. Le type d'implant et les composants pertinents doivent donc être étudiés en concertation avec l'allergologue afin que les bons allergènes soient choisis. Cependant, de nombreux patients présentant une hypersensibilité connue aux métaux ne manifestent pas de réactions à leurs implants [26]. Enfin, d'un point de vue économique, il semble déraisonnable d'effectuer ces tests systématiquement avant la chirurgie s'il n'y a pas de signes clinique hypersensibilité aux métaux.
- L'utilisation des patch tests après la mise en place de la prothèse est plus controversée, avec des résultats discordants dans la littérature : jusqu'à 25 % des patients avec des prothèses de hanche fonctionnelles peuvent être hypersensibles aux métaux [27,28)] On peut retrouver jusqu'à 60 % de test positifs chez des patients avec des implants défaillants ou problématiques sans que le diagnostic final d'échec de la prothèse soit lié à une allergie aux métaux [29].

Il faut aussi noter que l'implantation de métal dans les tissus peut induire une tolérance plutôt qu'une sensibilisation, avec une conversion de patch tests positifs en préopératoire à négatif après l'implantation de la prothèse [27,30]. En conclusion, la peau a une constitution totalement différente de celle des tissus péri-prothétiques et il est peu probable que les patch tests puissent prédire ou diagnostiquer de manière fiable une allergie aux métaux dans le cadre des implants prothétiques [31].

Tests sanguins

Compte tenu des limites des tests cutanés, de nouveaux tests in vitro ont été développés, tels que les tests de transformation lymphocytaires ou les tests de migration leucocytaires après activation par des agents sensibilisants. Ces tests sont plus spécifiques que le test d'application cutanée, cependant il n'existe actuellement aucune preuve soutenant leur utilisation en pratique courante.

Récemment, Gaillard-Campbell *et al.* ont mené une étude de cohorte prospective et ont constaté que 35 % des patients étaient testés positifs pour au moins l'un des matériaux présents dans leur implant avant l'opération, cependant aucun d'entre eux n'a présenté de symptômes d'allergie [32]. De plus, Merritt, Rodrigo *et al.* ont démontré qu'une réponse lymphocytaire anormale post-implantation ne prédisait pas la nécessité d'une reprise chirurgicale [24]. Les principaux obstacles à l'utilisation en routine de ces tests *in vitro* concernent leur coût, leur disponibilité limitée, le manque de validation et une gamme restreinte d'allergènes pouvant être testés [18]. En France, ces tests ne sont pas disponibles ni remboursables, le patient peut choisir de d'y avoir recours à l'étranger à ses propres frais (environ 90 €).

Un bilan inflammatoire est généralement effectué pour exclure une infection, une hyperéosinophilie peut être trouvée sans que celle-ci soit un critère diagnostique formel. Enfin, il n'y a pas d'arguments pour doser les métaux dans le sang [33].

Histologie

Si un prélèvement tissulaire est réalisé, un infiltrat lymphocytaire périvasculaire dans les tissus autour de la prothèse a été interprété par certains auteurs comme un signe de réaction allergique à l'implant [34,35], tandis que d'autres soutiennent que cet infiltrat lymphocytaire représente une «reconnaissance immunologique normale» plutôt qu'une allergie [36]. La biopsie et l'analyse histologique seules ne doivent pas être utilisées pour diagnostiquer une allergie aux métaux mais doivent être réalisées pour aider à exclure notamment une cause infectieuse en cas de retrait de la prothèse.

Retrait de l'implant

En fin de compte, si les tests donnent des résultats négatifs mais que l'allergie aux métaux reste l'explication la plus plausible, alors le diagnostic, basé sur l'exclusion, ne peut être confirmé de manière définitive que lorsque les symptômes du patient disparaissent après le retrait de l'implant ou la conversion vers un implant hypoallergénique. Il s'agit vraisemblablement du seul moyen de confirmer définitivement un diagnostic d'allergie aux métaux dans le cadre des prothèses.

Prise en charge thérapeutique

Le bon sens implique d'éviter les implants potentiellement allergènes chez les patients ayant des antécédents connus d'allergie cutanée aux métaux ou ayant déjà présenté des symptômes compatibles avec une allergie aux métaux à la suite d'une ostéosynthèse ou de la mise en place d'une prothèse. Les limites associées à l'utilisation d'implants « hypoallergéniques » en première intention pour tous les patients incluent l'absence de séries avec des résultats à long terme et un coût considérablement plus élevé par rapport aux prothèses standard [3].

Après la mise en place d'un implant, si les patients présentent des symptômes évocateurs d'une hypersensibilité aux métaux et que tous les diagnostics différentiels ont été exclus, une période d'observation est recommandée pour confirmer que l'inflammation locale ou la douleur ne sont pas dues aux sutures, aux pansements ou aux topiques utilisés. Pendant cette période d'observation, certains auteurs préconisent l'utilisation d'antihistaminiques et l'utilisation de corticostéroïdes (topiques ou systémiques) pour soulager les symptômes d'hypersensibilité [21,37]. En cas d'amendement des symptômes grâce à ces interventions non chirurgicales, une surveillance simple est recommandée. En cas d'échec de ces approches conservatrices, le retrait ou le remplacement de l'implant doit être discuté. En fin de compte, il est crucial de reconnaître que le retrait inutile d'un implant bien positionné et fonctionnel peut entraîner une morbidité non négligeable.

À l'heure actuelle, il n'existe pas de directives établies pour aider au diagnostic et au traitement de cette affection controversée. Récemment, Christensen *et al.* ont proposé un algorithme spécifiquement lié aux allergies aux métaux en chirurgie de la main [18], mais la littérature est insuffisante, le processus de prise de décision et la gestion de l'hypersensibilité aux implants orthopédiques restent flous et mal définis. La prise en charge devrait inclure une information claire pour le patient sur la nature incertaine de cette condition et une collaboration étroite entre le chirurgien et son patient nous semble indispensable.

Notre expérience

Notre expérience repose sur une cohorte de 22 cas suspects d'allergie à une prothèse trapézo-métacarpienne.

Les critères suivants nous ont conduits à suspecter une allergie aux métaux : la douleur était présente chez tous les patients, sans signes d'infection, de mauvaise position de l'implant ou de traumatisme. Radiologiquement, nous avons observé 12 cas de lyse osseuse, avec 4 cas présentant un descellement important de l'implant. Il est à noter que 10 patients avaient des radiographies strictement normales. Des tests cutanés ont été réalisés sur 18 patients et se sont révélés positifs pour au moins l'un des composants de la prothèse (cobalt, chrome-cobalt ou nickel). Lors de la chirurgie, nous avons observé une synovite chez tous les patients, avec une métallose macroscopique particulièrement évidente dans les prothèses métal-sur-métal, ainsi qu'une lyse osseuse et un descellement chez la moitié des patients. Dans tous les cas, les symptômes ont diminué ou disparu après le retrait ou le remplacement de la prothèse.

D'après notre expérience, il nous semble licite d'utiliser une prothèse hypoallergénique en première intention dans les cas où il existe un antécédent d'allergie cutanée au métal ou d'allergie à d'autres prothèse/matériaux d'ostéosynthèse. En effet les chirurgies de révision ou de remplacement sont sujettes à des complications et sont souvent bien plus complexes que la chirurgie initiale. En effet en cas d'ablation d'une prothèse pour suspicion d'allergie, nous recommandons de retirer l'ensemble de la prothèse afin d'éviter les récidives. Cette ablation peut être difficile surtout au niveau de la tige métacarpienne lorsqu'il n'y a pas de lyse péri-prothéthique.

Il est important de considérer l'allergie aux métaux chez les patients présentant une douleur postopératoire inexpliquée, même lorsque l'implant est correctement positionné et fonctionne bien. Enfin, l'allergie aux métaux peut parfois être confondue avec une algodystrophie, mais d'après notre expérience, l'articulation trapézométacarpienne reste souple en cas d'allergie.

La *Figure 2* présente un algorithme de prise en charge en cas de suspicion d'allergie aux métaux dans le cadre des prothèses trapézo-métacarpienne. Il est important de noter que les patients doivent jouer un rôle actif dans le processus de prise de décision concernant la gestion éventuelle d'une l'allergie aux métaux.

Conclusion

L'allergie aux implants métalliques est une affection rare et il n'existe actuellement aucun gold standard de prise en charge diagnostique et thérapeutique. Il est important de considérer l'allergie aux métaux, notamment chez les patients douloureux avec des implants fonctionnels et bien positionnés. Nous préconisons d'adapter le traitement aux préférences du patient après avoir obtenu un consentement éclairé.

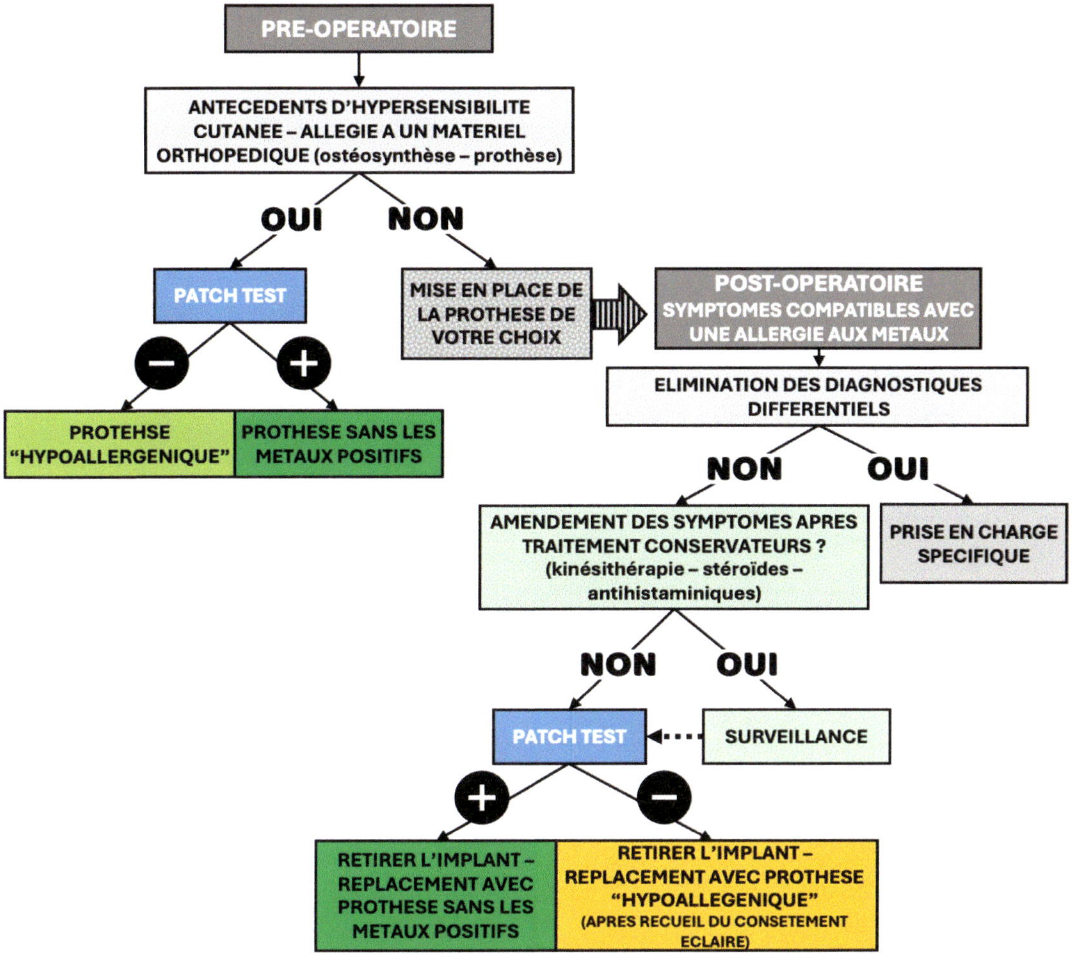

Figure 2 : Algorithme décisionnel dans le cadre de la suspicion d'allergie aux métaux avant et après l'implantation d'une prothèse trapézo-métacarpienne.

Références

1. Smith E, Mehta AJ, Statham BN. Metal sensitivity to Elektra prostheses - two cases from a metal on metal implant for hand joint replacement. *Contact Dermatitis*. 2009 May;60(5):298.
2. Froschauer SM, Holzbauer M, Hager D, Schnelzer R, Kwasny O, Duscher D. Elektra prosthesis versus resection-suspension arthroplasty for thumb carpometacarpal osteoarthritis: a long-term cohort study. *J Hand Surg Eur Vol.* 2020 Jun;45(5):452–7.
3. Hallab N, Merritt K, Jacobs JJ. Metal sensitivity in patients with orthopaedic implants. *J Bone Joint Surg Am.* 2001 Mar;83(3):428–36.
4. Thyssen JP, Menné T. Metal allergy--a review on exposures, penetration, genetics,prevalence, and clinical implications. *Chem Res Toxicol.* 2010 Feb 15;23(2):309–18.
5. Hallab NJ, Anderson S, Stafford T, Glant T, Jacobs JJ. Lymphocyte responses in patients with total hip arthroplasty. *J Orthop Res Off Publ Orthop Res Soc.* 2005 Mar;23(2):384–91.
6. Hallab NJ, Jacobs JJ. Biologic effects of implant debris. *Bull NYU Hosp Jt Dis.* 2009;67(2):182–8.
7. Basko-Plluska JL, Thyssen JP, Schalock PC. Cutaneous and systemic hypersensitivity reactions to metallic implants. *Dermat Contact Atopic Occup Drug.* 2011;22(2):65–79.
8. Wiley KF, Ding K, Stoner JA, Teague DC, Yousuf KM. Incidence of pseudotumor and acute lymphocytic vasculitis associated lesion (ALVAL) reactions in metal-onmetal hip articulations: a meta-analysis. *J Arthroplasty.* 2013 Aug;28(7):1238–45.
9. Tang CQY, Chuah KL, Teoh LC. Metallosis Following Titanium Implant Use in the Hand: A Case Report and Review of Current Literature. *J Hand Microsurg.* 2023 Sep;15(4):318–21.
10. Natu S, Sidaginamale RP, Gandhi J, Langton DJ, Nargol AVF. Adverse reactions to metal debris: histopathological features of periprosthetic

soft tissue reactions seen in association with failed metal on metal hip arthroplasties. *J Clin Pathol.* 2012 May;65(5):409–18.

11. Willert HG, Buchhorn GH, Fayyazi A, Flury R, Windler M, Köster G, *et al.* Metalon-metal bearings and hypersensitivity in patients with artificial hip joints. A clinical and histomorphological study. *J Bone Joint Surg Am.* 2005 Jan;87(1):28–36.

12. Davies AP, Willert HG, Campbell PA, Learmonth ID, Case CP. An unusual lymphocytic perivascular infiltration in tissues around contemporary metal-on-metal joint replacements. *J Bone Joint Surg Am.* 2005 Jan;87(1):18–27.

13. Grote CW, Cowan PC, Anderson DW, Templeton KJ. Pseudotumor from Metal-on-Metal Total Hip Arthroplasty Causing Unilateral Leg Edema: Case Presentation and Literature Review. *BioResearch Open Access.* 2018 Mar 1;7(1):33–8.

14. Schuh A, Thomas P, Kachler W, Göske J, Wagner L, Holzwarth U, *et al.* Allergic potential of titanium implants. *Orthopade.* 2005 Apr;34(4):327–8, 330–3.

15. Pohler OE. Unalloyed titanium for implants in bone surgery. *Injury.* 2000 Dec;31Suppl 4:7–13.

16. Gerace E, Royaux D, Gaisne E, Ardouin L, Bellemère P. Pyrocardan® implant arthroplasty for trapeziometacarpal osteoarthritis with a minimum follow-up of 5years. *Hand Surg Rehabil.* 2020 Dec;39(6):528–38.

17. Post ZD, Orozco FR, Ong AC. Metal sensitivity after TKA presenting with systemic dermatitis and hair loss. *Orthopedics.* 2013 Apr;36(4):e525-528.

18. Christensen TJ, Samant SA, Shin AY. Making Sense of Metal Allergy and Hypersensitivity to Metallic Implants in Relation to Hand Surgery. *J Hand Surg.* 2017Sep;42(9):737–46.

19. Mahmood B, Hammert WC. Metal implant allergy. *J Hand Surg.* 2015 Apr;40(4):831–3; quiz 834.

20. Innes MB, Atwater AR. Orthopedic Implant Hypersensitivity Reactions: Concepts and Controversies. *Dermatol Clin.* 2020 Jul;38(3):361–9.

21. Silverberg NB, Pelletier JL, Jacob SE, Schneider LC, Section on dermatology, section on allergy and immunology. Nickel Allergic Contact Dermatitis: Identification, Treatment, and Prevention. *Pediatrics.* 2020 May;145(5):e20200628.

22. Ahlström MG, Thyssen JP, Wennervaldt M, Menné T, Johansen JD. Nickel allergy and allergic contact dermatitis: A clinical review of immunology, epidemiology, exposure, and treatment. *Contact Dermatitis.* 2019 Oct;81(4):227–41.

23. Uter W, Rämsch C, Aberer W, Ayala F, Balato A, Beliauskiene A, *et al.* The European baseline series in 10 European Countries, 2005/2006--results of the European Surveillance System on Contact Allergies (ESSCA). *Contact Dermatitis.*2009 Jul;61(1):31–8.

24. Merritt K, Rodrigo JJ. Immune response to synthetic materials. Sensitization of patients receiving orthopaedic implants. *Clin Orthop.* 1996 May;(326):71–9.

25. Tam I, Yu J, Ko LN, Schalock PC. Clinical factors before or after device implantation in predicting metal hypersensitivity reactions: A retrospective study. *Contact Dermatitis.* 2020 Nov;83(5):398–407.

26. Bravo D, Wagner ER, Larson DR, Davis MP, Pagnano MW, Sierra RJ. No Increased Risk of Knee Arthroplasty Failure in Patients With Positive Skin Patch Testing for Metal Hypersensitivity: A Matched Cohort Study. *J Arthroplasty.* 2016 Aug;31(8):1717–21.

27. Carlsson A, Möller H. Implantation of orthopaedic devices in patients with metal allergy. *Acta Derm Venereol.* 1989;69(1):62–6.

28. Thienpont E, Berger Y. No allergic reaction after TKA in a chrome-cobalt-nickelsensitive patient: case report and review of the literature. *Knee Surg Sports Traumatol Arthrosc Off J ESSKA.* 2013 Mar;21(3):636–40.

29. Krecisz B, Kieć-Swierczyńska M, Bakowicz-Mitura K. Allergy to metals as a cause of orthopedic 2006;19(3):178–80.

30. Swiontkowski MF, Agel J, Schwappach J, McNair P, Welch M. Cutaneous metal sensitivity in patients with orthopaedic injuries. *J Orthop Trauma.* 2001 Feb;15(2):86–9.

31. Davis MDP, Mowad CM, Scheinman P. Orthopedic prostheses: is there any point in patch testing? *Dermat Contact Atopic Occup Drug.* 2004 Dec;15(4):210–2.

32. Gaillard-Campbell DM, Gross TP. Hypersensitivity to metals in metal-on-metal hip arthroplasty: a prospective study of one hundred and thirty five lymphocyte transformation tests. *Int Orthop.* 2024 Mar;48(3):693–8.

33. Sunderman FW, Hopfer SM, Swift T, Rezuke WN, Ziebka L, Highman P, *et al.* Cobalt, chromium, and nickel concentrations in body fluids of patients with porouscoated knee or hip prostheses. *J Orthop Res Off Publ Orthop Res Soc.*1989;7(3):307–15.

34. Thomas P, Braathen LR, Dörig M, Auböck J, Nestle F, Werfel T, *et al.* Increased metal allergy in patients with failed metal-on-metal hip arthroplasty and peri-implantT-lymphocytic inflammation. *Allergy.* 2009 Aug;64(8):1157–65.

35. Krenn V, Morawietz L, Perino G, Kienapfel H, Ascherl R, Hassenpflug GJ, *et al.* Revised histopathological consensus classification of joint implant related pathology. *Pathol Res Pract.* 2014 Dec;210(12):779–86.

36. Thomas P. Patch testing and hypersensitivity reactions to metallic implants: still many open questions. *Dermat Contact Atopic Occup Drug.* 2013;24(3):106–7.

37. Reed KB, Davis MDP, Nakamura K, Hanson L, Richardson DM. Retrospective evaluation of patch testing before or after metal device implantation. *Arch Dermatol.* 2008 Aug;144(8):999–1007.

Reprises de prothèses trapézo-métacarpiennes

Pierre-Emmanuel Chammas, Jacques Teissier, Léo Chiche,
Bertrand Coulet, Cyril Lazerges, Michel Chammas

Introduction

Les complications majeures des prothèses trapézo-métacarpiennes (PTM) sont peu fréquentes. En effet, leurs taux de survie se situent entre 90 et 93% à 5 et 6 ans [1,2] et entre 80% et 90% à 10 ans et plus [3-8]. Les reprises chirurgicales pour complications post-opératoires au premier rang desquelles figurent les luxations prothétiques et les descellements ont fait l'objet de peu d'études. Les fractures péri-prothétiques et les ossifications sont des indications plus rares de reprise chirurgicale. Les infections sont rarissimes. Il en est de même de l'hypersensibilité aux métaux qui est traitée dans le chapitre 15 de cet ouvrage. La prise en charge des complications s'inspire, toute proportion gardée, de celle des complications des prothèses totales de hanche (PTH). La bonne connaissance des complications potentielles, de leur prévention et de leur traitement est essentielle pour les chirurgiens qui posent des PTM.

Luxations et instabilités de PTM

Incidences et étiologies

Les taux de luxations de PTM à simple mobilité retrouvés dans la littérature vont de 1 à 9,5 % [1-10]. Les luxations précoces constituent un cas particulier qui est traité dans le chapitre 14. Les luxations tardives sont dues à une usure du PE, à un descellement avec bascule de la cupule *(Fig. 1 a et b)* ou plus rarement à un traumatisme.

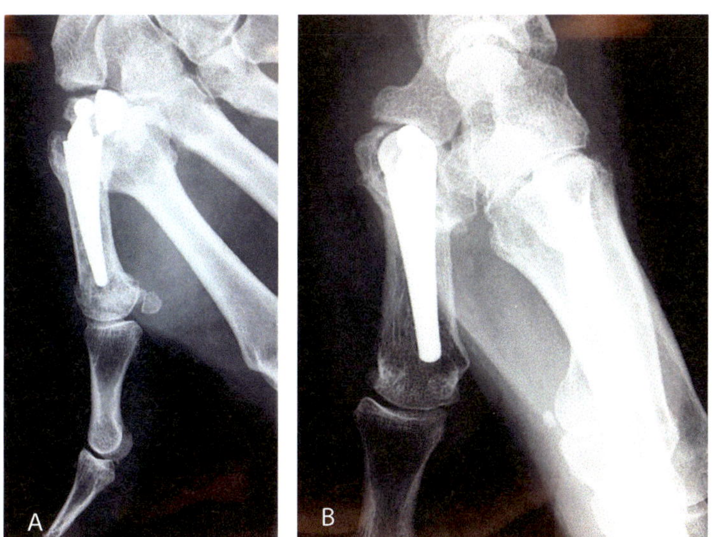

Figure 1 A et B : Luxations de PTM avec descellement et bascule de la cupule prothétique.

Depuis une dizaine d'années, le concept de prothèse à double mobilité déjà utilisé au niveau des prothèses totales de hanche a été adapté aux PTM [11-13]. Ce type d'implant a permis de réduire drastiquement le taux de luxations précoces. Toutefois des études complémentaires à moyen et long terme sont nécessaires pour vérifier notamment l'usure du PE à cause du double niveau de friction métal/PE.

Bilan

Le bilan clinique d'une luxation précise :

- La date où la luxation a été ressentie
- La date de la chirurgie initiale, le type de prothèse, la voie d'abord
- Les antécédents de luxation ou de subluxations
- Les circonstances de la luxation : traumatique/mouvement excessif (rétropulsion)/ geste anodin, travaux de force)
- Le contexte d'hyperlaxité (Score de Beighton : *voir* chapitre 5 « Examen clinique de l'articulation trapézo-métacarpienne »).

Le bilan radiologique comporte des incidences du pouce de face et de profil de Kapandji et des clichés du poignet avec analyse et recherche :

- Du type de luxation : antérieure, postérieure, latérale, médiale
- Des signes éventuels de descellement de la cupule
- D'une migration de la cupule
- De la position de l'implant trapézien
- De l'état du trapèze : ostéolyse, fracture
- De l'état de l'articulation STT
- De l'évaluation de la longueur de la colonne du pouce (rapport M1/M2) sur les clichés antérieurs à la luxation pour évaluer un éventuel déficit de longueur et une possible laxité prothétique.

Un examen tomodensitométrique peut être utile en cas de descellement pour évaluer le stock osseux trapézien.

Prise en charge thérapeutique

Le ou la patiente sera informé(e) des risques de d'irréductibilité, de la disponibilité des implants et de l'éventualité que la réduction doive être réalisée à ciel ouvert, que l'implant doive être remplacé ou qu'une trapézectomie doive être réalisée. En l'absence de descellement de la prothèse, une réduction à foyer fermée par traction douce et progressive sous anesthésie loco-régionale et sous contrôle scopique pourra être tentée avec analyse de différents points :

- Facilité de la réduction ou irréductibilité (interposition ?)
- Centrage de la tête (usure de l'insert en PE, interposition)
- Stabilité ou instabilité et dans quelle position
- Degré de piston
- Position de la cupule dans le trapèze
- Évaluation du type et de la longueur du col modulaire

L'attitude est résumée dans l'algorithme décisionnel proposé en *figure 2*. Le plus souvent la réduction à foyer fermé est possible en cas de prothèse non descellée, particulièrement en cas d'antécédents de luxations. L'immobilisation sera de 3 semaines en cas de 1ère luxation traumatique. En revanche en cas de luxations récidivantes ou de signes d'usure (décentrage de la tête dans la cupule) l'immobilisation sera antalgique de courte durée dans l'attente d'une reprise chirurgicale.

Si la réduction à foyer fermé n'est pas possible, le traitement dépendra de la disponibilité des implants et de l'ancillaire.

- En cas de disponibilité, une reprise chirurgicale peut être réalisée dans le même temps opératoire. Sont évalués lors de la reprise à ciel ouvert :

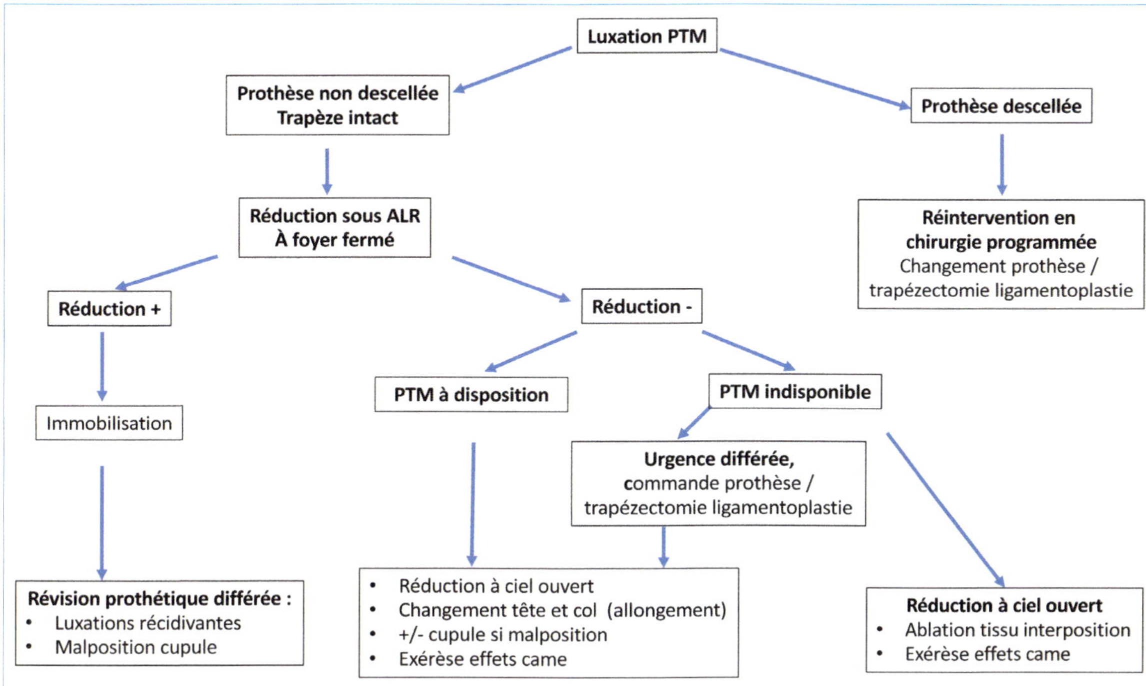

Figure 2 : Algorithme de prise en charge d'une luxation de PTM.

- L'existence d'une interposition
- La facilité de la réduction
- La stabilité ou l'instabilité, dans quelle position, et avec quel degré de piston
- La position de la cupule dans le trapèze
- Le degré d'usure de l'insert en PE
- L'évaluation du type et de la longueur du col modulaire
- L'éventuelle métallose.

Pour les prothèses à simple mobilité, le changement simple de col avec allongement est indiqué si la cupule est bien orientée, l'insert en PE non usé et l'allongement possible (pour autant que la plus grande longueur de le col n'ait pas été déjà utilisée). Tout effet came devra être corrigé.

Pour certaines prothèses à simple mobilité (Maïa, groupe Lepine), en cas d'usure du PE, la décoaptation et le changement isolé de l'insert en PE avec conservation d'une cupule non descellée est possible, à condition qu'elle soit bien orientée.

Pour les prothèses à double mobilité, si l'insert en PE est usé mais que la cupule est intacte (poli miroir intérieur non altéré), bien orientée et bien scellée, le changement simple du col avec adaptation éventuelle de sa longueur sera indiqué.

Un changement d'une cupule non descellée est nécessaire en cas de malposition ou d'altération du poli miroir intérieur de la cupule. La technique est décrite plus loin dans le chapitre. Si le type de PTM le permet, l'utilisation d'un col à double mobilité a notre préférence.

- Si les implants et l'ancillaire ne sont pas disponibles, selon l'état douloureux et le contexte du patient, la reprise chirurgicale comportera :

- Soit une réduction à ciel ouvert dans le contexte de l'urgence avec ablation des tissus d'interposition et résection des effets came, le patient étant informé de la nécessité d'une reprise chirurgicale secondaire avec les implants adaptés.
- Soit de façon différée après commandes des implants, on procèdera à une reprise avec changement d'implant (col +/- cupule).

En cas de descellement de la cupule, l'intervention, détaillée plus loin, se fera en chirurgie programmée dans un délai court. Le remplacement d'implants ou la trapézectomie ligamentoplastie seront les alternatives.

Descellement trapézien

Incidences et étiologies

La deuxième complication majeure la plus fréquemment observée est le descellement de l'implant trapézien *(Fig. 3)*. Les taux de descellement des cupules non cimentées impactées sont de l'ordre de 3 à 5 %, pour des recul de 6 à 10 ans [1, 5, 7, 10]. Ce taux de descellement est bien inférieur à celui des prothèses avec cupules cimentées qui dépassait les 20 % [14, 15].

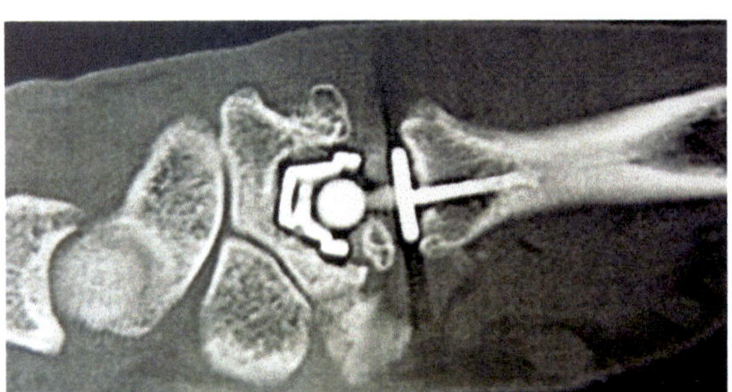

Figure 3 : Descellement d'implant trapézien d'une prothèse Roseland®

Il peut s'agir d'une absence ou d'une perte de l'ostéo-intégration aboutissant à une mobilisation de la cupule dont Les causes potentielles sont :

- Un problème technique peropératoire de préparation du trapèze comme par exemple, une brûlure osseuse suite à l'utilisation d'une fraise sur moteur à trop grande vitesse
- Une fracture peropératoire du trapèze.
- Une reprise trop précoce d'activités manuelles avec hypersollicitation.
- Ou plus classiquement d'un descellement aseptique à moyen ou long terme par usure du couple de friction métal-PE avec débris d'usure du PE entrainant une réaction granulomateuse inflammatoire qui provoque une lyse progressive au niveau de l'interface cupule-trapèze.

Le descellement de l'implant métacarpien non cimenté est très rare. Un liseré discontinu ou des lignes radio-transparentes péri-prothétiques ne sont pas fréquents. Ils semblent stables dans le temps et ne sont pas prédictifs d'une défaillance de l'implant [1, 5].

Bilan

Le bilan clinique détermine :

- La présence ou absence de symptômes. En effet, un descellement radiologique de l'implant trapézien peut être asymptomatique de façon prolongée.
- La date de la chirurgie initiale, le type de prothèse, la voie d'abord
- Les circonstances du début des symptômes ou du diagnostic de descellement : traumatisme, travaux de force…
- Les antécédents éventuels de luxation
- Le contexte général

Le bilan d'imagerie comporte des radiographies en incidence de face et de profil de Kapandji et des clichés du poignet avec analyse des points suivants :

- Les signes de descellement : liseré continu ou discontinu et localisation
- La position de la cupule trapézienne et sa migration ou sa bascule éventuelle
- L'état du trapèze : ostéolyse, fracture
- La subluxation ou luxation de la PTM
- L'état de l'articulation STT

Un examen tomodensitométrique peut être utile pour évaluer le stock osseux trapézien. Une scintigraphie osseuse au TC99m peut aider au diagnostic en phase précoce de descellement.

Prise en charge thérapeutique

En fonction des différentes situations les solutions à adopter sont reprises dans un arbre décisionnel *(Fig. 4)*.

Une planification préopératoire est nécessaire de façon à informer le patient des possibilités thérapeutiques, des risques de complications peropératoires, notamment de fracture pouvant nécessiter un changement de stratégie. Il faut, en particulier, évoquer le risque de conversion d'un remplacement prothétique en trapézectomie avec ou sans ligamentoplastie en fonction des constatations peropératoires.

Le caractère disponible ou non (arrêt de commercialisation) de la PTM est important étant donné le nombre de PTM mises sur le marché qui n'existent plus aujourd'hui.

Le caractère modulaire de la PTM descellée est un élément important car il permet le plus souvent de conserver la tige métacarpienne tout en facilitant l'exposition trapézienne après ablation de la tête et du col.

Fractures

Une fracture du 1er métacarpien peut survenir lors de sa préparation avec les râpes. Nous l'avons observée dans 1,6% des cas sur 340 PTM. Il s'agit

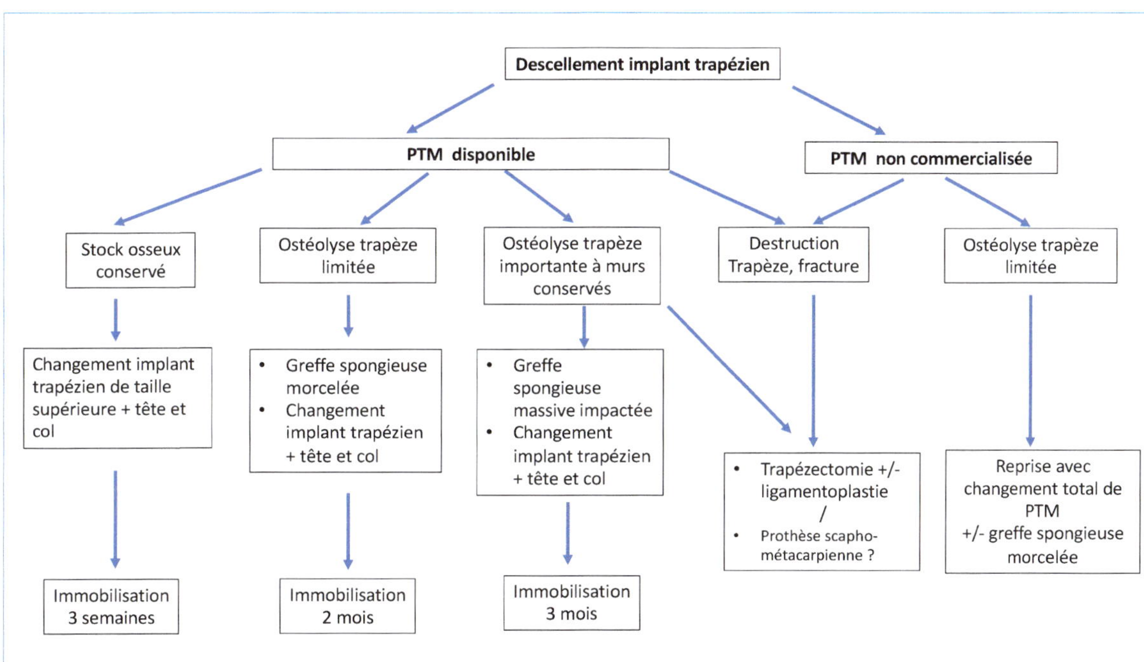

Figure 4 : Algorithme de prise en charge d'un descellement d'implant trapézien de PTM.

le plus souvent d'une fissure longitudinale dorsale qui peut être favorisée par un terrain ostéoporotique. L'impaction des râpes doit donc être faite avec progressivité et précaution. Il n'est pas nécessaire de rechercher le remplissage de la cavité médullaire par la tige métacarpienne dès lors que la stabilité rotatoire en os spongieux est jugée bonne et que l'implant ne s'enfonce pas sous le niveau du plan de coupe. Un contact cortical proximal ne doit pas être recherché. En cas de fracture longitudinale du métacarpien le traitement le plus simple est un cerclage au fil d'acier *(Fig. 5)* ou une ostéo-suture après serrage par un davier. Dans notre expérience la fracture longitudinale du métacarpien n'a pas eu d'incidence sur la durée d'immobilisation postopératoire ni sur le résultat de la PTM. Aucun cerclage n'a dû être enlevé.

La fracture du trapèze est relativement rare dans la littérature. Nous n'en avons pas observé dans notre série. Semere *et al* [19] retrouve 9% de fracture majoritairement non traumatiques du trapèze avec la prothèse Roseland®. Ce taux élevé pourrait être dû à l'encombrement de l'implant trapézien et à sa forme tronconique. D'autres séries montrent des taux de fracture trapézienne de 0 à 3% pour les cupules hémisphériques [1, 5, 10].

La fracture peropératoire du trapèze peut survenir au cours de la préparation ou lors de l'impaction de la cupule définitive. Un fraisage décentré avec amincissement d'une paroi trapézienne peut la provoquer surtout dans le cadre d'une ostéoporose. Le bon centrage de la préparation du trapèze, qui doit être fait avec progressivité et précaution, est indispensable. Une fracture du trapèze peut remettre en question la mise en place de l'implant trapézien et nécessiter une conversion peropératoire en trapézectomie-ligamentoplastiedont le résultat risque d'être modeste ou médiocre en raison de la résection proximale du 1er métacarpien et du risque de collapsus trapézien.

Une fracture tardive peut être observée en cas de traumatisme (2 cas dans notre série de 340 PTM) pouvant justifier d'un traitement orthopédique si elle ne s'accompagne pas d'un descellement qui nécessiterait un changement de cupule avec greffe osseuse. Une fracture tardive peut aussi être en rapport avec un déscellement trapézien avec granulomatose inflammatoire sur réaction à corps étranger (PE).

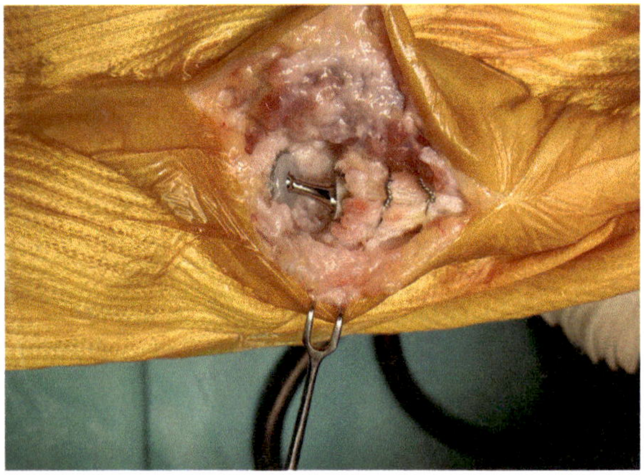

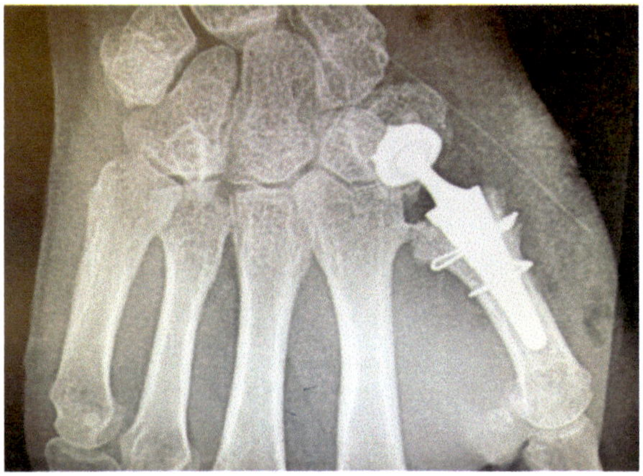

Figure 5 : Cerclage du métacarpien pour fracture diaphysaire longitudinale.

Ossifications périarticulaires

Dans notre série de 340 prothèses nous avons retrouvé 6 cas d'ossifications péri prothétiques sur le versant médial trapézien (3,6%), avec un délai médian d'apparition de 59,7 mois [7]. La plupart du temps elles sont minimes et asymptomatiques. Ces ossifications peuvent occasionner une raideur trapézo-métacarpienne avec douleurs voire une pseudo-arthrodèse *(Fig. 6)*. Une décision de reprise chirurgicale avec exérèse, arthrolyse et changement partiel d'implant va dépendre du degré de gêne.

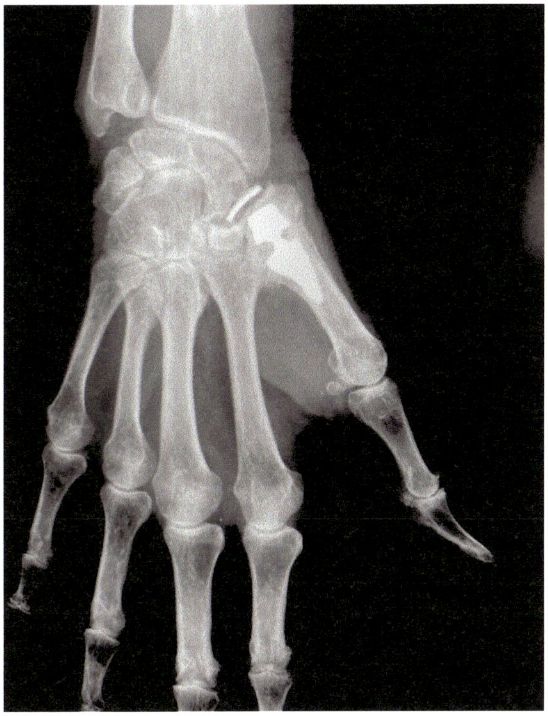

Figure 6 : Ossification ankylosante péri-prothétique. A noter un implant en pyrocarbone au niveau STT.

Techniques d'ablation et réimplantation d'une nouvelle cupule

L'ablation se fait en différentes étapes :

- On peut utiliser la voie d'abord initiale ou changer de voie d'abord. Si l'on doit également enlever la tige métacarpienne, la voie d'abord antérieure est techniquement plus aisée.
- Repérage de l'artère radiale qui est protégée. Le repérage des branches du nerf radial est généralement impossible dans le tissu cicatriciel.
- Repérage, libération du tendon abductor pollicis longus +/- désinsertion métacarpienne en sous périosté
- Arthrotomie et exérèse de la fibrose péri-prothétique
- Luxation de la tête prothétique
- Ablation de la tête et du col
- Exposition de la surface distale trapèze et du rebord de l'implant trapézien avec résection marginale économique à la pince gouge des rebords osseux débordants
- Si la cupule est descellée, l'exérèse se fait sans réelle difficulté. Dans le cas contraire il faudra réaliser un :
  - Déscellement de la cupule avec un bistouri lame 11. La lame de 11 est poussée avec des mouvements d'oscillation à l'interface cupule-os. On progresse avec précaution tout autour de la cupule en essayant d'incliner la lame pour suivre la forme de la cupule en profondeur *(Fig. 7 a et b)*.
  - Ablation de la cupule avec un petit ostéotome en prenant appui sur le bord le plus découvert. La cupule doit venir facilement. Le risque est de fracturer une partie du trapèze. En cas de résistance il faut reprendre le travail au bistouri lame 11, voire avec une broche de 1 mm montée sur moteur à vitesse lente.
  - Inspection du trapèze et exérèse d'éventuels excroissances osseuses pouvant générer un effet came.

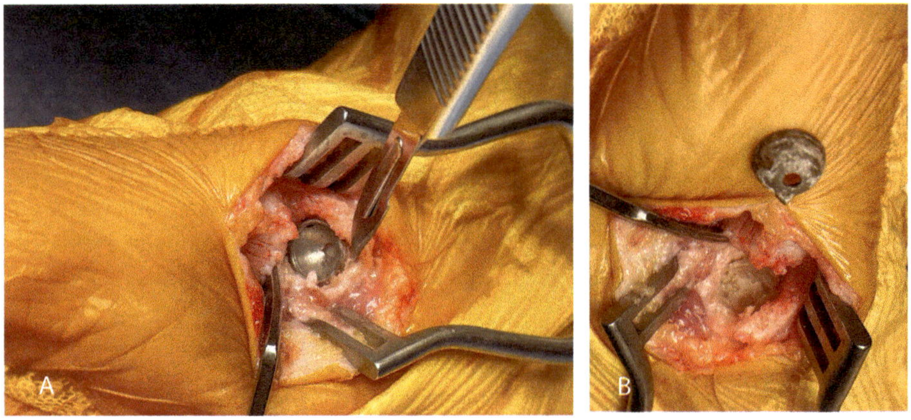

Figure 7 : Technique d'ablation de PTM non descellée. A : Descellement de la cupule avec un bistouri lame 11, B : Cupule enlevée et analyse du stock osseux trapézien

- Fraisage modéré en profondeur et en périphérie avec une fraise de taille plus grande que celle de la cupule enlevée (le plus souvent taille 10 après ablation d'une cupule de taille 9). Tout le tissu d'interposition cicatriciel inflammatoire doit être enlevé, et on doit se trouver en os apparent dans toute la cavité trapézienne. Rinçage abondant pour enlever les débris d'usure microscopiques de PE et les débris osseux.
- Comblement par des greffons spongieux autologues en cas de défect (zone de prélèvement au niveau du radius distal)
- Implantation de la cupule d'essai et évaluation de sa stabilité avec tête et col prothétiques adaptés
- Implantation de la nouvelle cupule avec col à simple ou double mobilité adapté et évaluation de sa stabilité et de son orientation

Cas particulier des implants trapéziens descellés

La procédure d'exérèse est identique à celle décrite ci-dessus avec une attention particulière à l'état de la cavité trapézienne après exérèse de la cupule.

- En cas de stock osseux conservé la suite de la procédure reste identique *(Fig. 8)*.
- En cas d'ostéolyse limitée du trapèze *(Fig. 9 a)* :
  - Curetage avec précaution des zones de défect.
  - Fraisage manuel (le moteur est proscrit) modéré en profondeur et en périphérie avec fraise de taille plus grande que la cupule enlevée.
  - Comblement des zones de défect (fond, zone antérieure…) par des greffons spongieux autologues prélevés dans l'épiphyse distale du radius *(Fig. 9 b et c)*.
- En cas d'ostéolyse importante avec murs du trapèze conservés :
  - Si la qualité osseuse est correcte après curetage méticuleux de la cavité trapézienne, un greffon structurel cortico-spongieux iliaque pourra être prélevé puis taillé aux dimensions du défect cavitaire. Le greffon est alors impacté par son versant spongieux. Le versant cortical tangent à la surface trapézienne est préparé pour recevoir une cupule prothétique *(Fig. 10)*. La cupule trapézienne sera alors impactée dans le greffon. Il s'agit d'une technique rarement utilisée et délicate. Un deuxième site opératoire iliaque est nécessaire. L'immobilisation post-opératoire recommandée est de 3 mois. Il n'y a pas de série publiée.

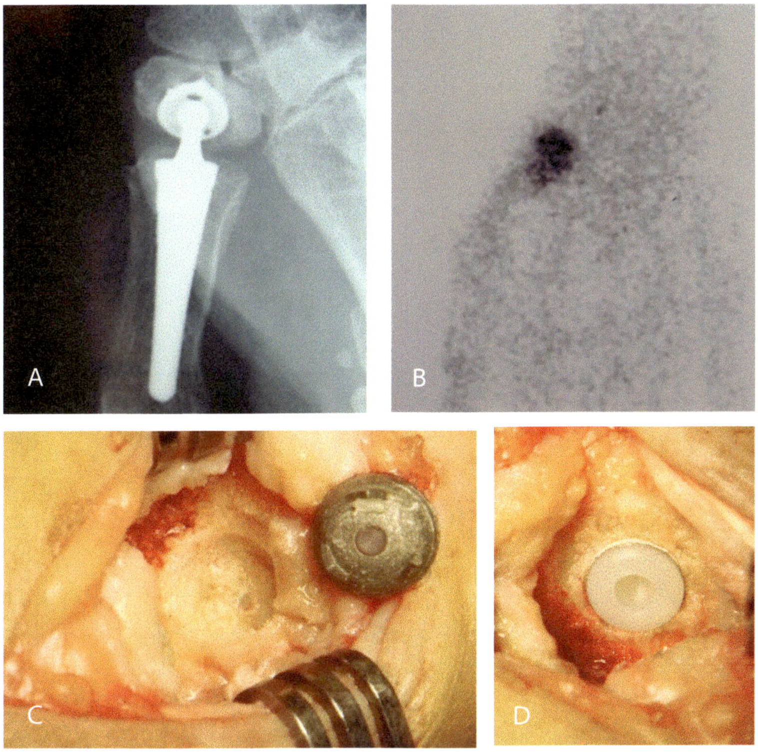

Figure 8 : A et B : Descellement radiographique et scintigraphique d'une cupule trapézienne sans ostéolyse. C : Aspect peropératoire après ablation de la cupule. D : Révision unipolaire par cupule de taille supérieure (la tige métacarpienne n'a pas été remplacée).

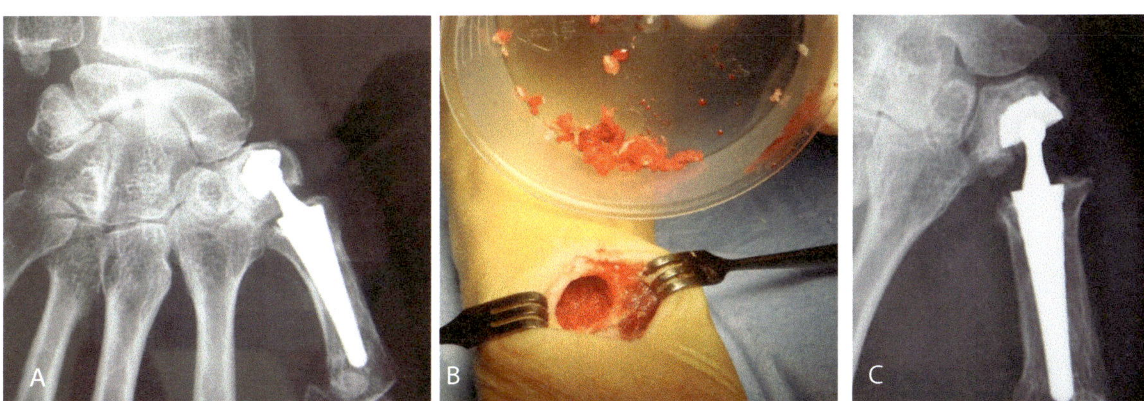

Figure 9 : A : Descellement de cupule avec ostéolyse limitée. B : Reconstruction par greffe spongieuse prélevée sur le radis distal et nouvelle cupule trapézienne. C : Consolidation radiographique.

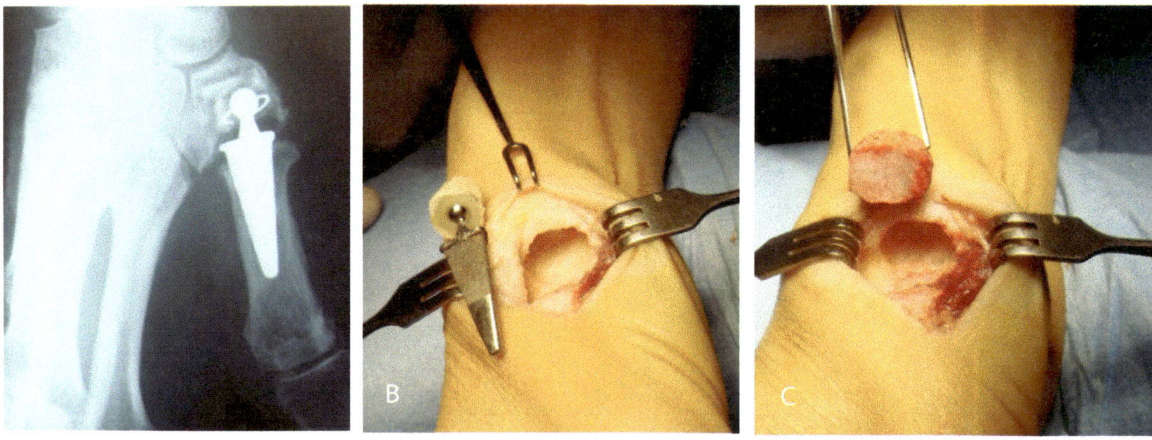

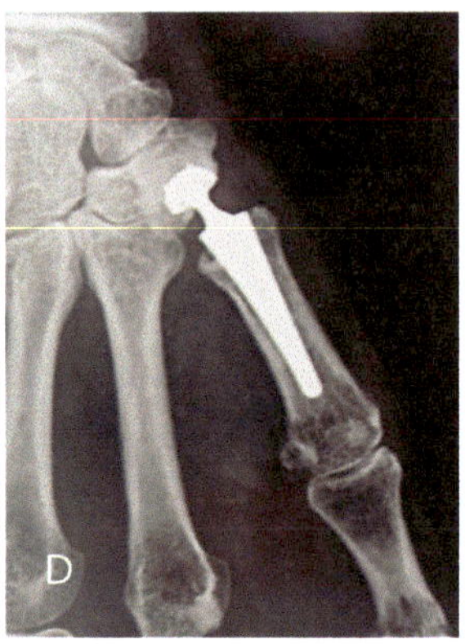

Figure 10 : A : Descellement de cupule avec ostéolyse majeure. B : explantation de la prothèse ISIS à cupule en PE cimentée. C : Reconstruction par greffe cortico-spongieuse iliaque et nouvelle cupule trapézienne. D : Consolidation radiographique.

- Si la qualité osseuse est dégradée l'option de secours pourrait être une trapézectomie avec ou sans ligamentoplastie. Une tige métacarpienne modulaire non débordante peut être laissée en place. Dans le cas contraire la tige est enlevée.

• En cas de destruction étendue du trapèze avec fracture d'un mur trapézien souvent accompagnée d'une ostéolyse importante et de métallose on pourra pratiquer :

- Une trapézectomie avec ou sans ligamentoplastie *(Fig. 11)*. Une tige métacarpienne modulaire non débordante pourra être laissée en place. La ligamentoplastie est utile dans les reprises précoces les premières années. Dans les reprises tardives

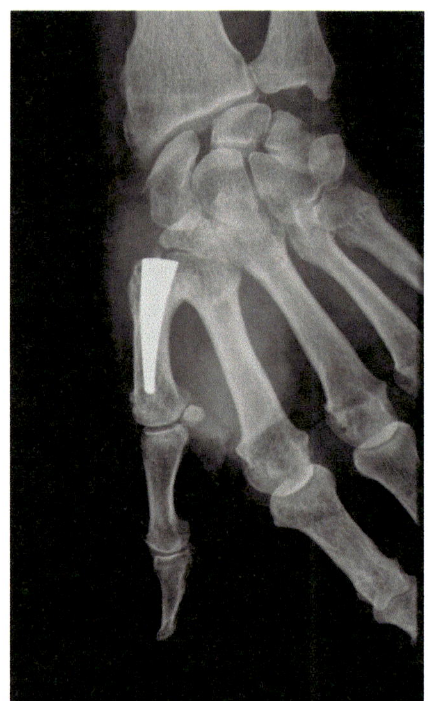

Figure 11 : Reprise de PTM par trapézectomie ligamentoplastie avec conservation de l'implant métacarpien

il est fréquent de constater la présence d'une « coque » périarticulaire jouant un rôle de stabilisateur.

- Une conversion en prothèse scapho-métacarpienne. Cette option comporte une trapézectomie et la mise en place de la cupule au niveau du pôle distal du scaphoïde. Ces indications et la technique chirurgicales sont détaillée dans le chapitre dédié à ce sujet (chapitre 17).

Technique d'extraction d'une tige métacarpienne de PTM non descellée et implantation d'une nouvelle tige

L'ablation de l'implant métacarpien non descellé est justifiée lorsque le modèle de prothèse implantée n'est plus disponible ou bien si l'on souhaite convertir en prothèse à double mobilité une PTM qui n'en offre pas la possibilité (par exemple en cas d'hyperlaxité).

En cas de géodes para-prothétiques, dans le cadre d'une granulomatose inflammatoire (débris de PE) nous recommandons le curetage + greffes de ces géodes, même si elles sont de dimension réduite, pour mettre fin au processus inflammatoire.

L'ablation isolée de l'implant métacarpien est donc exceptionnelle. L'ablation de la cupule est habituellement associée. Le col prothétique est systématiquement remplacé et adapté au niveau de sa taille. Les différents temps comportent *(Fig. 12)* :

- L'ablation du col et de la tête prothétiques
- L'exposition de la surface proximale du 1er métacarpien et du rebord de l'implant avec résection marginale économique à la pince gouge des rebords osseux débordants
- L'initiation du descellement de la tige avec un bistouri lame 11. La lame de 11 est poussée avec des mouvements d'oscillation à l'interface tige-os. On progresse avec précaution tout autour de l'implant en essayant d'incliner la lame pour suivre la forme de l'implant en profondeur.
- Tentative d'ablation de la tige avec le porte tige vissé, l'aide maintenant le pouce fermement. Il faut taper patiemment sur le porte-tige alternativement dans le sens de l'impaction puis de l'extraction dans l'espoir de rompre les ponts d'union entre l'os endocanalaire et le revêtement ostéo-inducteur de l'implant. Après une minute de frappes alternées la tige peut généralement s'extraire.
- En cas d'échec de cette technique on peut passer avec une fine broche montée sur moteur entre la tige et le métacarpien ce qui permet souvent d'enlever la tige sans devoir pratiquer d'ostéotomie métacarpienne.
- Si l'ablation de la tige reste impossible il faut opter pour la réalisation de la voie trans-métacarpienne avec ostéotomie longitudinale du métacarpien.
    - Désinsertion des muscles thénariens le long du tracé de l'ostéotomie longitudinale. La longueur de l'ostéotomie dépend de la longueur de la tige prothétique. Les 2/3 suffisent généralement.
    - Ostéotomie longitudinale à la scie oscillante fine à vitesse lente et avec irrigation de sérum jusqu'au contact avec la tige prothétique.
    - Mise en place en attente d'un ou deux fils d'acier de taille 2 autour du 1er métacarpien, un au moins en proximal, l'autre plus distal.
    - Écartement avec précaution et de façon limitée des bords de l'ostéotomie avec un petit ostéotome grâce à de légers mouvements d'oscillation.
    - Nouvelle tentative d'extraction avec le porte-tige vissé. Si cela n'est pas toujours pas possible vérification du caractère complet de l'ostéotomie jusqu'à la tige, nouvel

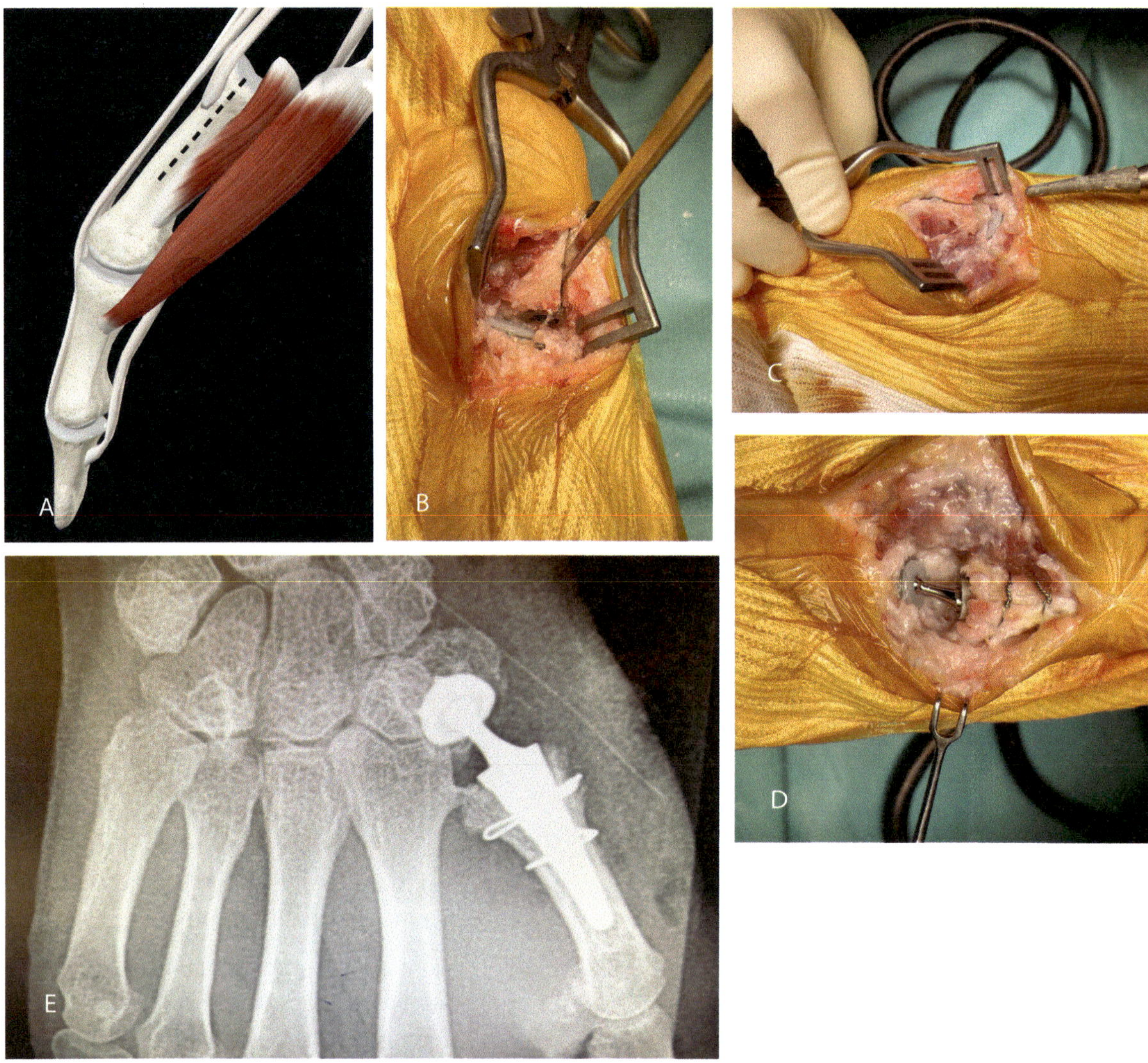

Figure 12 : A : Tracé de l'ostéotomie longitudinale de métacarpien par scie oscillante. B : Écartement avec précaution et de façon limitée des bords de l'ostéotomie avec un petit ostéotome grâce à de légers mouvements d'oscillation. C : Extraction de la tige métacarpienne. D : Vue après mise en place des implants définitifs et ostéosynthèse par laçage au fil d'acier du métacarpien. E : Contrôle radiographique post-opératoire.

écartement des berges à l'ostéotome et éventuellement allongement de l'ostéotomie.

- Extraction de la tige.
- Mise en place d'un davier métacarpien pour rapprocher les berges de l'ostéotomie et ostéosynthèse du métacarpien par laçage avec le ou les deux fils d'acier.

• Préparation du métacarpien avec les râpes de la nouvelle prothèse en cherchant un remplissage presque complet, sans contact cortical.
• Mise en place de greffons d'os spongieux.
• Mise en place et évaluation de la tige d'essai.
• Mise en place et évaluation de la tige définitive.

- Essai et mise en place de la tête et du col modulaire à simple ou double mobilité.
- Test de la PTM
- Fermeture sur drainage et immobilisation.

Résultats

Reprises de prothèses avec remplacement d'implants

Ledoux a revu 32 reprises de PTM avec un recul moyen de 40 mois [16]. Dans 29 cas, l'implant a été remplacé et dans 3 cas, une trapézectomie a été nécessaire. Vingt-et-un patients n'ont pas rapporté de douleurs. Une perte de rétropulsion du pouce a été observée dans 12 cas, mais tous les patients pouvaient poser la main à plat sur une surface plane. La force moyenne (key pinch) était de 4,5 kg du côté opéré et de 5,2 kg du côté controlatéral. Il n'y a pas de précision sur le suivi radiographique.

Reprises de PTM par trapézectomie ligamentoplastie

Nous avions analysé les résultats de 12 trapézectomies avec interposition tendineuse et ligamentoplastie (TITL) réalisées après échec d'une prothèse trapézo-métacarpienne [7]. La durée de vie moyenne des PTM était de 41,5 mois (5-158). Les reprises étaient justifiées par un descellement trapézien (8 cas dont une fracture du trapèze) ou une instabilité intra-prothétique (4 cas). Les patients ont été revus en moyenne 31 mois (6-58) après la reprise. Le niveau de douleur moyen était de 2 (0-3). En termes de satisfaction globale, 6 patients étaient très satisfaits de l'intervention, 5 étaient satisfaits et 1 était insatisfait. Il n'a pas été constaté de collapsus trapézien. Ceci est probablement lié à la pseudo-capsule fibro-cicatricielle périarticulaire jouant un rôle de spacer. Le rapport moyen de Barron et Eaton [18] était en effet de 0,58 avant la première intervention chirurgicale, de 0,57 après la PTM et de 0,63 après la trapézectomie avec LRTI. Le fait marquant de cette étude est que les résultats de ces trapézectomies ligamentoplasties de reprise après PTM sont superposables à ceux des trapézectomies de première intention. Ces résultats rejoignent ceux de Kaszap *et al.* [17], d'Apard et Saint Cast [3] et de Cerlier *et al* [18]. Par contre Anthonissen et De Smet dans une série de 14 patients revus cliniquement sans contrôle radiographique avec 6 ans de recul en moyenne n'ont obtenu que 8 résultats satisfaisants [20].

Reprise de PTM par implant en pyrocarbone

Lavignac *et al* ont analysés rétrospectivement une reprise chirurgicale de PTM chez 28 patients âgés en moyenne de 63,5 ans avec un délai moyen de révision de 6,1 ans après l'arthroplastie initiale [21]. La reprise a consisté, après exérèse de la prothèse existante, à reconstruire le trapèze avec une greffe osseuse et à mettre en place l'implant CMI en pyrocarbone (Tornier Wright-Medical, Montbonnot, France). Après cette intervention et avec un recul moyen de 7,5 ans, aucune nouvelle révision chirurgicale n'a été nécessaire. Le VAS moyen était de 1,1 et le QuickDASH moyen de 13. Vingt-cinq patients (89 %) étaient satisfaits du résultat. Le score de Kapandji s'est significativement amélioré, passant de 7,5 à 9,5 en moyenne. La force de préhension s'est améliorée de manière significative, passant de 16,7 kg à 21,5 kg en moyenne. La valeur moyenne postopératoire du key-pinch était de 93 % du key-pinch controlatéral. Il n'y a pas eu de luxation d'implant identifié sur les radiographies de contrôle. Par contre il y a eu une indentation par remodelage osseux du trapèze en miroir de la courbure de l'implant en pyrocarbone, qui a été bien toléré par les patients à moyen terme. Pour ces auteurs, la révision d'une prothèse trapézo-métacarpienne par la mise en place d'un implant en pyrocarbone CMI associée à une reconstruction du trapèze semble être une bonne alternative à la trapézectomie plus couramment utilisée.

Conclusion

Les complications des prothèses trapézo-métacarpiennes sont peu fréquentes et les techniques de révisions prothétiques ont pour objectif, si possible, le changement partiel ou total grâce à la modularité des implants. La trapézectomie ligamentoplastie représente une technique de reprise ultime aux résultats proches des trapézectomies ligamentoplasties de première intention. La bonne connaissance des complications potentielles des PTM, de leur prévention et de leur traitement est essentielle pour celles et ceux qui optent pour la réalisation d'une PTM chez des patients rhizarthrosiques.

Références

[1] Toffoli A, Teissier J. MAIA Trapeziometacarpal Joint Arthroplasty: Clinical and Radiological Outcomes of 80 Patients With More than 6 Years of Follow-Up. *J Hand Surg Am.* 2017;42(10):838 e1- e8.

[2] Andrzejewski A, Ledoux P. Maia® trapeziometacarpal joint arthroplasty: Survival and clinical outcomes at 5 years' follow-up. *Hand Surg Rehabil.* 2019;38(3):169-73.

[3] Apard T, Saint-Cast Y. Resultats a plus de cinq ans du traitement de la rhizarthrose par la prothese Arpe. *Chir Main.* 2007;26(2):88-94.

[4] Dumartinet-Gibaud R, Bigorre N, Raimbeau G, Jeudy J, Saint Cast Y. Arpe total joint arthroplasty for trapeziometacarpal osteoarthritis: 80 thumbs in 63 patients with a minimum of 10 years follow-up. *J Hand Surg Eur Vol.* 2020;45(5):465-9.

[5] Martin-Ferrero M, Simon-Perez C, Coco-Martin MB, Vega-Castrillo A, Aguado-Hernandez H, Mayo-Iscar A. Trapeziometacarpal total joint arthroplasty for osteoarthritis: 199 patients with a minimum of 10 years follow-up. *J Hand Surg Eur Vol.* 2020;45(5):443-51.

[6] Tchurukdichian A, Guillier D, Moris V, See LA, Macheboeuf Y. Results of 110 IVORY(R) prostheses for trapeziometacarpal osteoarthritis with a minimum follow-up of 10 years. *J Hand Surg Eur Vol.* 2020;45(5):458-64.

[7] Chiche L, Chammas PE, Vial D'Allais P, Lazerges C, Coulet B, Chammas M. Long-term survival analysis of 191 MAIA(R) prostheses for trapeziometacarpal arthritis. *J Hand Surg Eur Vol.* 2023;48(2):101-7.

[8] De Smet A, Vanhove W, Benis S, Verstraete M, Hollevoet N. Ten-year outcomes of the Arpe prosthesis for the treatment of osteoarthritis of the trapeziometacarpal joint. *Acta Orthop Belg.* 2020;86(1):131-6.

[9] Bricout M, Rezzouk J. Complications and failures of the trapeziometacarpal Maia® prosthesis: A series of 156 cases. *Hand Surg Rehabil.* 2016;35(3):190-8.

[10] Brauns A, Caekebeke P, Duerinckx J. The effect of cup orientation on stability of trapeziometacarpal total joint arthroplasty: a biomechanical cadaver study. *J Hand Surg Eur Vol.* 2019;44(7):708-13.

[11] Falkner F, Tumkaya AM, Thomas B, Panzram B, Bickert B, Harhaus L. Dual mobility prosthesis for trapeziometacarpal osteoarthritis: results from a prospective study of 55 prostheses. *J Hand Surg Eur Vol.* 2023;48(6):566-74.

[12] Lussiez B, Falaise C, Ledoux P. Dual mobility trapeziometacarpal prosthesis: a prospective study of 107 cases with a follow-up of more than 3 years. *J Hand Surg Eur Vol.* 2021;46(9):961-7.

[13] Gonzalez-Espino P, Pottier M, Detrembleur C, Goffin D. Touch double mobility arthroplasty for trapeziometacarpal osteoarthritis: outcomes for 92 prostheses. *Hand Surgery Rehabil* 2021; 40: 760-764.

[14] Van Cappelle HG, Elzenga P, van Horn JR. Long-term results and loosening analysis of de la Caffiniere replacements of the trapeziometacarpal joint. *J Hand Surg Am.* 1999;24(3):476-82.

[15] Johnston P, Getgood A, Larson D, Chojnowski AJ, Chakrabarti AJ, Chapman PG. De la Caffiniere thumb trapeziometacarpal joint arthroplasty: 16-26 year follow-up. *J Hand Surg Eur Vol.* 2012;37(7):621-4.

[16] Ledoux P. Revision procedures after trapeziometacarpal surgery. *Hand Surg Rehabil.* 2021;40S:S143-S50.

[17] Kaszap B, Daecke W, Jung M. Outcome comparison of primary trapeziectomy versus secondary trapeziectomy following failed total trapeziometacarpal joint replacement. *J Hand Surg Am.* 2013;38(5):863-71 e3.

[18] Cerlier A, Guinard D, Gay AM, Legre R. Outcomes of secondary trapeziectomy after revision of trapeziometacarpal implants: a retrospective comparative matched study. *J Hand Surg Eur Vol.* 2021;46(10):1096-100.

[19] Semere A, Vuillerme N, Corcella D, Forli A, Moutet F. Results with the Roseland((R)) HAC trapeziometacarpal prosthesis after more than 10 years. *Chir Main.* 2015;34(2):59-66.

[20] Anthonissen L, Van Eynde E, Van Nuffel M, De Smet L. Functional outcome of ligament reconstruction with tendon interposition after failed first carpometacarpal joint prosthesis. *Acta Orthop Belg.* 2021;87(1):137-42

[21] Lavignac P, Legallois Y, Meynard P, Lacroix PM, Abi-Chahla ML, Bovet JL. Revision of failed trapeziometacarpal prothesis by CMI pyrocarbon implant: Retrospective study of 28 patients with a mean follow-up of 7.5 years. *Orthop Traumatol Surg Res.* 2021;107(5):102984.

17

Prothèses scapho-métacarpiennes dans les révisions de prothèses pour rhizarthrose

Jacques Teissier, Benjamin Degeorges, Adriano Toffoli

Comme après toute arthroplastie prothétique (hanche, genou ou épaule), les prothèses trapézo-métacarpiennes peuvent connaître un échec précoce ou tardif pour luxation, fracture, descellement ou usure. Lorsque le stock osseux trapézien est suffisant un changement prothétique est généralement possible. Mais lorsque le trapèze est détruit une trapézectomie parait inéluctable. Dans cette situation, avec une base du premier métacarpien réséquée, une trapézectomie va obligatoirement entraîner un raccourcissement important avec un risque de déformation en Z de la colonne du pouce. C'est pourquoi nous avons proposé, il y a plus de 10 ans, la conservation d'une prothèse en implantant une cupule dans l'extrémité distale du scaphoïde carpien [1].

Bases biomécaniques d'une arthroplastie scapho-métacarpienne et technique chirurgicale

L'étude biomécanique de l'articulation scapho-trapézo-trapézoïdienne montre qu'elle peut être assimilée à une condylienne : avec un glissement du bloc trapézo-trapézoïdien sous le condyle distal du scaphoïde, sur le grand rayon condylien lors des mouvements d'inclinaison radiale et ulnaire et sur le petit rayon condylien lors des mouvements de flexion extension du poignet.

Inversement et en vision 3D, le déplacement « en sonnette » de l'extrémité distale du scaphoïde sur ce bloc trapézo-trapézoïdien s'effectue selon un axe transversal oblique parallèle à l'interligne STT, avec une rotation en flexion-ulnaire d'une part et en extension-radiale d'autre part [2].

Globalement les amplitudes de mobilité au niveau de la STT sont faibles. L'orientation du condyle de l'extrémité distale du scaphoïde d'une part et celle du socle trapézien d'autre part sont comparables puisque les interlignes STT et TM sont parallèles.

Sachant que l'angle radio-scaphoïdien se situe aux alentours de 45° tant de face que de profil, l'axe du scaphoïde correspond à l'exacte orientation de la cupule qui sera implantée à son extrémité. On rappelle que l'on conseille lors de l'implantation d'une cupule dans le trapèze d'avoir un angle de 30° en référence à l'axe du 2e métacarpien et un angle de 45° en référence à l'axe du 3e métacarpien, représentant l'axe médian de la main en continuité avec l'axe du radius.

Sur le plan technique l'abord de l'extrémité distale du scaphoïde nécessite de prolonger de 2 cm en proximal l'incision latérale classique de la voie d'abord dorsale d'une prothèse TM. Il est indispensable de repérer et de protéger l'artère radiale qui sera écartée vers en haut et en arrière. Une fois la base du scaphoïde repérée, il faut augmenter l'exposition de sa surface articulaire condylienne distale en réséquant partiellement la facette latérale du trapézoïde *(Fig. 1)*. La mise en place d'une broche-guide de 1mm dans l'axe longitudinal du scaphoïde, sous contrôle scopique, est utile pour préparer le creusement d'une cavité hémisphérique avec des fraises canulées de taille

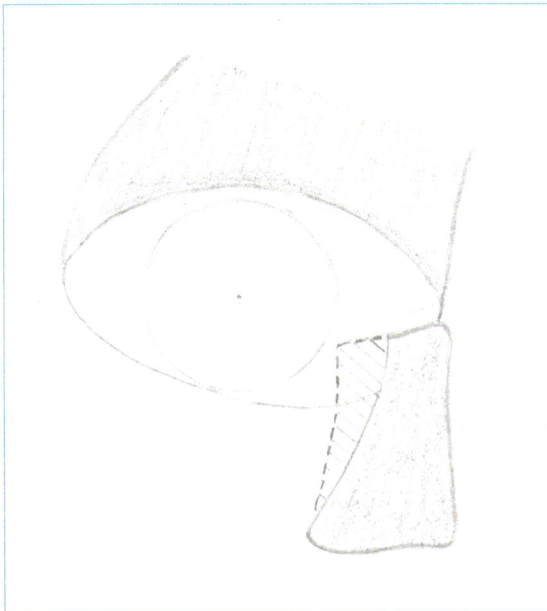

Figure 1 : Schéma du positionnement d'une cupule dans le condyle distal du scaphoïde après résection de la facette latérale du trapézoïde.

croissante (diamètres 3, 6, 8, 9). Pour accroître la stabilité prothétique on utilise actuellement des prothèses à double mobilité avec volontiers une cupule de taille 8 mm chez les femmes de petite taille. Comme pour une cupule trapézienne, la cupule scaphoïdienne sera impactée avec un angle de 45° d'antépulsion et d'abduction par rapport à l'axe de la main matérialisé par le troisième métacarpien. Il faut impérativement que le poignet soit maintenu en rectitude parfaite, tant dans le plan frontal que dans le plan sagittal pour le juste positionnement du scaphoïde. L'immobilisation post-opératoire recommandée pour assurer une bonne ostéo-intégration de la cupule est de 6 à 8 semaines.

Il faudra utiliser des cols extra-longs pour compenser la perte de hauteur de la colonne du pouce consécutive à la trapézectomie.

Notre série de prothèses scapho-métacarpiennes

Nous avons posé et suivi 13 prothèses scapho-métacarpiennes [1].

Il s'agit de patientes opérées entre 2009 et 2015 d'un âge moyen de 74 ans. Il s'est agi dans 8 cas du côté dominant.

Dans 7 cas il s'agissait d'une révision de prothèse TM et dans 6 cas d'une reprise d'échec de trapézectomie.

La prothèse utilisée a toujours été une prothèse MAÏA simple mobilité avec une cupule de taille 9. Dans 8 cas c'est un col long décalé qui a été employé et dans 5 cas c'est un col extra-long décalé (sur demande spéciale auprès de LEPINE compagnie) qui a été utilisé *(Fig. 2 et Fig. 3).*

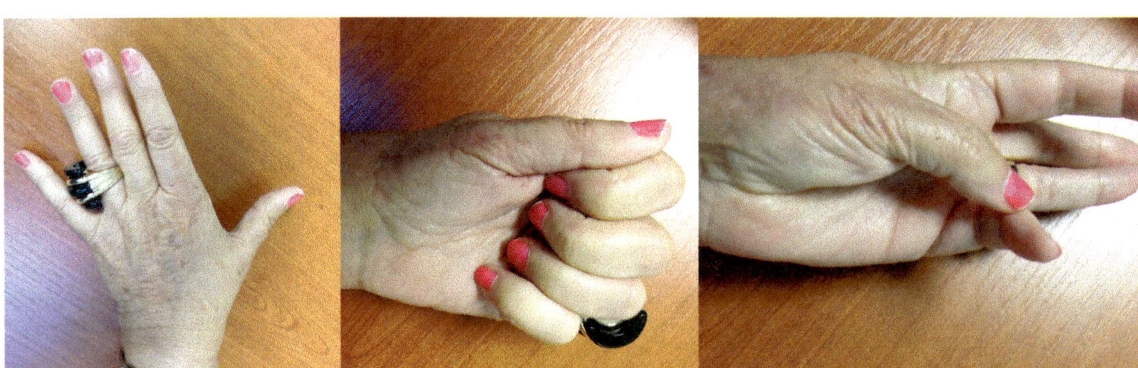

Figure 2 : Résultat clinique d'une prothèse scapho-métacarpienne pour révision d'une prothèse TMC.

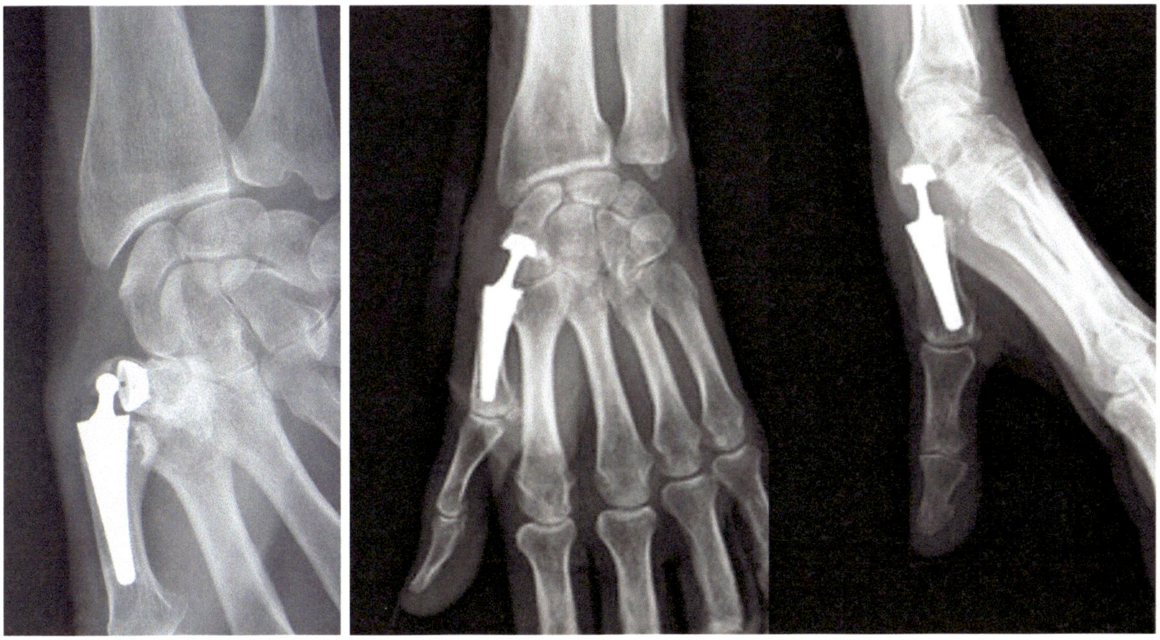

Figure 3 : Descellement de cupule avec destruction trapézienne : Révision par prothèse scapho-métacarpienne.

Au recul moyen de 5 ans, 10 patientes ont pu être évaluées, sachant que nous avions 1 décès, 1 perdu de vue et 1 échec précoce lié à l'absence d'ostéo-intégration de la cupule. L'analyse de cet échec cumule une difficulté technique de mise en place d'une cupule 9 mm dans un scaphoïde de petite taille, une immobilisation post-opératoire insuffisante de 3 semaines et une indiscipline de la patiente avec une hyper-sollicitation trop précoce.

Concernant le score de satisfaction des 10 patientes évaluées : 4 sont très satisfaites, 4 satisfaites et 2 déçues.

Les douleurs résiduelles moyennes sur l'échelle visuelle analogique (EVA) étaient de 2 / 10.

La mobilité moyenne était de 47° en abduction et de 42° en antépulsion, avec un score de Kapandji de 8 points en opposition et 2 points en rétropulsion (contre-opposition).

La mesure de force retrouvait un Pinch moyen à 2,74 kg et un Grasp à 13,4 kg.

L'analyse radiographique n'a pas retrouvé de signes de descellement de type liseré ou ostéolyse notamment au niveau de la cupule scaphoïdienne *(Fig 4 et Fig. 5)*.

L'étude de la longueur de la colonne du pouce a retrouvé un raccoucissement moyen de 2 mm entre les situations pré et post-opératoires. Dans 2 cas il existait une ossification hétérotopique périarticulaire peut-être liée à des résidus trapéziens. Dans ces 2 cas il persistait une gêne douloureuse chez les 2 patientes qui se déclaraient déçues.

Nous avons réalisé, 2 fois, une étude radioscopique visant à étudier le mouvement de ce type d'arthroplastie inhabituelle : Le poignet étant maintenu au repos en rectitude, la mobilisation active du pouce, en abduction/adduction, en antépulsion/rétropulsion, et en circumduction ne montrait pas de différence notable par rapport à

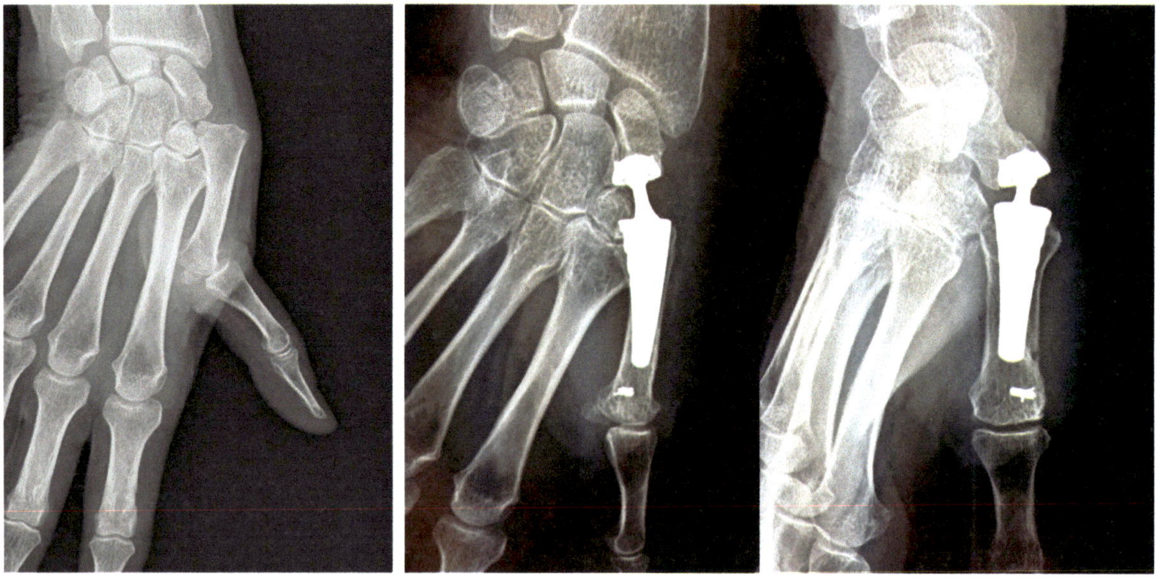

Figure 4 : Échec de trapézectomie : révision par prothèse scapho-métacarpienne.

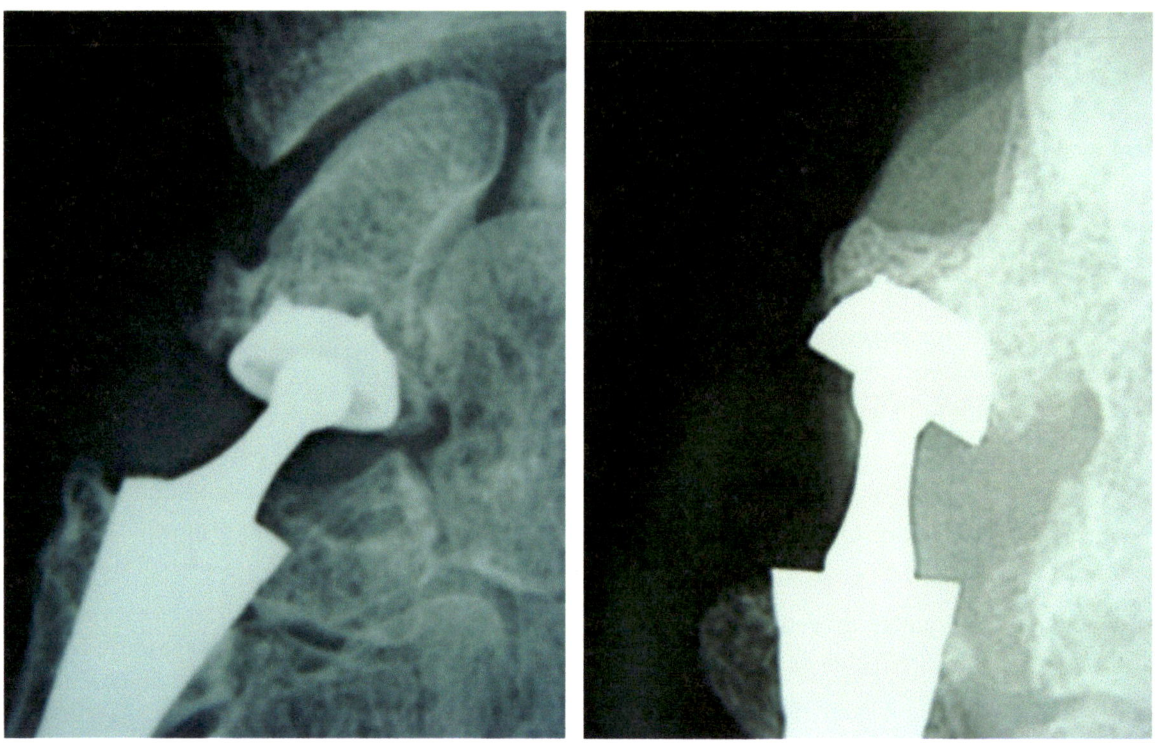

Figure 5 : Aspect radiologique à 6ans de recul d'une cupule scaphoïdienne.

la mobilisation active sous scopie d'une prothèse TMC. La mobilisation active du poignet et donc du scaphoïde montrait, outre un positionnement atypique de la cupule, un possible conflit « prothèse/ styloïde radiale » en extension et inclinaison radiale du poignet. Dans les 2 cas l'extension active du poignet était limitée à 30° et 40° probablement à cause d'un DISI préexistant.

Discussion

L'orientation relativement parallèle des interlignes STT et TM, associée à la faible mobilité du condyle scaphoïdien sur le socle trapézo-trapézoïdien, nous a permis d'envisager de poser une prothèse scapho-métacarpienne avec l'implantation d'une cupule dans l'extrémité distale du scaphoïde.

Le suivi et la revue à moyen terme d'une douzaine de patients nous a montré que cette option thérapeutique était faisable et recommandable dans les 2 principales indications suivantes :

- La révision d'une prothèse TMC lorsque le trapèze est totalement détruit. Il s'agit alors de l'alternative à une trapézectomie. En l'absence d'hyper-extension MP et de déformation en Z débutante, si la base de M1 n'est pas trop largement réséquée la trapézectomie peut être la bonne solution par sa simplicité technique. Si les conditions précitées ne sont pas présentes la trapézectomie peut s'avérer catastrophique par la déformation en Z, le raccourcissement et l'adductus de M1 qu'elle provoque. Dans ces situations la prothèse scapho-métacarpienne est préférable.
- L'échec de trapézectomie avec un conflit douloureux entre la base de M1 et le pôle distal du scaphoïde est une bonne indication de prothèse scapho-métacarpienne parce que si un implant en pyrocarbonne (CMI, PI2…) peut éviter le conflit et rallonger la colonne du pouce il ne pourra pas, en l'absence de stabilisation de la base de M1, corriger une déformation du pouce en Z.

Dans l'analyse de notre série nous avons un raccourcissement moyen de 2mm entre les situations pré et post-opératoires. Si nous avons toujours pu récupérer de la longueur dans les reprises de trapézectomie nous n'avons pas pu conserver la longueur dans les révisions de prothèses TMC parce qu'un col long est toujours insuffisant pour compenser à la fois la perte de longueur du métacarpien et perte de la hauteur du trapèze. C'est pourquoi nous avons fait usiner, spécifiquement pour cette indication, des cols extra-longs. Ces derniers, disponibles sur demande auprès de la compagnie Lépine, sont eux aussi parfois encore insuffisants en longueur. Ainsi pour éviter d'avoir une instabilité prothétique précoce nous recommandons une immobilisation post-opératoire de 6 à 8 semaines pour permettre une cicatrisation suffisante des parties molles environnantes.

Sur le plan technique, la réalisation d'une prothèse scapho-métacarpienne peut s'avérer difficile voire déroutante pour un chirurgien insuffisamment rodé à la pose de prothèses pour rhizarthrose. L'exposition de l'extrémité distale du scaphoïde, son orientation dans l'espace, surtout sur un poignet qui ne serait pas parfaitement positionné en rectitude peut poser problème. En outre la petite taille souvent qualifiée de « limite » de la base du scaphoïde peut représenter un challenge pour l'implantation de la cupule. Si dans notre série initiale nous n'avons implanté que des cup taille 9 à simple mobilité c'est qu'il n'existait pas d'autre choix avant 2015 . Depuis les prothèses à double mobilité ainsi que des cupules de 8 mm de diamètre sont apparues. Ces 2 nouveautés constituent des avantages dans les chances de succès d'une prothèse scapho-métacarpienne.

Conclusion

La prothèse scapho-métacarpienne constitue une solution de recours, fiable à moyen terme, à la fois pour la révision d'une prothèse TMC avec destruction trapézienne, mais aussi pour la reprise d'un échec de trapézectomie. Cette arthroplastie techniquement exigeante bénéficie maintenant de l'apport de cupules de petites tailles et des têtes à double mobilité. Redonner un pouce stable et fonctionnel, en corrigeant une déformation raccourcissante en Z, est un excellent service rendu à ces patientes qui autrefois pouvait être parfois considérées en échec thérapeutique définitif.

Références

[1] Teissier J. Stratégie chirurgicale pour la révision d'un échec aseptique de prothèse trapézo-métacarpienne. *Chirurgie de la main* 30, (2011) S106-S109

[2] Mauritomo H, Viegas S *et al.* The scaphotrapezio-trapezoidal joint. Part2 A kinematic study. *JHS* vol 25 is 5, 911-920,sept 2000

Résultats à long terme et futur des PTM Qu'est-ce qui fait ou fera qu'une PTM va durer 20 ans ?

Laurent Obert, Anaïs de Bie, Alexandre Buffet, Sarah Zamour, Gauthier Menu, Jean-Michel Cognet, Jean Goubau, Michel Levadoux, François Loisel

Introduction

Comme pour d'autres articulations la chirurgie de la rhizarthrose du pouce a été révolutionnée par le développement d'implant [1-3]. Cependant, contrairement aux autres sites du membre porteur ou du membre thoracique, il existe une alternative simple, reproductible et ancienne : la trapézectomie.

Au fil du temps des adjonctions (ligamentoplasties, interposition) ont tenté de diminuer, sans y parvenir vraiment, les inconvénients de cette intervention de référence : perte de force, long délai d'obtention de l'antalgie, retentissement sur la cinématique du carpe [4-7] ascension du premier métacarpien et douleurs résiduelles dans un certain nombre de cas.

Simultanément les concepteurs de prothèses ont eux aussi fait évoluer les implants pour éviter les principales complications. L'avantage des prothèses demeure la rapidité d'obtention d'un pouce indolore stable et fort : 90% des patients oublient leur pouce en 6 à 8 semaines [8-10]. Les implants qui sur le principe s' incrivent tous comme des évolutions de la prothèse de La Caffinière [1], « prothèse de hanche miniature » permettent d'obtenir un pouce stable et fort.

Cependant il n'existe que peu de travaux dont la méthodologie permette de démontrer la supériorité de la prothèse ou de la trapézectomie.

Par contre on recense 2 fois plus de complications dans les trapézectomies associées aux stabilisations par rapport aux trapézectomies seules.

A l'inverse les séries rétrospectives non comparatives de différentes prothèses, décrivant une technique et un implant, rapportent les même résultats fonctionnels.

La comparaison non randomisée entre « trapézectomie » et « prothèses » montre qu'avec des délais différents la grande majorité des patients est satisfaite et seules les complications sont différentes : en choisissant la technique (trapézectomie ou prothèse), on choisit ses complications [11-13].

La contre-indication formelle à la prothèse TMC demeure le trapèze trop petit (profondeur <6 mm) ce qui est exceptionnel. La principale complication demeure la luxation de l'implant. Le deuxième problème est le descellement dont le taux diminue avec le temps et l'amélioration des concepts : 22% dans les années 1980, 4 % dans les années 1990. Si une prothèse ne se luxait pas et si les limites du descellement pouvaient être repoussées la prothèse pourrait devenir la solution de référence.

C'est dans cet esprit que plusieurs groupes de concepteurs ont conçu des implants non cimentés, indissociables (semi contraints, qui se clipsent), dissociables à double mobilité ou non, mais empêchant la luxation et d'un volume suffisant pour recevoir un revêtement en polyéthylène plus épais pour augmenter la longévité [9].

La fracture du trapèze est exceptionnelle mais classique en per opératoire. La méconnaissance de la zone de fragilité (plutôt latérale) et l'absence de centrage lors du fraisage sont les principales causes de fractures per opératoire. L'utilisation de l'amplificateur de brillance est une aide logique en attendant des outils plus sophistiqués de planification pré et peropératoire. La stabilité trapézienne dépend du rapport entre le stock osseux et sa qualité d'une part et de l'implant et son ancillaire d'autre part. Les prothèses trapézo-métacarpiennes permettent donc de résoudre le problème d'un pouce douloureux et devenu inutilisable à cause d'un rhizarthrose, centrée ou non, associée ou non à une arthrose scaphotrapézo trapézienne en redonnant un pouce stable et fort dans la vie quotidienne. Dès que l'évaluation des patients se fera de façon hebdomadaire pendant les 3 premiers mois, la supériorité des prothèses apparaitra. Et la trapézectomie deviendra la solution de référence ... pour les reprises de prothèses que l'on ne peut pas réimplanter.

Les familles de prothèses couplées

On peut classer les prothèses couplées disponibles en trois types : les prothèses dissociables (ressemblant à une prothèse de hanche classique : prothèse de type rotule avec un couple métal polyéthylène), les prothèses dissociables à double mobilité (récemment apparues sur le marché) et les prothèses indissociables (ou semi contraintes qui se clipsent) (*Fig. 1* et *Fig. 2*)

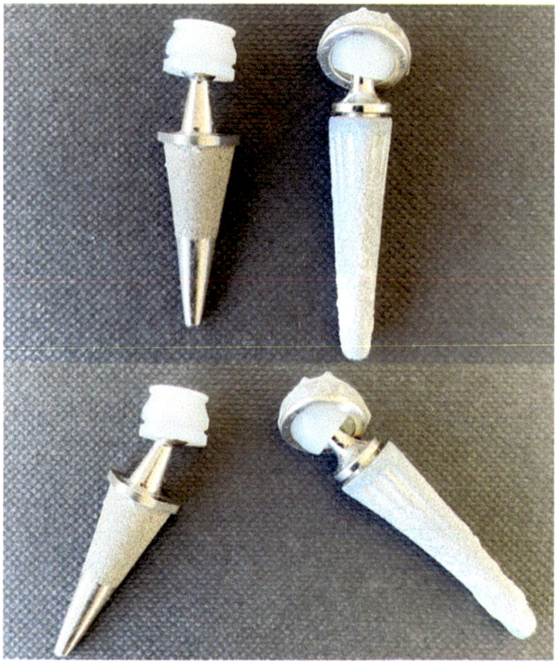

Figure 2 : Mobilité de l'implant : plus la prothèse est dissociable (à droite) plus elle a une mobilité intrinsèque importante ...qu'il n'est pas possible d'extrapoler à l'échelle du patient

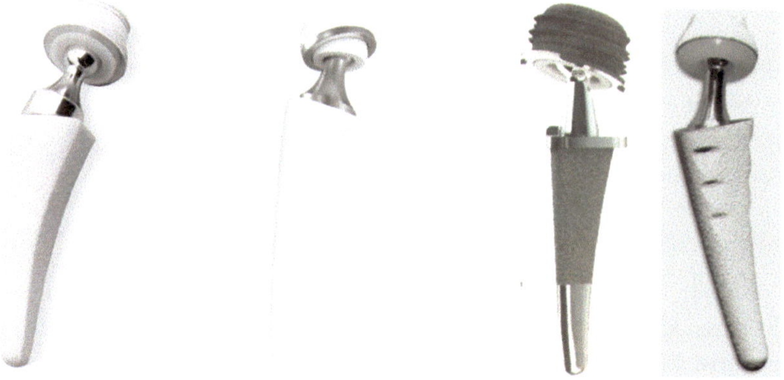

Figure 1 : Les 3 types de prothèses : un exemple de prothèse dissociable à gauche, dissociable et à double mobilité au milieu et deux types de prothèses indissociables ou semicontrainte car clipsée à droite.

Ces différents implants ont des avantages et des inconvénients mais l'évolution des concepts dans le temps a pour but d'éviter la luxation et le descellement *(Tableau 1)*.

L'analyse de la littérature permet aujourd'hui de comprendre pourquoi certains les implants ont peu à peu disparu à cause de leurs complications *(Fig. 3)*

Tableau 1 :

	Type de prothèse		
	Dissociable	Double mobilité	Indissociable
Avantages et inconvénients théoriques	luxation / descellement	Moins de luxation Moins de descellement	Pas de luxation descellement Mobilité intrinsèque moindre
Coupe métacarpienne théorique	Minime à l'aplomb du bec palmaire 3-4 mm	Minime à l'aplomb du bec palmaire ou un peu plus importante	Plus importante > 5mm sans conséquence 7-8 mm en pratique
Risque d'une Coupe métacarpienne trop FAIBLE	vision trapézienne NULLE PROTHESE SERREE : luxation ! Syndrome douloureux régional précoce usure précoce		
Risque d'une Coupe métacarpienne trop IMPORTANTE	+++ Luxation Solution : Percher la tige Col long	Luxation ? Solution : Percher la tige Col long	Aucun (sauf si reprise ?)
Type de cupule trapézienne		Impacté	Vissé
Caractéristiques		Hémisphérique Cavité a forer de petite dimensions	Conique Cavité a forer plus importante
Avantages théoriques		Technologie connue à la hanche	Stabilité primaire Peut-être « perché » Tenue malgré fracture parcellaire Peut être dévissé et revissé
Inconvénients		Stabilité primaire ? Pas ou peu de 2e chance	« ça ne marche pas à la hanche » Fracture trapèze

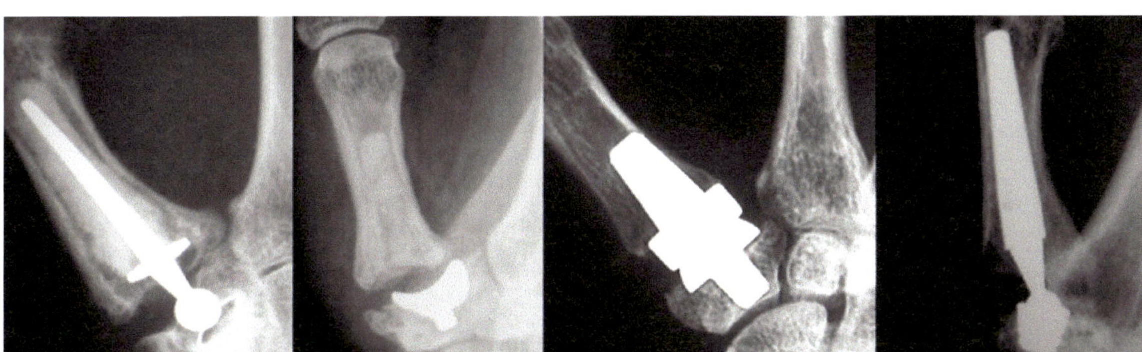

Figure 3 : Les prothèses cimentées à gauche anatomique ou non (à risque de descellement à court ou moyen terme), les prothèses métal métal ou céramique à plot central dans le trapéze au milieu et les prothèses métal-métal à petite cupule à droite dont la tenue est médiocre et qui ont montré des taux de descellement important plus ou moins en lien avec des débris métalliques.

Les points clés de la technique

Si chaque implant détermine la technique chirurgicale, il existe des principes communs aux trois types d'implant. La voie d'abord doit permettre d'exposer parfaitement le trapèze et le métacarpien.

1. La libération de la base métacarpienne est un point fondamental car elle va permettre de visualiser le trapéze … même si la coupe va dépendre de l'implant choisi.
2. La préparation du métacarpe ne pose en général pas de problème et le but n'est pas d'implanter la plus grosse tige possible mais la première qui tient bien.
3. La préparation du trapèze réalisée idéalement au moteur à vitesse lente permettra de creuser une cavité aux dimensions de l'implant trapézien.
4. Comme pour toutes les articulations, une prothèse serrée générera des complications ; à court terme : douleurs, syndrome régional douloureux complexe, tendinite de de Quervain et à long terme, usure précoce.
5. C'est la conséquence d'une mauvaise exposition à cause d'une coupe métacarpiennne trop économe souvent observée en début d'expérience.
6. L'apport per opératoire de l'amplificateur de brillance n'est pas inutile au moins pendant la courbe d'apprentissage.

L'évaluation des résultats des prothèses

C'est le recul qui est le juge de paix dans l'évaluation des implants articulaires. Les prothèses trapézo-métacarpiennes n'échappent pas à cette règle car en fonction du patient, du type prothèse, des outils d'évaluation et du recul la prothèse ne « montre pas » forcément les mêmes performances. Vissers *et al* a montré qu'à 10 ans de recul minimum, un quart des prothèses avait nécessité une chirurgie secondaire … cela illustre la nécessité de suivre longtemps nos patients, mais aussi d'évaluer leurs gêne à court et à long terme … après cinq ans les ennuis peuvent survenir surtout dans des sous-groupe particuliers : les patients manuels de force, les cupule de petite taille, les cols de petit diamètre [14].

Analyse de la littérature *(Tableau 2)*

Douleurs

Pour l'EVA post opératoire, elle se situe globalement aux alentours de 1 et pour le Quick DASH les données sont très disparates allant de 2,3 à 81/100.

Luxation

les prothèses dissociables (à simple mobilité, non-contraintes ou inversées) présentent les taux les plus élevés de luxation. Les prothèses GUEPARD ® ISIS® (prothèses indissociables, semi-rétentives), présentent peu ou pas de luxation. Il en est de même que les prothèses à double mobilité .

Survie de la prothèse

On retrouve des survies variant de 72% à 100% avec des reculs de 5, voire plus de 10 ans dans certaines publications.

Genre et prothèse trapézo-métacarpienne

Dans la littérature, il existe peu d'études sur les prothèses trapézo-métacarpienne chez les hommes. Dans notre expérience nous notons plus d'arthrose STT chez les femmes et plus de calcification post opératoires chez les hommes, mais sans retentissement clinique. Les femmes seraient plus satisfaites que les hommes. Les femmes auraient une meilleure qualité de vie. L'association « Homme » et « col de petit diamètre » expose aux ruptures de col mais le fait d'être un homme n'est pas une contrindication à la pose d'une prothèse [15].

Arthrose scapho-trapézo-trapézoïde et prothèse trapézo-métacarpienne

L'association d'une arthrose trapézo-métacarpienne et d'une arthrose STT est beaucoup plus fréquente que nous le pensons comme l'indiquent plusieurs études cadavériques. La radiographie est le plus souvent en retard sur la situation anatomo-pathologique réelle.

Bien qu'il n'existe que très peu de données dans la littérature il semble que la présence d'une arthrose STT ne soit pas une contrindication à la pose d'une prothèse trapézo-métacarpienne.

Ce sujet est traité de manière plus approfondie dans le chapitre 11 « Arthrose trapézo-métacarpienne et arthrose scapho-trapézo-trapézoïdienne ».

Liseré et prothèse trapézo-métacarpienne

Dans la littérature, il existe entre 0 et 20% de liserés périprothétiques, tiges et cupules confondus ; il n'existe pas d'étude spécifique dans la littérature sur la survenue de liserés, leur évolution et leur prise en charge..

CONCLUSION

À l'aube des années 2020, coïncidant avec la pandémie Covid, la publication de nombreux travaux sur des séries de prothèses trapézo-métacarpiennes avec un grand recul et de bons résultats fonctionnels et de survie vont sans doute réussir à convaincre les sceptiques que cette solution est l'option à choisir en cas de rhizarthrose. Les travaux récents remettant en question les forces appliquées au niveau trapézométacarpien, plus proches de 4 ou 5 KgF que 12 à 13 KgF, que nous avons tous et toutes appris, expliquant le peu d'usure et de descellement ; l'amélioration des matériaux, l'arrivée des concepts à double mobilité, les bons résultats des prothèses indissociables, l'utilisation du moteur et de l'amplificateur de brillance pour la pose de la cupule, la connaissance des dimensions du trapèze et la réalisation de bons clichés per et postopératoire pour évaluer la bonne position des implants sont des facteurs de progrès qui sont extrapolés à l'échelle du patient. Le principal facteur de réussite d'une prothèse est d'être implantée sans excès de tension. L'absence de séries à grand recul de trapézectomie avec ou sans adjuvant et de ses complications ne peut faire oublier qu'il n'y a pas de chemin de retour après un échec de Trapézectomie; il existe moins de 5 % de patients porteur de prothèse qui sont réopérés à 10 ans. La prothèse a définitivement montré sa supériorité en terme de force et de rapidité d'obtention d'un nouveau pouce stable. Nous devons continuer à évaluer le plus précisément et honnêtement nos patients en attendant les études médico économiques qui montrent déjà aussi un intérêt à la prothèse.

Tableau 2 : Issu de la thèse de Anais De Bie.

Prothèse Auteur Année	Nb	FU	QD	Douleur	Kapandji	Survie	Reprise	Desc	Liseré	Lux
De La Caffinière® Chakrabarti 1997 [18]	93	192 mois			9	89%	11.8 %	9.6%		
De La Caffinière® Van Cappelle 1999 [19]	77	102 mois				72%	22.9%	44%		
Roseland® Moutet 2001 [20]	24	37 mois		87 non algique				3%	Cupule 5% Tige 1.5%	0.8%
Guépar® Masmejean 2003 [21]	64	29 mois			9.7			1.6%	9.4%	0%
Elektra® Regnard 2006 [22]	100	36-120 mois	81	19% algique	9-10	94 %		15%		2-7%
Arpe® Apard 2007 [23]	43	86 mois	27.4		9.8	100%	16.2%	11.6%		2.3%
Guépar II® Lemoine 2009 [24]	84	50 mois		60% d'amélio-ration	9.5		1.6%			0 %
Rubis II® Maes 2010 [25]	118	88 mois	76.6	76.6% non algique	9.52		7.6%	0 %		5%
Rubis II® Laterza-leroy 2011 [26]	61	143 mois		48%	9.2	84%	2%	4%	Cupule 17% Tige 8%	4%
Maia® Teissier 2011 [27]	96	76 mois	61.3		9.7	93%		4.2%	17%	1.04%
Maïa® Kubat 2012[28]	34	42mois	22,5	0,4						
Arpe® Ekken 2012 [29]	49	6ans	8	1		97%				5%
De la Caffinière®, Johnston, 2012 [30]	39	228 mois	33	2.7	8.1	73.9% 26% à 26 ans	43%			
ISIS® Seng 2013 [31]	30	30 mois	37.8	EVA = 3.4/10	9.1	93%	3.3%	10%	20%	0%
Ivory® Goubau 2013 [32]	22	60 mois	23.2	1.2	9	94%	2.4%			2 -5 %
Arpe® Martin-ferrero 2014 [33]	69	120 mois	9.9	1.1	> 6	93.9%	5.8%	1.4%	Cupule 15.8%	2.9%
Roseland® Semere 2015 [34]	64	150 mois	27.6		9.3	1%				

Prothèse Auteur Année	Nb	FU	QD	Douleur	Kapandji	Survie	Reprise	Desc	Liseré	Lux
Arpe® Cootjans 2017 [35]	120	80mois	4,6			96%	3%			
Rubis II® Dehl 2017 [36]	115	120 mois	30	70% non algique	9	89%	9.6%	1%		13%
Maïa®, Toffoli, 2017 [37]	96	>60 mois	17.5	1.2 EVA	9.2	93%	4.1%			1.04%
Moovis®, Dreant, 2018 [38]	28	27.5 mois	12	1	10	96.5%	3.5%			0%
Arpe®, Gómez Garrido 2019 [39]	147	60 mois	19.5	1		92.7%	7 %		Cup 3.6%	3.6%
Ivory® Vissers 2019 [14]	26	120 mois	29.2	EVA 1.4/10	9.1	95%	15.3%			
Maïa®, Andrzejewski, 2019 [40]	113	60 mois	26.7		8.9	92.2%	12.4%	1.8%		6.2%
Ivory® Tchurukdichian 2019 [41]	110	120 mois	<14 /100	0.2	> 9	95%	5.4 %	0%		7.3%
Moovis®, Martins, 2020 [42]	46	>24 mois, mean 60	24	0	9	100%	0%	0%	0%	0%
Arpe®, Dumartinet-Gibaud, 2020 [43]	80	138 mois	23	9%	9	85%	26%	8.75%		8.75%
Arpe® Martin-Ferrero 2020 [44]	216	10,5 y	13	1.1	94% sup 10	92%			7%	5,3%

Références

[1] De la Caffiniere JY, Aucouturier P. Trapezio-metacarpal arthroplasty by total prosthesis. *Hand* 1979; 11:41-6.

[2] Teissier J, Teissier P, Toffoli A. Trapeziometacarpal prostheses. *Hand Surg Rehabil.* 2021 Feb 1:S2468-1229

[3] Remy S, Detrembleur C, Libouton X, Bonnelance M, Barbier O. Trapeziometacarpal prosthesis: an updated systematic review. *Hand Surg Rehabil.* 2020 Dec;39(6):492-501

[4] Gaisne E, Lussiez B, Obert L, Raimbeau G. Rhizarthrose : trapézectomie ou prothèse ? face à face gem 2007 In *Prothèses et implants de la trapézo métacarpienne* B. Lussiez, Sauramps Medical Montpellier 2009: 225-30

[5] Froschauer SM, Holzbauer M, Schnelzer RF, Behawy M, Kwasny O, Aitzetmüller MM, Machens HG, Duscher D. Total arthroplasty with Ivory prosthesis versus resection-suspension arthroplasty: a retrospective cohort study on 82 carpometacarpal-I osteoarthritis patients over 4 years. *Eur J Med Res.* 2020 Apr 15;25(1):13

[6] Froschauer SM, Holzbauer M, Hager D, Schnelzer R, Kwasny O, Duscher D. Elektra prosthesis versus resection-suspension arthroplasty for thumb carpometacarpal osteoarthritis: a long-term cohort study. *J Hand Surg Eur Vol.* 2020 Jun;45(5):452-457

[7] Seaourt AC, Dap F, Dautel G, Athlani L. Comparison between the MAIA® Implant and Trapeziectomy for Trapeziometacarpal Osteoarthritis: Outcomes at 9 Years' Follow-Up. *J Hand Surg Asian Pac Vol.* 2021 Jun;26(2):158-165

[8] Loisel F, Gallinet D, Gasse N, Huard S, Rochet S, Lepage D, Tropet Y, Obert L. Prothèse trapézométacarpienne Isis® et trapézectomie partielle avec greffe de cartilage : étude fonctionnelle comparative. Chir main S1; 2011,30 : 148-152

[9] Obert L, Couturier C, Marzouki A, Loisel F, Bincaz L, Le Bellec Y, Mouton P, Chantelot C, Alnot J.-Y, Masmejean E. Prothèse ISIS : Evaluation biomécanique et clinique multicentrique préliminaire. *Chir main* S1; 2011,30 : 136-143

[10] Lerebours A, Marin F, Bouvier S, Egles C, Rassineux A, Masquelet AC. Trends in Trapeziometacarpal Implant Design: A Systematic Survey Based on Patents and Administrative Databases. *J Hand Surg Am.* 2020 Mar;45(3):223-238

[11] Cerny MK, Aitzetmueller MM, Stecher L, Brett EA, Machens HG, Duscher D, Erne H. Geographical differences in carpometacarpal joint osteoarthritis treatment of the thumb: A survey of 1138 hand surgeons from the USA and Europe. *J Plast Reconstr Aesthet Surg.* 2021 Jan 13:S1748-6815

[12] Loisel F, Lepage D, Ghislandi X, Pauchot J, Sergent P, Rochet S, Gar-

buio P, Obert L. Evaluation prospective continue monocentrique d'une prothèse de resurfaçage dans la rhizarthrose à 5 ans de recul. *Chir main* S1; 2011,30 : 48-54

[13] De Smet A, Vanhove W, Benis S, Verstraete M, Hollevoet N. Ten-year outcomes of the Arpe prosthesis for the treatment of osteoarthritis of the trapeziometacarpal joint. *Acta Orthop Belg.* 2020 Mar;86(1):131-136.

[14] Vissers G, Goorens CK, Vanmierlo B, Bonte F, Mermuys K, Fils JF, Goubau JF. Ivory arthroplasty for trapeziometacarpal osteoarthritis: 10-year follow-up. *J Hand Surg Eur Vol.* 2019 Feb;44(2):138-145

[15] Vanmierlo B, Buitenweg J, Vanmierlo T, Van Royen K, Bonte F, Goubau J. Ivory Arthroplasty for Trapeziometacarpal Joint Arthritis in Men: Analysis of Clinical Outcome and Implant Survival. *Hand (N Y)*. 2020 Jul 22:1558944720930297

[16] Katzel EB, Bielicka D, Shakir S, Fowler J, Buterbaugh GA, Imbriglia JE. Midcarpal and Scaphotrapeziotrapezoid Arthritis in Patients with Carpometacarpal Arthritis. *Plast Reconstr Surg*. juin 2016;137(6):1793-8.

[17] Scordino LE, Bernstein J, Nakashian M, McIntosh M, Cote MP, Rodner CM, *et al.* Radiographic prevalence of scaphotrapeziotrapezoid osteoarthrosis. J *Hand Surg*. sept 2014;39(9):1677-82.

[18] Chakrabarti AJ, Robinson AH, Gallagher P. De la Caffinière thumb carpometacarpal replacements. 93 cases at 6 to 16 years follow-up. J *Hand Surg Edinb Scotl*. déc 1997;22(6):695-8.

[19] van Cappelle HG, Elzenga P, van Horn JR. Long-term results and loosening analysis of de la Caffinière replacements of the trapeziometacarpal joint. *J Hand Surg*. mai 1999;24(3):476-82.

[20] Moutet F, Lebrun C, Massart P, Sartorius C. The Roseland prosthesis. *Chir Main*. févr 2001;20(1):79-84.

[21] Masmejean E, Alnot JY, Chantelot C, Beccari R. Guepar anatomical trapeziometacarpal prosthesis. *Chir Main*. févr 2003;22(1):30-6.

[22] Regnard P-J. Electra trapezio metacarpal prosthesis: results of the first 100 cases. *J Hand Surg Edinb Scotl.* déc 2006;31(6):621-8.

[23] Apard T, Saint-Cast Y. Résultats à plus de cinq ans du traitement de la rhizarthrose par la prothèse Arpe®. *Chir Main*. avr 2007;26(2):88-94.

[24] Lemoine S, Wavreille G, Alnot J-Y, Fontaine C, Chantelot C., le groupe Guepar, Résultats de la prothèse trapézométacarpienne Guepar de deuxième génération. Quatre-vingt quatre prothèses au recul moyen de 50 mois. *Rev Chir Orthopédique Traumatol*. févr 2009;95(1):64-71.

[25] Maes C, Dunaud J-L, Moughabghab M, Benaissa S, Henry L, Guériat F. Résultats à plus de cinq ans du traitement de la rhizarthrose par la prothèse Rubis II. À propos de 118 implantations. *Chir Main*. déc 2010;29(6):360-5.

[26] Laterza-Leroy C, Dunaud J-L, Matray L, Moughabghab M, Guériat F, Henry L, *et al.* La prothèse trapézométacarpienne Rubis II ®. Résultats à plus de dix ans à propos de 61 implantations. *Chir Main*. sept 2011; 30(S1)70-76

[27] Teissier J, Alkar F. La prothèse trapézométacarpienne Maia ® dans la rhizarthrose. Revue de 100 prothèses à plus de 3 ans. *Chir Main*. sept 2011 30(S1) 77-82

[28] Kubát P, Trtík L. Maïa trapeziometacarpal implant for treatment of advanced osteoarthritis of the basal joint of the thumb. *Acta Chir Orthop Traumatol Cech*. janv 2012;79(6):520-3.

[29] Eecken SV, Vanhove W, Hollevoet N. Trapeziometacarpal joint replacement with the Arpe prosthesis. *Acta Orthop Belg*. déc 2012;78(6):724-9.

[30] Johnston P, Getgood A, Larson D, Chojnowski AJ, Chakrabarti AJ, Chapman PG. De la Caffinière thumb trapeziometacarpal joint arthroplasty: 16-26 year follow-up. *J Hand Surg Eur Vol.* sept 2012;37(7):621-4.

[31] Seng VS, Chantelot C. Isis(®) trapeziometacarpal prosthesis in basal thumb osteoarthritis: 30 months follow-up in 30 cases. *Chir Main*. févr 2013;32(1):8-16.

[32] Goubau JF, Goorens CK, Van Hoonacker P, Berghs B, Kerckhove D, Scheerlinck T. Clinical and radiological outcomes of the Ivory arthroplasty for trapeziometacarpal joint osteoarthritis with a minimum of 5 years of follow-up: a prospective single-centre cohort study. *J Hand Surg Eur Vol.* 2013;38(8):866-74.

[33] Martin-Ferrero M. Ten-year long-term results of total joint arthroplasties with ARPE® implant in the treatment of trapeziometacarpal osteoarthritis. *J Hand Surg Eur Vol.* oct 2014;39(8):826-32.

[34] Semere A, Vuillerme N, Corcella D, Forli A, Moutet F. Results with the Roseland(®) HAC trapeziometacarpal prosthesis after more than 10 years. *Chir Main*. 2015;34(2):59-66.

[35] Cootjans K, Vanhaecke J, Dezillie M, Barth J, Pottel H, Stockmans F. Joint Survival Analysis and Clinical Outcome of Total Joint Arthroplasties With the ARPE Implant in the Treatment of Trapeziometacarpal Osteoarthritis With a Minimal Follow-Up of 5 Years. *J Hand Surg*. août 2017;42(8):630-8.

[36] Dehl M, Chelli M, Lippmann S, Benaissa S, Rotari V, Moughabghab M. Results of 115 Rubis II reverse thumb carpometacarpal joint prostheses with a mean follow-up of 10 years. *J Hand Surg Eur Vol.* juill 2017;42(6):592-8.

[37] Toffoli A, Teissier J. MAÏA Trapeziometacarpal Joint Arthroplasty: Clinical and Radiological Outcomes of 80 Patients With More than 6 Years of Follow-Up. J *Hand Surg*. oct 2017;42(10):838.e1-838.e8.

[38] Dreant N, Poumellec M-A. Total Thumb Carpometacarpal Joint Arthroplasty: A Retrospective Functional Study of 28 MOOVIS Prostheses. *Hand N Y N*. janv 2019;14(1):59-65.

[39] Gómez-Garrido D, Triviño-Mayoral V, Delgado-Alcala V, Cervera-Irimia J, Medina-Lorca M, Sánchez-Sánchez F, *et al.* Five year long term results of total joint arthroplasties in the treatment of trapeziometacarpal osteoarthritis. *Acta Bio-Medica Atenei Parm*. déc 2019;90(4):451-6.

[40] Andrzejewski A, Ledoux P. Maïa® trapeziometacarpal joint arthroplasty: Survival and clinical outcomes at 5 years' follow-up. *Hand Surg Rehabil*. juin 2019;38(3):169-73.

[41] Tchurukdichian A, Guillier D, Moris V, See L-A, Macheboeuf Y. Results of 110 IVORY® prostheses for trapeziometacarpal osteoarthritis with a minimum follow-up of 10 years. *J Hand Surg Eur Vol.* juin 2020;45(5):458-64.

[42] Martins A, Charbonnel S, Lecomte F, Athlani L. The Moovis® implant for trapeziometacarpal osteoarthritis: results after 2 to 6 years. *J Hand Surg Eur Vol*. juin 2020;45(5):477-82.

[43] Dumartinet-Gibaud R, Bigorre N, Raimbeau G, Jeudy J, Saint Cast Y. Arpe total joint arthroplasty for trapeziometacarpal osteoarthritis: 80 thumbs in 63 patients with a minimum of 10 years follow-up. *J Hand Surg Eur Vol*. juin 2020;45(5):465-9.

[44] Martin-Ferrero M, Simón-Pérez C, Coco-Martín MB, Vega-Castrillo A, Aguado-Hernández H, Mayo-Iscar A. Trapeziometacarpal total joint arthroplasty for osteoarthritis: 199 patients with a minimum of 10 years follow-up. *J Hand Surg Eur Vol.* juin 2020;45(5):443-51.

Indications et contre-indications d'une PTM

Bruno Lussiez, Laurent Obert

Introduction

La rhizarthrose du pouce est une affection que l'on pourrait qualifier de systématique dans l'espèce humaine tant elle est répandue. Bhatia *et al.* dans une étude cadavérique portant sur 73 sujets d'un âge moyen de 84 ans retrouvent une rhizarthrose du pouce dans 90.4 % [1]. Dans une autre étude portant sur des pièces cadavériques de sujets d'un âge moyen de 56.9 ans Brown *et al.* retrouvent chez 67 patients sur 69 des lésions cartilagineuses trapézo-métacarpiennes (minimes dans 22 cas, avec une éburnation partielle de l'os sous chondral dans 31 cas et 14 cas de lésion extrêmement sévère du cartilage) [2].

Cette très grande fréquence contraste cependant avec le nombre restreint de consultations pour cette pathologie. Il est donc évident que ce diagnostic ne conduit pas automatiquement à un geste chirurgical.

Indications chirurgicales

Il faut prendre en compte différents critères pour poser une indication chirurgicale sur une rhizarthrose. La douleur de la base du pouce et la gêne fonctionnelle lors des mouvements de préhension sont généralement les deux motifs de consultation.

On rappellera bien entendu qu'il faut toujours commencer par un traitement conservateur (AINS, orthèse) en évitant les infiltrations si la pose ultérieure d'une prothèse doit être envisagée. Il faut bien reconnaître que, dans la pratique, lorsqu'un patient fait la démarche de consulter un chirurgien, les traitements conservateurs lui ont généralement été prescrits par son médecin traitant ou son rhumatologue.

Il faudra commencer par exclure que la douleur ait une origine autre que la rhizarthrose, comme une arthrose STT, une tendinite de De Quervain, du FCR ou du FPL (*voir* chapitre 5 « Examen Clinique de l'articulation trapézo-métacarpienne »).

Une fois l'indication opératoire posée, la question se posera de choisir entre la trapézectomie, la prothèse ou l'arthrodèse trapézo-métacarpienne. Le choix devra prendre en compte la situation préopératoire *(tableau 1)* et les aspirations post opératoires *(tableau 2)*

Il nous appartient à nous, praticiens, d'appréhender les avantages et inconvénients de chacun de ces traitements et d'en faire une analyse critique en fonction du contexte du patient à qui il faudra les expliquer pour qu'il prenne part de manière éclairée au choix thérapeutique.

Critères préopératoires

- L'âge du patient est un critère majeur qu'il faut toutefois nuancer. Il y a consensus pour récuser les poses de prothèses avant 40 ans.

	PTM	Trapézectomie	arthrodèse TM
< 50 ans	[orange]	[orange]	[vert]
50-60 ans	[vert]	[vert]	[vert]
> 60 ans	[vert]	[vert]	[orange]
travailleur léger	[vert]	[vert]	[orange]
Travailleur moyen	[vert]	[orange]	[orange]
Travailleur lourd	[orange]	[rouge]	[vert]
rapidité de reprise des activités	[vert]	[rouge]	[rouge]
Hyperextension MP préop	[vert]	[rouge]	[orange]
circularité de la tête de M1 de profil	[vert]	[rouge]	[vert]
Pouce en "Z"	[vert]	[rouge]	[vert]
Allergie métallique	[orange / rouge]	[vert]	[vert]
Trapèze < 8 mm	[orange]	[vert]	[vert]
arthrose STT	[vert]	[vert]	[vert]

Tableau 1 : Mérites relatifs de la prothèse, de la trapézectomie et de l'arthrodèse TM. Les items verts constituent des indications idéales, les oranges des indications relatives et les rouges des contre-indications. Deux 2 items oranges dans la même colonne équivalent à un item rouge, c'est-à-dire une contre-indication. L'item de l'allergie aux métaux est mi rouge mi orange parce que les données à ce sujets ne sont pas encore bien fondées et qu'il importe d'appliquer le principe de précaution. Par contre il existe une solution alternative dans ce cas : la prothèse Maïa sans Nickel.

	PTM	Trapézectomie	arthrodèse TM
esthétique	[vert]	[orange]	[orange]
complications	[orange]	[orange]	[orange]
pérennité	[orange]	[orange]	[vert]
possibilités de reprise	[vert]	[rouge]	[rouge]
Force	[vert]	[orange]	[vert]
Mobilité	[vert]	[vert]	[rouge]

Tableau 2 : Tableau des attentes post opératoires. Les items verts constituent des indications idéales, les oranges des indications relatives et les rouges des contre-indications.

Si nous sommes consultés par un patient d'une cinquantaine d'années qui ne peut plus exécuter ses tâches professionnelles à cause de sa rhizarthrose il est difficile de lui demander de reconsulter lorsqu'il aura 60 ans pour qu'il soit devenu « un bon candidat » à la pose d'une prothèse. Il est difficile également de récuser la prothèse au profit d'une trapézectomie en sachant qu'elle va s'accompagner d'une ascension du métacarpien avec un risque de conflit douloureux avec le trapèze et un risque de développer une hyperextension MP voire un pouce en « Z ». En outre la question de l'âge du patient doit s'envisager dans le contexte de la lourdeur de ses activité.

- En cas d'activités manuelles lourdes, professionnelles ou de loisir, une prothèse et une trapézectomie seront formellement contre-indiquées et la seule alternative possible sera l'arthrodèse trapézo-métacarpienne. Cette arthrodèse implique de placer le pouce en antéposition pour pouvoir réaliser une prise en force. L'antéposition fixée du pouce est fonctionnellement gênante en dehors du travail lourd et ne devrait donc être proposée que dans ce cadre.

- Pour le délai de récupération, la prothèse est la solution qui permet de loin la reprise des activités professionnelles et privées la plus rapide (4 à 8 semaines) alors que tant l'arthrodèse que la trapézectomie demandent une récupération plus longue (6 à 12 mois). Cette supériorité de la prothèse est bien démontrée dans deux études comparant prothèse et trapézectomie [3, 4]
- L'hyperextension MP préopératoire est une contre-indication à la réalisation d'une trapézectomie parce qu'elle va accentuer le raccourcissement de la colonne du pouce. Il a été bien démontré que c'était un facteur d'aggravation de l'hyperextension MP [5 - 8]. La prothèse permet, par sa planification et son caractère modulaire, de corriger la perte de longueur du pouce et par conséquent de corriger ou de diminuer significativement l'hyperextension MP. En cas de recours à une arthrodèse il faudra réaliser une planification précise des niveaux de coupe osseuse et un calcul de l'épaisseur du greffon osseux pour rétablir la longueur de la colonne du pouce. Il n'est en effet pas pensable sur le plan fonctionnel de devoir recourir à une arthrodèse MP secondaire en cas d'hyperextension gênante de la MP parce que cela limiterait la capacité des mouvements de préhension.
- Le morphotype de la tête métacarpienne doit être pris en compte. En cas de circularité de la tête sur un cliché de profil, une trapézectomie sera contre-indiquée puisqu'il a été démontré que le collapsus TM induit combiné à la circularité de la tête conduit à l'hyperextension MP [9].
- L'existence préopératoire d'un pouce en « Z », qu'il soit statique ou dynamique, est une contre-indication absolue à la réalisation d'une trapézectomie qui va encore diminuer la longueur du pouce. Pour l'arthrodèse il faudra, comme indiqué dans le paragraphe précédent, réaliser une planification opératoire visant à corriger la perte de longueur. La prothèse TM, sans geste supplémentaire permet de corriger la majorité des déformation en « Z » du pouce. En présence d'une hyperextension gênante significative (> 20°) il faudra réaliser un geste complémentaire au niveau de l'articulation MP (*voir* chapitre 10 « Arthrose TM et hyperextension MP »).
- Le problème des allergies métalliques sur prothèses TM reste mal connu (*voir* chapitre 15 « Allergies »). C'est le plus souvent le nickel qui est incriminé. Il n'y a pas de lien automatique entre les allergies cutanées et les allergies profondes. Toutefois la prudence est de mise. La prothèse Maïa existe en version sans Nickel, mais au prix de l'utilisation d'une tête en titane. Il faut toutefois garder à l'esprit que le couple de frottement titane / polyéthylène est moins favorable que celui du chrome-cobalt / polyéthylène.
- L'existence d'un petit trapèze constitue une contre-indication relative à la pose d'une prothèse. Suivant les auteurs il faut une profondeur minimale de 6 à 8 mm suivant qu'on accepte ou non un contact avec la corticale proximale du trapèze. Les cupules tronconiques peuvent être « suspendues » (incomplètement enfoncées) ce qui permet leur utilisation dans le cas de trapèze de faible profondeur.
- L'arthrose STT n'est une contre-indication à aucune des solutions chirurgicale à la rhizarthrose du pouce (voir chapitre 11 « Arthrose TM et arthrose STT »).

Critères post-opératoires

- D'un point de vue esthétique, la prothèse est la meilleure solution. La cicatrice est discrète mais surtout la prothèse, en réalignant le pouce garantit de corriger la saillie de la base du premier métacarpien et généralement de corriger ou de diminuer l'hyperextension MP. La trapézectomie, en accentuant la perte de longueur de la colonne du pouce, accentue l'hyperextension de la MP et peut s'accompagne d'une subluxation importante de la base du premier métacarpien pouvant amener à une déformation du pouce en « Z ». Ce risque est plus important chez les patients présentant une hyperlaxité articulaire (à bien évaluer avec le score de Beighton). L'arthrodèse TM donne à la main un aspect un peu figé, encore plus marqué lorsque le patient pose la main sur une table.
- Les complications varient en fonction de la solution chirurgicale au point que d'une certaine manière le choix de la technique utilisée revient au choix des complications que le patient et le chirurgien acceptent d'envisager. Les luxations précoces de prothèses, durant la phase de cicatrisation, ont virtuellement disparu avec l'utilisation des prothèses de troisième génération (prothèses à double mobilité) grâce à l'augmentation du rayon de la tête dans la cupule métallique [10 – 14]. Les complications majeures des prothèses restent le descellement à moyen et long terme pour les prothèses sachant que le taux de survie à 5 et à 10 ans avoisine ou dépasse les 90 % [15-19].

  La complication majeure de la trapézectomie est l'ascension du premier métacarpien. Anwar *et al.* [6] ont montré l'existence d'une perte systématique de longueur de la colonne du pouce après trapézectomie. Moineau *et al.* [7] ont montré, après trapézectomie, une association entre l'aggravation de l'hyperextension MP et une perte de hauteur statistiquement significative de la loge trapézienne. Poulter [5] constate l'apparition ou l'aggravation d'une hyperextension MP après trapézectomie.

  Les complications mineures sont les tendinites (De Quervain, FPL, FCR et le pouce à ressaut) aisées à traiter, les irritations distales du nerf radial (qui semblent plus fréquentes après trapézectomie) et le syndrome douloureux régional complexe (qui est rare). Pour plus de détail le lecteur se rapportera au chapitre 13 traitant des complications.
- **Pérennité** : A la revue de la littérature les trapézectomies pourraient sembler une solution plus pérenne que les prothèses. Il y a plusieurs explications à cette constatation :

  a. Il n'y a que peu de possibilité de reprise chirurgicale en cas de problème après trapézectomie et donc peu de publication à ce sujet. C'est au moins en partie ce qui explique les taux de reprises très faibles retrouvés dans la littérature.

  b. Contrairement aux prothèses pour lesquelles des taux de survie à distance des implants figurent dans les publications [15 – 19], il n'y a que très peu de séries publiées de résultats à long terme des trapézectomies.
- Les PTM semblent une solution moins pérenne parce qu'elles reposent sur des pièces en mouvement qui impliquent un frottement et donc une usure. Toutefois la modularité des PTM rend possible le remplacement des pièces soumises à l'usure et en outre même s'il fallait remplacer les pièces fixes, cela reste possible [20].
- **Possibilité de reprise** : En cas de descellement prothétique il existe deux possibilités : le remplacement prothètique [20] et la trapézectomie secondaire. La littérature montre que les trapézectomies secondaires donnent d'aussi bons résultats que les trapézectomies primaires [21, 22]. Dans ce cas les patients

auront eu le bénéfice d'un fonctionnement normal du pouce dans l'intervalle entre la pose de la prothèse et la reprise. Théoriquement la conversion d'une arthrodèse en prothèse TM est possible mais il n'existe que peu de données dans la littérature à ce sujet. Merendi *et al* ont publié deux cas de conversion d'une arthrodèse TM en trapézectomie + plastie ligamentaire avec de bons résultats [23]. De la Red-Gallego *et al.* ont repris deux arthrodèses par la pose d'une prothèse totale trapézo-métacarpienne avec également de bons résultats [24].

Bien que certains auteurs préconisent l'interposition d'un fragment de cartilage chondrocostal [25] ou un implant en Pyrocarbone [26], il n'y a pas de solution chirurgicale qui se soit imposée pour le traitement des complications de la trapézectomie. Richards et Trickett ont réalisé une revue systématique de la littérature à ce sujet. Cette revue confirme le manque de solution de rattrapage fiable après trapézectomie. [28].

- La force sera significativement meilleure après pose d'une prothèse qu'après trapézectomie [3, 4] parce que la longueur de la colonne du pouce aura été rétablie et qu'un point d'appui stable entre le métacarpien aura été créé. Après trapézectomie, l'accentuation du raccourcissement du pouce et, si elle existe, l'instabilité de la base métacarpienne auront pour conséquence une perte de force.
- La mobilité TM sera très bonne en cas de prothèse et de trapézectomie et sera nulle par définition après arthrodèse TM.

Conclusion

Le choix de la technique chirurgicale dépend de facteurs préopératoires multiples et des attentes post opératoires.

L'utilisation des *tableaux 1 et 2* peut être une aide à la prise de décision et leur aspect visuel nous semble un bon outil pour la discussion avec le patient.

Les items orange constituent des indications (ou des contre-indications) relatives. Deux items orange dans la même colonne doivent être assimilés à un item rouge (contre-indication).

Références

[1] Bhatia A, Pisoh T, Touam C, Oberlin C. Incidence and distribution of scaphotrapezotrapezoidal arthritis in 73 fresh cadaveric wrists. *Ann Chir Main* 1996; 15: 220-225.

[2] Brown GD 3rd, Roh MS, Strauch RJ, Rosenwasser MP, Ateshian GA, Mow VC. Radiography and visual pathology of the osteoarthritic scaphotrapezio-trapezoidal joint, and its relationship to trapeziometacarpal osteoarthritis. *J Hand Surg Am* 2003; 28: 739-743.

[3] Herren DB , Marks M, Neumeister S, Schindele S. Short-term recovery after implant versus resection arthroplasty in trapeziometacarpal joint osteoarthritis. *JHS(E)* 2023; 48: 1048-1055.

[4] Guzzini M, Arioli L, Annibaldi A, Pecchia S, Latini F, Ferretti A. Interposition Arthroplasty versus Dual Cup Mobility Prosthesis in Treatment of Trapeziometacarpal Joint Osteoarthritis: A Prospective Randomized Study. *Hand (N Y)* 2023; 23: 15589447231185584.

[5] Poulter RJ, Davis TRC. Management of hyperextension of the metacarpophalangeal joint in association with trapeziometacarpal joint osteoarthritis, . *JHS (E)* 36E(4) 280–284.

[6] Anwar R, Cohen A, Nicholl JE. The gap after trapezectomy : a prospective study. *JHS(E)* 2006; 31: 566-568.

[7] Moineau G, Richou J, Liot M, Le Nen D. Prognostic factors for the recovery of hand function following trapeziectomy with ligamentoplasty stabilisation. *Orthopaedics & Traumatology: Surgery & Research*, 95(5), 352–358, 2009.

[8] Degeorge B, Dagneaux L, Andrin J, Lazerges C, Coulet B, Chammas M. Do trapeziometacarpal prosthesis provide better metacarpophalangeal stability than trapeziectomy and ligamentoplasty. *Orthopaedics & Traumatology: Surgery & Research* 2018; 104: 1095-1100.

[9] Ledoux P. Metacarpophalangeal hyperextension in thumb basal joint osteoarthritis: Radiological study and implications for treatment. *Hand Surgery Rehabil* 2023; 42: 56-60.

[10] Lussiez B, Falaise C, Ledoux P. Dual mobility trapeziometacarpal prosthesis: a prospective study of 107 cases with a follow-up of more than 3 years. *JHS(E)* 2021; 46: 961-967.

[11] Gonzalez-Espino P, Pottier M, Detrembleur C, Goffin D. Touch double mobility arthroplasty for trapeziometacarpal osteoarthritis: outcomes for 92 prostheses. *Hand Surgery Rehabil* 2021; 40: 760-764.

[12] Tchurukdichian A, Gerenton B, Moris V, See LA, Stivala A, Guillier D. Outcomes of Double-Mobility Prosthesis in Trapeziometacarpal Joint Arthritis With a Minimal 3 Years of Follow-Up: An Advantage for Implant Stability. *Hand (N Y)* 2021; 16: 368-74.

[13] Herren DB, Marks M, Neumeister S, Schindele S. Low complication rate and high implant survival at 2 years after Touch trapeziometacarpal joint arthroplasty. *JHS(E)* 2023; 48: 877-883.

[14] Martins A, Charbonnel S, Lecomte F, Athlani L. The Moovis implant for trapeziometacarpal osteoarthritis: results after 2 to 6 years. *JHS(E)* 2020; 45: 477-482.

[15] Toffoli A, Teissier J. MAIA trapeziometacarpal joint arthroplasty: clinical and radiological outcomes of 80 patients with more than 6 years of follow-up. *J Hand Surg Am* 2017; 42: 838–e1–e8.

[16] Martin-Ferrero M, Simon-Perez C, Coco-Martın MB, Vega-Castrillo A, Aguado-Hernandez H, Mayo-Iscar AF. Trapeziometacarpal total joint arthroplasty for osteoarthritis: 199 patients with a minimum of 10 years follow-up. *JHS(E)* 2020; 45: 443-451.

[17] Andrzejewski A, Ledoux P. Maïa trapeziometacarpal joint arthroplasty: Survival and clinical outcomes at 5 years' follow-up. *Hand Surgery Rehabil* 2019; 38: 169-173.

[18] Goubau JF, Goorens KC, Van Hoonacker P, Berghs B, Kerckhove D, Scheerlinck T. Clinical and radiological outcomes of the Ivory arthroplasty for trapeziometacarpal joint osteoarthritis with a minimum of 5 years of follow-up: a prospective single-centre cohort study. *JHS(E)* 2013; 38: 866-874.

[19] Tchurukdichian A, Guillier D, Moris V, See LA, Macheboeuf Y. Results of 110 IVORY(R) prostheses for trapeziometacarpal osteoarthritis with a minimum follow-up of 10 years. *J Hand Surg Eur Vol.* 2020;45(5):458-64.

[20] Ledoux P. Revision procedures after trapeziometacarpal surgery. *Hand Surgery Rehabil* 2021; 40: 143-150.

[21] Lenoir H, Erbland A, Lumens D, Coulet B, Chammas. Trapeziectomy and ligament reconstruction tendon interposition after failed trapeziometacarpal joint replacement. *Hand Surgery Rehabil* 2016; 35: 21-26.

[22] Kaszap B, Daecke W, Jung M. Outcome Comparison of Primary Trapeziectomy Versus Secondary Trapeziectomy Following Failed Total Trapeziometacarpal Joint Replacement. *J Hand Surg Am* 2013; 38: 863-871.

[23] Merendi G, Fulchignoni C, Pietramala S, Rocchi L. Trapeziectomy and suspension ligamentoplasty for surgical revision of trapeziometacarpal joint arthrodesis failure: two cases. *Hand Surgery Rehabil* 2022; 41: 400-403.

[24] De la Red-Gallego MA, Barrera-Ochoa S, Sanchez Crespo MR. Total thumb carpometacarpal arthroplasty for failed trapeziometacarpal joint arthrodesis. *Hand Surgery Rehabil* 2021; 40: 347-349.

[25] Tropet Y, Gallinet D, Lepage D, Gasse N, Obert L. Treatment of trapeziometacarpal osteoarthritis by partial trapeziectomy and costal cartilage autograft. A review of 100 cases. *Chir Main* 2012; 31: 145-151.

[26] Lavignac P, Legallois Y, Meynard P, Lacroix PM, Abi-Chahla ML, Bovet JL. Revision of failed trapeziometacarpal prothesis by CMI pyrocarbon implant: Retrospective study of 28 patients with a mean follow-up of 7.5 years. *Orthop Traumatol Surg Res* 2021; 107: 102984.

[27] Richards T, Trickett RW. A systematic review of management options for symptomatic scaphometacarpal impingement after trapeziectomy. *JHS(E)* 2024; : 1-10